レジデントのための内科クリニカルパール 1000

訳

松村 正巳
自治医科大学 教授・地域医療学センター長
地域医療学センター 総合診療部門
附属病院 総合診療内科

畠山 修司
自治医科大学 教授
地域医療学センター 総合診療部門
附属病院 総合診療内科／感染症科

Lewis Landsberg

On Rounds:1000 Internal Medicine Pearls

医学書院

免責事項

本書には，薬の正確な指示，副作用および投与スケジュールが提供されていますが，これらは変更する可能性があります．読者は，記載されている薬についてメーカーのパッケージ情報データを確認することが強く求められます．著者，訳者，編集者，出版社，販売業者は本書の情報の適用によって生じた過失や不作為，またはいかなる結果に対しても責任を負うことはなく，本書の内容に関しては，明示あるいは黙示を問わず，一切の保証をいたしません．著者，訳者，編集者，出版社，販売業者は本書に起因する対人または対物の傷害および損害について，一切責任を負いません．

レジデントのための内科クリニカルパール 1000
発　行　2019年4月15日　第1版第1刷
訳　者　松村正巳（まつむらまさみ）・畠山修司（はたけやましゅうじ）
発行者　株式会社　医学書院
　　　　代表取締役　金原　俊
　　　　〒113-8719　東京都文京区本郷 1-28-23
　　　　電話　03-3817-5600(社内案内)
印刷・製本　双文社印刷

ISBN978-4-260-03849-2

訳者の序

臨床医学における“パール”については，本邦でもこの10年ほどのあいだに広く知られるようになったと思います．パールは世代を超えて受け継がれ，ある法則にしたがって診断や治療への知恵が散りばめられた記憶しやすい短い格言です．また，パールは個々の患者に特異的で，よく知られ信頼された情報に基づいて作られています．さらに，医学を教育する視点を有しています．さて，本書のタイトルは『レジデントのための内科クリニカルパール1000』，原著では“On Rounds: 1000 Internal Medicine Pearls —Clinical Aphorisms and Related Pathophysiology—”です．「クリニカルパール1000」とありますが，本書の際だった特長はパールを記述しながら，それぞれの疾患における病態生理をわかりやすく解説していることです．私はこのようなコンセプトをもつ類書を思い出すことができません．

日々の多忙な診療では，観察される症状・徴候，その上流にある疾患，そして治療に集中しがちになり，症状・徴候と疾患のあいだにある病態まで明確に認識されていないかもしれません．しかし，病態を生理学にまでさかのぼり，しっかり理解しているほうが，鍵となる症状・徴候を早い段階で見つけることができるでしょう．また，患者の状態の変化にも迅速な対応が可能になり，より適切な治療を選択できると思います．さらに，医学を学ぶことへの動機づけもより強くなるはずです．

いまだお会いしたことはありませんが，これを一人で記述されたLewis Landsberg先生の努力と慧眼には畏敬の念をいだいています．日々積み重ねながら学んだ膨大な知識と，長い時間における臨床観察なしに本書におけるパールと病態生理の組み合わせを記述することは不可能だと思われるからです．臨床医にとっての医学知識は，理論的知識と経験知，両者をもってはじめて運用されるものということを，この翻訳を通じて再認識できました．

翻訳書であることへの工夫として，原著のニュアンスを最大限に汲み，かつ，読みやすい日本語にするよう心がけました．さらに，読者のよりよい理解のために，少なからず訳注を付しました．アスタリスク（*）につづく記載が訳注になります．参考にしていただければ幸いです．翻訳という作業はもちろん，訳注を記述することも，われわれにとってさらなる医学の学びの機会となったのはいうまでもありません．

読者にとって本書が内科学全般への理解の助けになり，患者の診断・治療にすこしでも貢献できれば，これに勝る喜びはありません．

最後に，翻訳のきっかけを与えてくださった医学書院の滝沢英行氏，よりよい翻訳へ根気強く助言をいただいた志澤真理子氏に深謝します．

2019年3月
訳者を代表して
松村正巳

妻のジル．あなたがいなければ本書を執筆することはありませんでした．

イェール，ハーバード，そしてノースウェスタンの学生，研修医，そして若い同僚たち．あなたたちが想像する以上に，私はあなたたちから多くのことを教わりました．

そして，イェールでともに実習した仲間たち．その友情は生涯の宝でした．

謝辞

私の経歴をかたちづくってくださった多くの師のうち，特にポール・B・ビーソン，フランクリン・H・エプスタイン，フィリップ・K・ボンディ，ユージン・ブラウンワルドとジュリアス・アクセルロッドの諸先生に感謝します．先生方それぞれが私の指針でした．まさに臨床医/科学者の模範であり，私自身もそうありたいと，不完全ではありますが，努めてきました．

リンダ・ケアリーさんに感謝します．本書の準備にあたり巧みな助力と細心の配慮，そして絶え間ない励ましをいただきました．

LWW 社のレベッカ・ガートナーさんに殊に感謝します．その励ましと的確なアドバイスで，本書の完成に大きく貢献してくれました．また，熟練した編集技術と卓越したセンスで原稿を校正してくださった LWW 社のクリスティーナ・オベールさんにも感謝します．

なお，本書に生じるいかなる誤りも，その責任はすべて筆者に帰することを申し添えます．

最後に，娘アリソンに感謝します．学術出版について貴重な助言をしてくれました．息子ジャッドにも感謝します．うっ血性心不全，細胞外液バランスや呼吸機能について，多くの実りある議論を交わしました．そして二人とその伴侶たち，私に 5 人の孫(エリ，レア，マヤ，ルーカスとヨナ)を与えてくれてありがとう．

序

このモノグラフは筆者のほぼ半世紀にわたる，内科の臨床経験のなかで役立った格言(aphorism)を編集したものです．これらは，臨床所見や病態生理に対する，筆者自身の興味の粋を集めたものです．多くの場合，格言は筆者自身の臨床観察から生まれたものです．ときには，他者の経験や知恵を反映し，筆者自身も年月をかけて認識・評価するようになったものも含まれています．いずれにせよ，本書で引用する格言は，“パール”として吟味され尽くしたものであり，筆者自身の臨床経験のなかでその妥当性と有効性が実証されてきたものばかりです．

“パール”とはつねに完全に適用できるものではありません．筆者自身はそれでもなお，簡潔で含蓄のある知識のステートメントをすばやく想起することは，迅速な診断や治療に有用だと信じています．臨床とは不確実性に満ちたものですが，蓄積された知見の塊であるパールは，しばしば複雑な状況をシンプルに解きほぐしてくれます．そのため，研修医にとっても，第一線の医師にとっても有用なのです．ある意味，これらの格言は，経験豊富な医師が臨床上の問題に遭遇した際に使える情報集だといえます．豊富な知識のレパートリーは，“熟練した”臨床医を識別する特徴であると同時に評価の高い指導医の重要なリソースでもあります．

本書では“パール”は**太い書体**で示し，参照しやすいよう，臓器ごとの構成としました．ただし，全領域を包括的にカバーしているわけではありません．本書は医学の教科書ではなく，あくまで筆者自身の興味と経験を反映したものです．また，自らの経験から，医学生やレジデントが迷うもとになってきた領域に対して，特に注意を払いました．

本書ではさらに，関連する生理学も提示しています．基礎となるメカニズムに関する知識が，病態の理解やパールの記憶を助けることに役立つからです．現在，統合生理学は以前ほど教えられていませんが，本書で取り上げた要素がその足りない部分を補うものと信じています．

“偽のパール”もいくつか提示しました．これは，広く信じられているけれども実は明らかに間違ったステートメントをあらわしています．

このモノグラフは内科を学ぶ学生を想定して執筆したものです．筆者が広い意味で「学生」というときには，医学生と研修医だけでなく，これらの格言や基礎となる生理学を自分自身の臨床経験と関連づけて考えることができる熟練した臨床医を含みます．本書は，すでに存在する臨床データベースの体系化や拡張のための足場としても機能するでしょう．医学生や研修医を教育する臨床医にとって，特に価値あるものになるはずです．

Lewis Landsberg

目次

目次

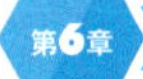

腎臓，体液と酸塩基平衡の異常 107

内分泌と代謝 121

第14章 神経筋疾患 265

第15章 アルコール依存症の合併症 288

本文・表紙デザイン：hotz design inc.

第1章 臨床評価

病歴

現病歴

主訴から始まる現病歴は診断への鍵である．病歴に加え身体診察での評価は，格言として広く知られるサットンの法則*のごとく，臨床的に示唆される診断を確定，もしくは除外するための検査選択への判断基準になる．

ウィリアム・サットン(William Sutton)は伝説的な銀行強盗です．彼は3回刑務所から脱出し，その後も再び銀行を襲いました．彼は，「なぜ，銀行を襲うのか？」と聴かれ，象徴的な返事となる「そこに金があるからさ」と答えたのです．

* サットンの法則：診断を確定する，もしくは除外するために最も確実な検査を考慮するという法則である．確実にお金のあるところに行けば，お金を得られると答えたウィリアム・サットンの言葉に由来する．

現病歴はわれわれに患者の問題を示し，鑑別疾患を想起させる．最も重要なのは過去から現在までの症状とその変化である．患者の訴えに関連したシステムレビュー(review of system)の項目と既往歴は，現病歴の一部です．重要な陰性所見*は列挙すべきです．陰性所見は特異的に述べないと，診断に貢献はしません．質問がなされていないものとみなされます．

* 陰性所見：ないということが鑑別疾患の絞り込みに貢献する症状を陰性所見という．例えば高齢者の不明熱において，視野の異常，頭皮の痛み，顎跛行(咀嚼で顎が痛む)がないということは，巨細胞性動脈炎(giant cell arteritis；GCA)の可能性を低くする．

鑑別の絞り込みに寄与する症状が極めて重要である．

典型的な発作性夜間呼吸困難は，左心不全を意味する．対照的に，起座呼吸は心不全の症状ではあるが，その鑑別疾患は多彩で，特異性において劣る．

上記の区別は発作性夜間呼吸困難の病態を理解することによって，より有意義になります．典型的な発作性夜間呼吸困難は，就寝2時間後に呼吸困難で覚醒し(通常は午前2時ごろ)，ベッドを抜け出し，明け方まで椅子に座っています．

発作性夜間呼吸困難は体液の緩徐な再分布に由来します．日中は末梢(主に下肢)に分布していた体液が，就寝後に体の中心部に戻ってくることにより，前負荷が障害心筋の駆出量を超え，左心室の拡張末期圧が上昇することによって起こるのです．対照的に，さまざまな疾患において，呼吸は臥位よりも座位で楽になります(起座呼吸)．そして，座位から臥位になるとすぐさま不快感を自覚します．

ほかの特異性が高い所見には，多発性単神経炎(mononeuritis multiplex)がある．たびたび観察され，多数の鑑別疾患が挙がる多発神経炎(polyneuritis)*との違いは，鑑別疾患が膠原病，特に関節リウマチ，結節性多発動脈炎，ほかの血管炎，糖尿病，癌に絞られることである．

* 最近は多発ニューロパチー(polyneuropathy)と呼ばれることが多い〔第14章　神経筋疾患，ニューロパチー，p.279参照〕．

》疼痛

疼痛はさまざまな疾患で頻繁に訴えられる症状です．患者が語る病歴は，疼痛の由来について，診断への重要な鍵を与えてくれます．

体動によって悪化する痛みのために，患者が横になってじっとしているのは，炎症過程の特徴である．

患者の主観的な疼痛の表現そのものよりも，疼痛に対する患者の反応がより重要なのです．

胆嚢炎や膵炎のような腹部の急性炎症では，患者は横になり，じっとしている．

強くなったり，弱くなったりする疝痛は，胆道や尿管など管腔臓器の内圧の変化を意味する．多くは結石による閉塞機転によってもたらされる．疝痛に対する患者の反応は，安楽になれず，身悶えし，のたうち回ることによって特徴づけられる．

疼痛を悪化，もしくは寛解させる因子にも注目する．

例を示すと，深呼吸，もしくは咳嗽で悪化する胸膜性疼痛は，壁側胸膜の炎症を意味します．

身体診察

修練なしに身体診察に秀でた医師にはなれない．まずは正常を認識できること．それにより異常を認識できるようになる．経験を重ね，細部に注意を払いなさい．

残念ながら，また不適切にも，進歩した画像検査やほかの検査は身体診察の価値をおとしめますが，身体診察はいまだ以下の理由により臨床評価における基本です．

1. **身体診察はほぼ侵襲がなく，ほかの評価法と区別されます．**
2. **身体診察は病歴とともに，引き続き行われるすべての検査を決定します．**
3. **臨床評価なしに多くの検査を行うことは，現実的でありません．また，望ましくもありません．疾患の検査前確率が低いと，偽陽性の結果が増加します．**
4. **身体診察は疾患の進行や，治療への反応を評価するうえで有用です．**
5. **医師が患者に触れることは，医師–患者関係を強化します．**

診断のついていない新たな患者を診察する際は，すべての身体診察を行わなくてはいけません．病歴からある部位の異常が疑われても，そのほかの臓器も評価します．身体診察には，ベッドに横になっている患者の態度を観察し，記載すること，注意深くバイタルサインを記録することも含まれます．胸部の聴診，腹部の触診に加えて，四肢の脈をみること，主な筋力，すべての反射，脳神経の評価，そして例外はあるものの，陰部の診察と直腸診は，すべての患者において評価すべきです．

例を示しましょう．下肢の疼痛を訴える患者の診察にあたり，下肢に血管病変のない多くの患者における正常の足背動脈を触れた経験なしに，足背動脈が触れないことを確認できるでしょうか？ 頭蓋内圧上昇の可能性を評価するときに，多くの正常眼底，網膜静脈拍動を評価した経験がないのに，うっ血乳頭を認識できるでしょうか？

検査

臨床所見から強く示唆される診断を 1 つの検査結果によって覆してはならない．

臨床所見と一致しない検査は繰り返し行うべきです．

つねに最小限の特化した検査から始めるべきです．全血算はまだ診断がついておらず，状態がよくない患者ではつねに行います．全血算は往々にして見過ごされている多くの情報を示しています．

白血球分画を伴わない白血球数は解釈できない．それゆえ役にも立たない．

リンパ球と単球からなる単核球の割合と比較した，多核白血球（顆粒球）と未成熟な桿状核球の割合が特に重要なのです．

好酸球の出現は細菌感染を強く否定する*．

＊好酸球増多をきたす疾患には以下のものがある．
- 感染症：寄生虫症，アスペルギルス症，結核
- 腫瘍性疾患：ホジキン（Hodgkin）リンパ腫，菌状息肉症，慢性骨髄性白血病，好酸球性白血病，固形癌
- 自己免疫性疾患：関節リウマチ，気管支喘息，結節性多発動脈炎，好酸球性多発血管炎性肉芽腫症（eosinophilic granulomatosis with polyangiitis；EGPA）
- 医原性疾患：薬剤に対するアレルギー，コレステロール塞栓
- 特発性疾患：レフレル（Löffler）症候群，好酸球性肺炎，特発性好酸球増多症候群

※結核はこのパールの例外である．

既往に好酸球増多をきたす疾患がない場合，通常の炎症性メディエータと重篤な病態へのホルモンの反応は，好酸球を排除してしまいます．

巨大顆粒と空胞を伴う未成熟な顆粒球の流出である中毒性顆粒は，感染を示唆する．

血小板増多は炎症のよい指標である*．

＊血小板を増加させるのは，トロンボポエチン，インターロイキン6，ほかのサイトカインである〔Schafer AI：N Engl J Med. 350(12)：1211-1219, 2004〕．

赤血球沈降速度(赤沈)は巨細胞性動脈炎と亜急性甲状腺炎において，とても役立つ*．しかし，それら以外ではほとんど役立たない．

＊巨細胞性動脈炎では赤沈が100 mm/時を超えることがめずらしくない．赤沈を亢進させる因子は，貧血，アルブミンの減少，フィブリノーゲンとガンマグロブリン増加である．赤血球は陰性荷電しており，アルブミンは陰性荷電，フィブリノーゲンとガンマグロブリンは陽性荷電(赤血球相互の反発を低下させる)しているためである．

明らかな炎症病態においても赤沈が正常のことがあります．いささかの上昇は役に立つほど特異的とはいえません．

血清蛋白異常症ではパラプロテインが赤血球凝集，もしくは連銭形成を引き起こし，赤沈の亢進をもたらす．

このことからも，末梢血液像を評価することが診断への鍵を与えてくれることがわかりますね．

画像

》胸部写真の有用性

今日の進歩した画像検査や最新技術を駆使したコンピュータソフトウェアが診断に大きな変革をもたらしましたが，胸部X線写真がいまだ有用な情報を与えてくれることには驚かされます．

以前よりも用いられなくなったが，胸部正面 PA 像と側面像からは極めて有用な情報が得られる．ポータブルでの AP 像はさほど役立たない．

胸部 X 線写真を読影するみなさんの代役はいません．読影できるようになりましょう．

心臓のどの部位が拡大しているかは，側面像で判断する．

側面像で心陰影の前縁は右心室からなっています．正常では，右心室は胸骨の 1/3 に接しており，胸骨と鋭角を形成します．右室肥大では，右心室は胸骨の 1/2 に接し，胸骨後腔(retrosternal space)は小さくなります．そして，もはや鋭角を形成しません(人が落ちることなく，その上に立てるくらいです！)．側面像の心陰影の後縁は左心室からなっています．左室肥大では心臓後腔(retrocardiac space)は小さくなり，心陰影後縁と下大静脈とがなす角度は鋭角になります．

高齢者に認める肋軟骨石灰化は，僧帽弁輪石灰化をしばしば伴う．前者を認めたら，後者を探す．

これは僧帽弁逆流症の存在を知る手がかりになります．

肺浸潤の評価では，エアーブロンコグラム(air bronchogram)の有無と肺容量へ及ぼす浸潤の影響が，原因についての重要な情報源となる．

肺容量の減少を伴わないエアーブロンコグラムは，肺炎におけるコンソリデーション(consolidation)を意味し，いわゆる肺胞浸潤であり，肺胞腔が滲出物で満たされています．一方，肺容量の減少は気管支閉塞を意味します．

異常部位が重要である．上葉への浸潤は結核，もしくは真菌感染を示唆する．結核は典型的に上葉後方の区域，真菌感染は上葉前方の区域に病巣を形成する．通常，ブラ(bulla)は上葉に認める．中葉，もしくは下葉のブラは，α1 アンチトリプシン欠乏症*を示唆する．

側面像は肺門部の評価にも役立ちます．ドーナッツ様の濃い影は肺門リンパ節腫脹を示唆します．肺門の血管陰影はそれほど濃くありません．

＊α1 アンチトリプシン欠乏症は喫煙とは関係なく，慢性閉塞性肺疾患を発症する疾患である．

左横隔膜が右より高いときは，膿瘍，脾腫，副腎腫瘤など横隔膜下の病態を考慮しなさい．

右横隔膜は下に肝臓が位置し，通常左より高位です．

胸部 X 線写真撮影時に深吸気ができなかったことは，患者の吸気努力不足ではない．

通常このような場合，胸部または腹部の疼痛，筋力低下，うっ血性心不全などが存在します．うっ血性心不全での肺実質の過剰な漏出液は肺のコンプライアンスを低下させ，深吸気を制限します．**「減少した横隔膜可動域は吸気努力の不足を意味する」というのは偽のパールになりますね．**

広く応用可能な臨床上の金言

》オッカムの剃刀

Occam's razor：診断に応用する倹約の法則

患者はしばしば無関係と思われる症状と徴候の一群を呈す．一般に，正しい診断はすべての所見を説明する．

若年者にはオッカムの剃刀[＊1]が適応されます．高齢者ではいくつかの疾患の偶然なる発症が臨床像に反映される[＊2]ことがめずらしくありません．

＊1 オッカムの剃刀：観察されるすべての事象の源は 1 つという考え方を指す．
＊2 ヒッカムの格言(Hickam's dictum)，もしくはセイントの 3 徴(Saint's triad)と称される．

経験豊かな臨床医は，患者の病態が複雑でも，診断に関連する重要な所見をすばやく見いだす．

このようにして見いだされる所見の解釈が，適切な鑑別疾患の選択，正しい診断に結びつきます．

最終的な診断は主訴を説明する．

治療

症状のない患者を癒やすことはできない（さえずる鳥を撃ってはならない）．

関連した古い格言に「まず害をなすなかれ（英語：firstly do no harm，ラテン語：primum non nocere）」があります．高齢者では，より少ないことが，頻繁によりよい結果をもたらします．ローブの第1および第2の法則は明快に述べています：「患者が治療によってよくなっているならば，その治療を継続しなさい」「患者が治療にもかかわらず悪化しているならば，その治療を中止しなさい」〔ロバート・ローブ（Robert Loeb：1895～1973）はコロンビア大学の著名な教授でした〕．ローブの第3の法則「外科医を決して信用しない」はプロフェッショナリズムの観点から使用禁止になりました．

第2章 血液

血球の各細胞成分は，血液固有の疾患，また他臓器の多くの疾患からも影響を受けます．そして，これら血球の多彩な変化は，基礎疾患そのものの病因，症候，合併症に影響を及ぼします．この章ではこれらを多彩なトピックとして記述してみましょう．みなさんをしばしば混乱させ，十分な理解が難しいと感じられるかもしれないトピックについては詳細に説明します．

貧血 anemia

血液の酸素運搬能が失われると，非特異的ですがよく知られる多くの徴候，例えば，倦怠感，頭痛，無気力，頻脈がもたらされます．蒼白な皮膚と眼瞼結膜は，明らかな貧血の徴候です．

》糖尿病の合併症

ヘモグロビン 4 g/dL 以下では手掌皮線の桃色が失われ，重症貧血の目印となる．

息切れは，十分に評価されていない中等度から重度の貧血の症候であり，組織への不十分な酸素供給を意味する*．

* 息切れ・呼吸困難では，循環器疾患，呼吸器疾患，貧血，代謝性疾患（糖尿病性ケトアシドーシス，低カリウム血症など），神経・筋疾患（ギラン バレー症候群，筋萎縮性側索硬化症），過換気症候群を鑑別する．

基礎にある血管疾患によって循環動態が障害されている臓器では，新たに加わる貧血という病態が劇的な症状悪化をもたらしうる．かろうじて代償されていた状態が非代償となる．これは特に脳循環と冠動脈の循環において顕著である．

このように，冠動脈疾患の患者では，狭心症または心筋梗塞が起こる場合があります．また，かろうじて代償されていた心不全がかなり悪化することもあります．さらに劇的な例としては，無症候性の脳血管疾患が基礎にあると，輸血と酸素投与によって回復する完全な片麻痺を発症することもあります．

》貧血の特徴

1920 年代にウィントローブ(Wintrobe)*によって開発された赤血球指数により，貧血の分類がなされるようになりました．赤血球指数は赤血球の大きさ(mean corpuscular volume；MCV)とヘモグロビン含量(mean corpuscular hemoglobin；MCH と mean corpuscular hemoglobin concentration；MCHC)を示します．

* マックスウェル・ウィントローブ(Maxwell M. Wintrobe：1901〜1986)は有名な血液内科医である．

》小球性貧血 microcytic anemia

小球性低色素貧血(MCV と MCH ともに低値)は鉄欠乏，または異常ヘモグロビン症を意味します．スメアで赤血球は青白くみえます．

男性の MCV 低値を伴う貧血は，失血(鉄欠乏)を意味する．消化管を精査しなさい．

例外は MCV が著明な低値を示し，塗抹標本では異常が際立つサラセミアマイナー(thalassemia minor)*です．

* 高度の鉄欠乏性貧血との鑑別が必要である．サラセミアでは塗抹標本で標的赤血球が観察される．サラセミアインデックス＝MCV/RBC($\times 10^6$)≦13 も参考になる．

セリアック病も出血なしに鉄欠乏を引き起こすことがある．

重い月経は頻繁に鉄欠乏を引き起こす．新たな月経血の増加では，血小板減少の可能性を考えなさい．

甲状腺機能低下症は，ほかの過多月経の原因である*．

* 甲状腺機能低下症における月経異常には，過多月経，希発月経，無月経がある．

鉄欠乏性貧血は特に女性と小児において，氷を異常に好む異食症である食氷症(pagophagia)を伴うことがある．

角氷を好んで食べるという病歴は，潜在する鉄欠乏性貧血を示唆します．そのメカニズムはいまだ不明ですが，この異食症は適切な鉄の補充でなくなります*．

* 鉄欠乏性貧血で認められるさじ状爪（spoon nail）も，適切な鉄の補充で改善する．

溶血性貧血 hemolytic anemia

多くの異なるプロセスが赤血球の破壊を起こします．機械的な要因，免疫学的な機序，薬剤の副作用，遺伝的または後天的な赤血球膜の変化などが含まれます．溶血の所見には，間接ビリルビン上昇，血清ハプトグロビン低下，LDH 上昇と塗抹標本における球状赤血球があります．

溶血性貧血患者の骨髄における赤血球前駆細胞の急速な細胞交代は，葉酸欠乏と関係することがある．

それゆえ，葉酸投与は溶血性貧血の 1 つの治療法なのです．

微小血管症性溶血性貧血 microangiopathic hemolytic anemia

破砕赤血球・ヘルメット細胞は限られた鑑別疾患をもつ微小血管症性溶血性貧血を示唆し，これらを見つけることが診断に寄与する．鑑別疾患には，血栓性血小板減少性紫斑病（TTP），播種性血管内凝固症候群（DIC）と悪性高血圧*が含まれる．癌は微小血管症性溶血性貧血を引き起こすことがある（粘液性腺癌に多い）．DIC は癌における微小血管症性溶血性貧血の原因である．

微小血管症は，凝固カスケードの活性化に伴って，析出したフィブリンが細動脈内に糸状に張りめぐらされることによって引き起こされます．これらフィブリン鎖は，赤血球を剪断し，血小板が細動脈を通過する際に損傷を与えます．悪性高血圧では，細動脈のフィブリノイド壊死がフィブリン沈着の誘発・促進因子です．薬剤や病原微生物など広範に内皮傷害を起こすものは何でも，このプロセスが始まるきっかけになります．

* 強皮症腎クリーゼ（scleroderma renal crisis）も含まれる．

赤血球の損傷は，機能障害のある心臓の弁によっても起こる．通常は人工弁，もしくは著明に石灰化した弁が赤血球を傷つけ〔ワーリングブレンダー(waring blender)症候群という〕，溶血が起こる．

》自己免疫性溶血性貧血 autoimmune hemolytic anemia

直接クームス試験陽性を伴う自己免疫性溶血性貧血は，リンパ増殖性疾患および膠原病，特に全身性エリテマトーデス(SLE)において起こる．

後天的な自己免疫性溶血性貧血では，患者の自己抗体が赤血球に作用し，影響を受けた赤血球は脾臓で処理されます．

自己免疫性溶血性貧血における溶血は主に血管外で起こるので，溶血が重篤であっても，ハプトグロビンはわずか，もしくはまったく減少しない．

自己抗体は正常体温(37℃)で溶血が起こることから「温式」といわれています．これらは主にIgGからなります．

直接クームス試験は，動物の抗グロブリン血清とともにインキュベートしたときの赤血球凝集により，患者赤血球上の自己抗体を検出する．

間接クームス試験は，患者の血清中に存在する健常者の赤血球に対する抗体を検出します．これは血液型，交差適合試験および輸血反応の検出に使われます．

エバンス(Evans)症候群として知られる溶血性貧血と免疫性血小板減少症*との組み合わせは，若年者ではSLE，高齢者ではリンパ増殖性疾患と判明することが多い．

エバンス症候群を認めたならば，臨床的特徴によりSLEおよびリンパ増殖性疾患が存在しないか精査を進めます．

＊特発性血小板減少性紫斑病とも呼ばれる(本章　特発性血小板減少性紫斑病，p.26参照)．

寒冷凝集素は，37℃以下で赤血球に結合する抗体である．寒冷曝露で溶血が起こり，通常は軽症である．マイコプラズマ肺炎および伝染性単核(球)症は，寒冷凝集素を形成する代表的な感染症である．

寒冷凝集素を検出するために，抗凝固薬を加えた試験管に血液を入れ，氷水にさらして凝集の有無を観察するのはよい方法です．自己抗体はIgMからなります．

白血球減少症，血小板減少症および静脈血栓症を伴う溶血性貧血は，発作性夜間ヘモグロビン尿症(paroxysmal nocturnal hemoglobinuria；PNH)を強く示唆する．

このまれな疾患は，後天的に獲得された造血幹細胞の表面蛋白質の欠損によって，補体が正常レベルにもかかわらず，細胞が補体に感受性のある状態になってしまうことによって引き起こされ，血管内溶血およびヘモグロビン尿症を伴います．

門脈および肝静脈をはじめとする腹腔内の静脈血栓症は，発作性夜間ヘモグロビン尿症ではめずらしくない．これは補体の存在下で血小板が凝集する傾向を反映している可能性がある．

症状は断続的に起こります．

この疾患名に「夜間」とつく由来にもなった，睡眠中に認めるわずかな呼吸性アシドーシスが，発作を引き起こすと考えられてきました．しかし，これはおそらくは間違った説明でしょう．早朝尿は強く濃縮していることが，おそらく起床時の赤褐色尿を説明します．ヘモグロビン尿症は，この疾患で起こる血管内溶血の結果です．

以前からある治療は，輸血，コルチコステロイド，支持療法などです．より新しい治療法には，補体に対するモノクローナル抗体*があります．

* 補体 C_5 に対するモノクローナル抗体として，エクリズマブがある．

ペニシリン，セファロスポリン，メチルドパ，キニン，サルファ薬は薬剤誘発性の溶血性貧血を起こすことがある．

溶血性貧血の診断には，注意深い薬剤歴聴取が欠かせません．

遅発性溶血性輸血副作用は，しばしば見過ごされがちな溶血の1つの原因である．

以前の輸血，または妊娠により感作された患者に，例えばKidd，DuffyおよびKellなどの赤血球抗原を有する輸血が行われると，既往に由来する抗体の反応が数日～数週のあいだに発生し，輸血された血球の溶血が起こることがあります．そのような反応は，血管外溶血および直接クームス試験陽性をもたらします．輸血前の交差適合試験において，これらの抗体はあまりに低力価のために検出できません．

巨赤芽球性貧血 megaloblastic anemia

巨赤芽球性貧血は赤血球のDNA合成の欠損に由来し，それは赤血球の成熟を変化，遅延させ，結果として巨赤芽球として分化させます．原因はビタミンB_{12}，または葉酸の欠乏です．ビタミンB_{12}の関与は，葉酸代謝におけるビタミンB_{12}の役割に起因します．

葉酸は正常のDNA合成に必要です．赤血球分化において葉酸の利用が不十分だと，巨赤芽球への分化が起こります．メチルテトラヒドロ葉酸トラップ仮説は，ビタミンB_{12}欠乏が赤血球の成熟において葉酸利用を低下させることによって，巨赤芽球症がもたらされる機序を説明してくれます(図2-1)．

メチルテトラヒドロ葉酸からテトラヒドロ葉酸の変換には，メチル基転移にとって重要な補因子であるビタミンB_{12}が必要である．テトラヒドロ葉酸はDNA合成に利用されるビタミンの一種である．ビタミンB_{12}欠乏では，葉酸はメチル化された形態のままトラップされ，赤血球成熟に利用できない．

したがって，ビタミンB_{12}欠乏では，葉酸はDNA合成に利用されず，細胞レベルでの機能的な葉酸欠乏，そして巨赤芽球症が起こります．

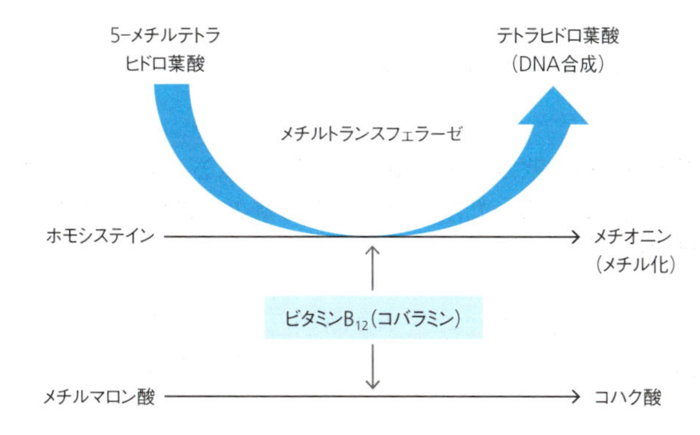

図 2-1 メチルテトラヒドロ葉酸トラップ仮説：巨赤芽球性貧血の機序における葉酸とビタミンB_{12}の関係．テトラヒドロ葉酸はDNA合成に必要である．骨髄での急速な細胞代謝回転においては，正常な細胞成熟のためにテトラヒドロ葉酸の十分な供給が必要である．メチルテトラヒドロ葉酸は，ホモシステインからメチオニン合成を含むメチル基転移に関与する代謝産物であるが，DNA合成に直接は寄与しない．シアノコバラミン(ビタミンB_{12})は，正常なDNA合成および正常な赤血球の成熟に必要なテトラヒドロ葉酸を再生するために必要である．悪性貧血では，ビタミンB_{12}欠乏が細胞レベルで利用可能な葉酸欠乏をもたらし，巨赤芽球への分化を生じる．ビタミンB_{12}はミエリン合成，メチルマロン酸からコハク酸への変換にも必要である．血中メチルマロン酸の蓄積は，現在では悪性貧血の診断に好んで用いられる検査である．

巨赤芽球性の分化では，成熟の遅延により大型の卵円形赤血球を認める．対応する顆粒球系細胞の分化における変化では，過分葉した多形核白血球を認める．

甲状腺機能低下症と悪性貧血(ほかの自己免疫疾患も)の合併がまれでないことは認識しておく必要があるが，甲状腺機能低下症では非巨赤芽球性の大赤血球症を認めることがある*．

* 甲状腺機能低下症で非巨赤芽球性の大赤血球症をきたす機序は，よくわかっていない．

》悪性貧血 pernicious anemia

ビタミン B_{12} 欠乏は悪性貧血をもたらします.

悪性貧血は北欧の人々に最も多く認められる.青い目,大きな耳,黄色みがかった肌および早期の髪の灰色化(40 歳前の白髪)を認める.

早期の髪の灰色化は,一般的な自己免疫疾患の特徴です.貧血(蒼白)に伴うわずかな黄疸が皮膚に特徴的なレモンイエロー色をもたらします.

ビタミン B_{12} 欠乏症は完全,かつ長期にわたる菜食主義の場合を除き,実質的にダイエットでは起こらない.むしろ,ビタミン B_{12} 欠乏は,回腸のビタミン B_{12} の正常な吸収にとって不可欠な内因子を胃粘膜が産生できないことによって生じる.

悪性貧血における萎縮性胃炎は,無酸症と内因子を産生できないことと関連しています.

クローン(Crohn)病など回腸における炎症,外科的回腸切除,胃全摘,胃部分切除および盲管症候群(blind loop syndrome)などは,ビタミン B_{12} 欠乏のほかの原因になりうる.

細菌が食餌性ビタミン B_{12} を利用し,競合するため,小腸での細菌増殖を伴う消化管蠕動運動障害は,ビタミン B_{12} 欠乏を招く可能性がある.

一方,過剰増殖した細菌によって葉酸が合成されるため,葉酸値は正常です.

ビタミン B_{12} は肝臓に豊富に貯蔵されており,ビタミン B_{12} の吸収が障害された後,貧血があらわれるまでには数年かかる.

悪性貧血における貧血は慢性的に進行し,ときにヘモグロビンが 3〜4 g/dL まで低下することがあります.このような場合,肺水腫を避けるために,慎重に緩徐な輸血が必要です.

メチルマロン酸からコハク酸への変換は，ビタミン B_{12} に依存した反応である．ビタミン B_{12} 欠乏では，メチルマロン酸が蓄積するため，メチルマロン酸高値の証明は，悪性貧血の診断における標準的な検査となった（図 2-1）．

同様に，ホモシステインからメチオニンへの変換にもビタミン B_{12} は必要であり，ホモシステイン高値も悪性貧血の診断にとって有用な所見です．

悪性貧血の診断では，血漿ビタミン B_{12} の値はメチルマロン酸の値よりもはるかに信頼性が低い．

血漿ビタミン B_{12} の測定では自己抗体が干渉し，実際の値よりもビタミン B_{12} が高値を示すことがあります．

悪性貧血における神経学的変化は，貧血とは無関係に起こり，脊髄側索および後索における脱髄からなり，下肢位置覚の障害および痙縮をもたらす（脊髄索状変性）．

この神経学的変化は，臨床的にロンベルグ（Romberg）試験陽性とバビンスキー（Babinski）徴候陽性を示します．人格変化と完全な認知症も同様に起こりえます．

ビタミン B_{12} は正常なミエリン合成に必要であり，悪性貧血において生じる神経学的異常の根底にあるのが，このビタミン B_{12} 欠乏です．悪性貧血の典型的な神経学的変化は，葉酸が関連する巨赤芽球性貧血では起こりませんが，末梢神経障害は葉酸欠乏で認めることがあります．

大量の葉酸がメチルテトラヒドロ葉酸トラップを迂回することで，悪性貧血の血液学的変化がマスクされ，ビタミン B_{12} 欠乏による重篤な神経症状を進行させる可能性がある．

過剰な葉酸は，減少したビタミン B_{12} の蓄えをミエリン合成におけるビタミン B_{12} の役割からヘム合成経路に向かわせることによって，悪性貧血における神経学的異常を悪化させる可能性があります．

悪性貧血が除外されるまで，葉酸を巨赤芽球性貧血の患者に決して与えてはならない．

葉酸欠乏 folate deficiency

葉酸欠乏は巨赤芽球性貧血のもう 1 つの原因であり，不十分な栄養，または葉酸の吸収障害によって起こります．

葉酸欠乏はアルコール依存症と関連して頻繁に起こり，骨髄のターンオーバーが速くなる妊娠や溶血性貧血のような，葉酸需要が増加する生理学的状況で悪化する．

吸収障害もまた葉酸欠乏の重要な原因である．食物中の葉酸はグルタミン酸と結合しており，吸収される前には脱抱合している必要がある．

抗痙攣薬などの薬剤，エストロゲン，アルコールは，食物中で自然に起こるポリグルタミン酸形態の葉酸の脱抱合を阻害し，吸収をさまたげる．

葉酸欠乏は，栄養摂取不足および吸収障害のため，アルコール依存症において頻繁に観察されます．

治療としての葉酸の経口補充は，ポリグルタミン酸形態ではなく，グルタミン酸からの脱抱合を必要としないもので行う．

セリアック病では，葉酸の吸収不良がよく起こる．

ヘモグロビンの異常

酸素と結合し，貯蔵し，放出するヘモグロビンの機能は，還元状態の鉄 (Fe^{2+}) を有するヘムに依存しています．

- へモグロビンと酸素との関係は，へモグロビンの酸素飽和度と酸素分圧との関係があらわされる，ヘモグロビン–酸素解離曲線で示すことができる（図2-2）．この関係を変化させる生理学的要因には，pH，温度および赤血球の2,3–ジホスホグリセリン酸塩（2,3-DPG）が含まれる．

- アシドーシスと発熱は解離曲線を右にシフトさせ，酸素供給を促進するが，2,3-DPG低下をもたらすリン酸塩の枯渇は酸素供給を減少させ，組織の低酸素をもたらす．一酸化炭素曝露による一酸化炭素ヘモグロビンの発生およびメトヘモグロビン血症のようなヘモグロビン分子の変化に関連するいくつかの要因も曲線を左にシフトさせ，組織の酸素化を著しく損なう．

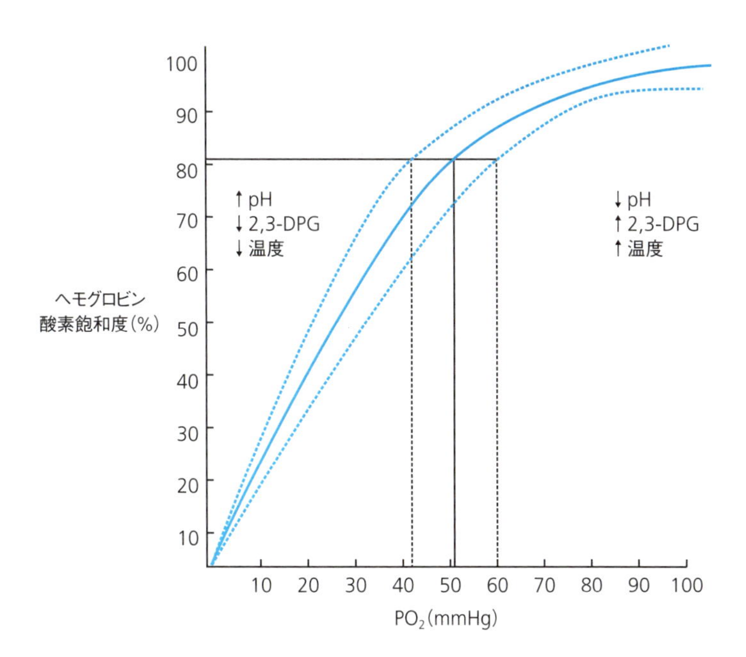

図2-2 オキシヘモグロビン解離曲線：ヘモグロビンの酸素飽和度と血液中の酸素分圧との関係．曲線を右にシフトさせる要因（アシドーシス，発熱および2,3-DPG増加）は，組織への酸素供給を高める．

》赤血球への酸化的傷害

赤血球は酸素を運搬する一方，細胞小器官や，核およびミトコンドリアを有する細胞を保護している十分な生化学的機能を欠くため，特に酸化的傷害に対しては脆弱です．

赤血球への酸化的傷害は，① 細胞膜の破壊およびハインツ(Heinz)小体を形成する赤血球蛋白質の変性，もしくは ② 還元状態の鉄(ferrous；Fe^{2+})から酸化型の鉄(ferric；Fe^{3+})への酸化によりメトヘモグロビンを生じることによって起こる．

赤血球蛋白質およびヘム，それぞれへの傷害によって明らかな臨床症候群が生じますが，酸化の影響にそれぞれ拮抗する細胞内機構も存在します．

減少したNADP-Hを生成するペントースリン酸側路を利用する精巧なシステムは，赤血球蛋白質および赤血球膜を酸化的傷害から保護する．NADP-Hはグルタチオンの酸化ジスルフィド状態からの再生を促進する．こうして形成されたグルタチオンは，赤血球蛋白質および赤血球膜を酸化的傷害から保護する主要な抗酸化物質である．

グルタチオンの貯蔵量が不十分だと，赤血球蛋白質が変性，凝集し，赤血球膜に付着する結果，構造は歪み，細胞の伸展性が損なわれます．傷害された赤血球は脾臓で除去され，血管外溶血を生じます．

凝集した変性赤血球蛋白質は，血液塗抹標本の超生体染色で認められるハインツ小体として知られている．結果として生じる溶血性貧血は，ハインツ小体貧血と呼ばれる．

傷害され，変化した赤血球は脾臓によって除去されます(血管外溶血)．赤血球表面にあるハインツ小体の脾臓での除去は，赤血球の一部が噛みちぎられたようにみえる特徴的な「bite cell」を生じます．

ペントースリン酸側路によるグルタチオンの還元的再合成における最初のステップは，グルコース-6-リン酸デヒドロゲナーゼ(G6PD)によって触媒されるグルコース-6-リン酸の酸化です．

»G6PD 欠損症 G6PD deficiency

X 連鎖劣性遺伝形質である G6PD 欠損症は，ヒトにおける最も一般的な遺伝的酵素欠損であり，赤血球は酸化ストレスの影響を大きく受け，患者は急性の溶血性貧血発作を繰り返す．

この疾患は，中東，地中海，アフリカ系の患者に最も一般的に認められます．鎌状赤血球症(sickle cell anemia)と同様に，G6PD 欠損症はマラリアから患者を保護する可能性があり，進化の過程でその形質が持続したのではないかと示唆されています．多くの異なる突然変異が認められており，酵素欠損の重症度は特定の突然変異に関係しています．アフリカ系米国人の男性は，より重篤な症状に関連する突然変異を有しています．

数多くの感染症，いくつかの薬剤，特定の食物が酸化的ストレスを引き起こし，G6PD 欠損症患者に溶血発作を引き起こすことがある．

証明はされていませんが，感染に関連する貪食作用は発作を引き起こすオキシダントを放出します．抗マラリア薬，サルファ薬およびいくつかの抗菌薬は，溶血を引き起こす一般的な薬剤です．そら豆(fava beans)は，古くから知られている発作を誘発する食材です．中東および地中海地域では，はるか昔からファビズム(favism)として認識されていました．

古い赤血球ほど G6PD 活性は低く，先に溶血する．これは最も脆弱な赤血球が破壊されたときに終わる，各急性発作の期間を規定する．

急性の溶血発作中に G6PD 活性を測定すると，より古い赤血球が破壊された後，残っている若い赤血球は偽陽性の結果をもたらすに十分な酵素活性を有し，酵素欠損を証明できないことがある．

» メトヘモグロビン血症 methemoglobinemia

メトヘモグロビンは鉄を酸化鉄(Fe^{3+})として有し，酸素と結合できない．同時に，還元ヘモグロビンのヘモグロビン-酸素解離曲線を左方にシフトさせる．それゆえ，正常酸素分圧にもかかわらず，組織での酸素放出が妨げられ，低酸素症となり，血液は暗褐色を呈する．

ヘム中の第一鉄イオン(Fe^{2+})から第二鉄イオン(Fe^{3+})への自動的な酸化は，ゆっくりと連続的に起こります．形成された第二鉄イオンは，NADH を利用する赤血球還元酵素によって第一鉄イオンに還元されます．このメカニズムがメトヘモグロビンを全ヘモグロビン濃度の 1%未満になるよう制御しています．先天性メトヘモグロビン血症は，還元酵素の先天的欠損によるものです．より頻度が高く，後天的に起こる病態は，薬剤による第一鉄イオンの酸化です．

グルタチオン還元系は，第二鉄イオンを第一鉄イオンに変換できない NADP-H を利用していることに注意してください．

局所麻酔薬，ダプソン，笑気は，後天性メトヘモグロビン血症の頻度の多い原因である．

内視鏡検査中に起こる急性メトヘモグロビン血症は，ベンゾカイン，ほかの局所麻酔薬の使用に起因します．

メチレンブルーはヘムの第二鉄イオンを第一鉄に還元し，治療に用いる．

正常な生理学的条件下では，NADP-H の電子受容体が赤血球に存在しないため，グルタチオン還元経路は第二鉄イオンを第一鉄イオンに還元することができません．メチレンブルーはグルタチオン系が第二鉄イオンを正常な第一鉄ヘムに還元するための受容体を提供します．しかし，G6PD 欠損症の患者には決してメチレンブルーを与えてはならないことに注意してください*．

* G6PD 欠損症患者では，メチレンブルーが溶血を誘導しやすく，メチレンブルーの使用は禁忌である．

》異常ヘモグロビン症 hemoglobinopathy

分子生物学的に理解された最初の疾患である鎌状赤血球症(ヘモグロビンS病)は，不飽和ヘモグロビンの凝集，赤血球の鎌状変形，赤血球の沈降および組織に虚血をもたらす小血管の閉塞を引き起こし[*1]，臨床的に疼痛発作を伴う急性増悪(クリーゼ)を呈します．赤血球寿命は短く，貧血になります．鎌状赤血球症形質のキャリア(S遺伝子のヘテロ接合体であるA/Sヘモグロビン[*2]をもつ)は，一般に貧血を示さず，クリーゼを起こしません．

*1 変形した鎌状の赤血球が血管内皮に付着し，血管が閉塞する．

*2 ヘモグロビンの組成は，濃度が高い順に記載されるのでヘテロ接合体の鎌状赤血球形質ではA/Sと表記される．ちなみに電気泳動により識別される各種ヘモグロビンは，発見された順にA，B，Cのようにアルファベットで表記される．

若年アフリカ系米国人の原因不明の血尿発作は，通常，鎌状赤血球形質による．

鎌状赤血球形質を有する患者では，腎髄質に鎌状赤血球が生じます．腎髄質は比較的低酸素，かつ高浸透圧であることから，A/Sヘモグロビンを有する赤血球の鎌状化が促進されることが知られています．細動脈の閉塞は，結果的に腎髄質の虚血をもたらし，乳頭壊死を引き起こします．通常，これは思春期または若年成人期に起こり，臨床的に無症状のこともあれば，原因不明の血尿，または乳頭壊死に由来する腎疝痛発作を引き起こすこともあります．鎌状赤血球形質を有するすべての患者において，多尿を伴う等張尿は，これらの過程の最終的な結果をみています．

末梢血塗抹標本における豊富な標的細胞は，ヘモグロビンC，またはSC病を示唆する．

家族性に多血症を示す症例では，酸素に対する親和性が亢進したヘモグロビンバリアント(hemoglobin variant)を疑いなさい．

めったにみることはありませんが，ヘモグロビンバリアントは，酸素に対する親和性が正常よりも高く(ヘモグロビン–酸素解離曲線は左方にシフト)，結果的に組織の低酸素を招来し，その代償として赤血球産生が増加します．これらの稀少なバリアントは，赤血球増多症のめずらしい原因であり，よく家族性に観察されます．

》正球性正色素性貧血 normocytic-normochromic anemia

多種多様な疾患が，正球性正色素性の赤血球形態に関係します．

慢性疾患における正球性正色素性貧血は，入院患者と施設入所者において一般的である．それはわずかな赤血球破壊の亢進と赤血球産生の減少に由来する．

通常，これらの変化は，基礎にあるサイトカイン産生を伴う炎症の過程を反映しています．検査をしても，血液学的な原因は特定できません．

赤芽球癆，再生不良性貧血，骨髄異形成症候群，骨髄癆および骨髄線維症は，すべて貧血を伴い，通常は正球性正色素性だが，小球性のこともある．

これらの疾患における末梢血塗抹標本では，しばしば顕著な赤血球の大小不同を認めます．診断には骨髄の評価が不可欠で，その所見は基礎にある原因を反映します．原因不明のこともめずらしくはありませんが，溶媒，特にベンゼンなど毒素の曝露，特異的な感染症，悪性腫瘍が関与することがあります．

血小板

》血小板減少症と紫斑

血小板減少症の多様な原因には，ウイルス感染，自己免疫による破壊，薬剤，アルコール，葉酸欠乏，消費性凝固障害(DIC)，骨髄不全，脾機能亢進，化学療法および血液悪性腫瘍がある．

血小板数が 2 万/μL 未満だと，外傷によって重篤な出血をきたす可能性があります．生命を脅かす偶発的な出血は血小板数が 1 万/μL 未満のときに起こります．血小板数が 5,000/μL 未満では，ごく軽度の外傷によって出血が引き起こされます．

血小板減少症では出血時間が延長し，外傷後すぐに皮膚，粘膜に変化が起こる．過多月経もよく起こる．通常，点状出血は初期症状で，その後，癒合し，紫斑になる．

血小板数が極めて低いと，中枢神経，または消化管に危険な出血を起こすことがあります．

血小板減少症とは異なり，古典的な血友病(hemophilia)などの凝固カスケードの異常は，関節内(出血性関節症)，筋肉内，内臓など，深部の出血を引き起こす．

血小板は一次止血の機序に関与しています．凝固因子欠乏をきたす疾患では，全血凝固時間，活性化部分トロンボプラスチン時間は延長し，出血が起こるのは外傷直後ではなく，数時間後です．

点状出血は静水圧が最大である下肢に最もあらわれやすく，小さく，消退せず，触れることのない赤い斑である．触れる(盛り上がっている)点状出血は，血管炎を示唆する．

対照的に，ウイルス性の発疹，薬剤への反応で起こるような桃色の麻疹様の発疹は，圧力を加えると色が消退します．

多くの一般的なウイルス感染は，出血を起こさない程度の軽い血小板減少症を起こす．通常，気づかれず，検査や治療は必要ない．ヒト免疫不全ウイルス(HIV)，C 型肝炎ウイルス(HCV)，エプスタイン バー(EB)ウイルスおよびリケッチアでは，より長期的な，もしくは深刻な血小板減少が起こりうる．

微小血管障害の有無を確認するために，血小板減少症のすべての症例において，末梢血塗抹標本を評価しなくてはいけません．

破砕赤血球とヘルメット細胞は微小血管障害の特徴であり，血栓性血小板減少性紫斑病(TTP)を示唆する．

これらの変化の有無を確認することは，血小板減少症の基礎にある原因を特定するのに役立ち，血栓性血小板減少性紫斑病のための血漿交換療法，もしくは静脈内ガンマグロブリン投与，特発性血小板減少症のためのステロイド投与など，特定の治療選択につながるのです．

特発性血小板減少性紫斑病
idiopathic thrombocytopenic purpura；ITP

ITP の臨床症状は，紫斑に癒合してゆく，特に下肢における点状出血の出現です．

免疫性血小板減少症（immune thrombocytopenia）とも呼ばれる ITP は，血小板の糖蛋白質に対する自己抗体（IgG）によって起こる．標識された血小板は，細網内皮系によって除去される．

ITP における抗血小板抗体は，利用可能な検査法によって検出されても，されなくてもよいので，それが陰性であっても ITP は除外できない．

ITP の診断は，血小板減少症のほかの原因を除外することでなされる．

ITP は末梢での血小板の破壊によって引き起こされるので，骨髄穿刺では巨核球の増加を認めます．

ITP は，特に小児において，先行感染によって起こりうる．

免疫抑制療法の有無にかかわらず，寛解への予後は成人よりも小児において良好です．

血栓性血小板減少性紫斑病
thrombotic thrombocytopenic purpura；TTP

TTP は，複数臓器の微小血管血栓によって引き起こされ，古典的な 5 つの症状・徴候を示す．それは，血小板減少性紫斑病，微小血管症性溶血性貧血，神経症状，発熱，そして腎機能低下である．

TTP の原因は，フォン・ウィルブランド因子(von Willebrand factor；vWF)の大きな重合体(超高分子量 vWF 重合体)を分解するメタロプロテイナーゼ(a disintegrin-like and metalloproteinase, with thrombospondin type 1 motifs 13；ADAMTS13)の欠損です．超高分子量 vWF 重合体は血小板凝集を引き起こし，血栓形成が起こり始めます．メタロプロテイナーゼ欠損は先天的にも認められますが，通常は後天的に超高分子量 vWF 重合体を切断する酵素に対する自己抗体がつくられる結果生じます．

交換輸血の効果が認められる以前には，つねに致死的であったこの疾患の予後を，血漿交換が劇的に変えました．

溶血性尿毒症症候群(hemolytic uremic syndrome；HUS)は感染性下痢に続く，主に小児の疾患である．

腎不全は TTP よりも HUS において顕著であり，中枢神経症状は一般的ではありません．志賀毒素を産生する大腸菌 O157：H7 は古典的な原因菌ですが，決してそれだけではありません*．

＊大腸菌 O104：H4 などほかのタイプの腸管出血性大腸菌や，肺炎球菌が原因になることもある．

》播種性血管内凝固症候群
disseminated intravascular coagulation；DIC

消費性凝固障害としても知られる DIC は，重症感染症，悪性腫瘍，外傷，毒素，もしくは産科救急における反応として，凝固カスケードが不適切に活性化されたときに発症する．

凝固を促進する組織因子に血液が曝露されることで誘発される，制御されない血管内凝固と，その結果として起こる線溶は凝固因子を消費し，出血と血栓がもたらす臓器の虚血という逆説的な組み合わせを生じます．

血小板減少，プロトロンビン時間と活性化部分トロンボプラスチン時間の延長は，DIC の特徴であり，診断に有用である．

DIC においても消費されるフィブリノーゲンは，DIC が生じる多くの病態で急性期反応物として上昇します．ゆえに，低値かもしれないし，そうではないかもしれません．

フィブリン分解産物およびDダイマーは，フィブリン線溶の結果としてDICにおいて上昇する．

悪性腫瘍に関連したDICは，前骨髄球性白血病および粘液性腺癌で最もよく起こる．

》薬剤誘発性血小板減少症 drug-induced thrombocytopenia

骨髄での血小板の成熟に影響し，予測される治療の結果としての血小板減少をもたらす化学療法薬，免疫抑制薬以外にも，多くの薬剤が免疫学的機序によって，末梢での血小板破壊を引き起こします．

薬剤誘発性血小板減少症の最もよくある原因は，ヘパリン，キニジン，キニーネ，ペニシリン，サイアザイド系利尿薬である．なかでも，ヘパリンによるものが最も多く，かつ重篤で，極めて重要な原因である．

ヘパリン誘発性血小板減少症(heparin-induced thrombocytopenia；HIT)には2つのタイプがあります．I型はより頻度が高く，ヘパリンと血小板の相互作用により，血小板凝集と軽度の血小板減少をきたします．これは自然に治癒し，ヘパリン投与開始から2日以内に発症し，出血，もしくは血栓形成を伴うことはありません．

II型HITはヘパリンが血小板に作用し，ヘパリン–血小板複合体に対する抗体を刺激し，最終的に血小板凝集と血管内皮の損傷をもたらす免疫介在性の反応である．血小板は減少するにもかかわらず，出血ではなく，血栓が生じる．

II型HITは，典型的にはヘパリン投与4日後に始まり，重篤な反応を起こします．結果として生じる血栓は，主に静脈，ときに動脈の循環に影響を及ぼします．特にことわりがなければ，HITという名称は一般にII型の反応を指します．

HIT はワンショット静注のような，わずかなヘパリン曝露によっても誘発される．この反応は未分画ヘパリンよりも，低分子量ヘパリンでははるかにまれであるが，実際に起こる．

治療はすべてのヘパリン製剤をただちに停止することに加え，直接，または間接トロンビン阻害薬(血小板数が正常になるまではワルファリンではない)の投与を含みます．血栓症のリスクは少なくとも 2〜3 か月間持続するため，これはすべての患者にとって必須です．

HIT の既往がある患者には，生涯ヘパリンを投与してはならない．

ほかの原因による点状出血と紫斑

点状出血と紫斑は，血小板数，血小板機能が正常でも起こりうる．このような場合，血管炎，毛細血管の脆弱性，感染や毒素による毛細管損傷を伴っていることがある．

ヘノッホ シェーンライン(Henoch–Schönlein)紫斑病*，自己赤血球感作症，老人性紫斑，壊血病などがその例です．

*現在は IgA 血管炎と呼ばれる．

ヘノッホ シェーンライン紫斑病は小児でより一般的であるが，成人でも起こる．これは，IgA および補体が介在する血管炎で，触れる点状出血を認め，血小板数は正常もしくは上昇する．

通常，大関節の関節炎および腹痛の合併を認めます．

自己赤血球感作症は，わかりにくく，よく理解されていない，若い白人女性に認める疾患である．有痛性の紫斑および斑状出血の再発性発作を主に脚に認める．患者の凝固試験はすべて正常を示す．

心因性紫斑病，またはガードナー ダイヤモンド(Gardner-Diamond)症候群として知られ，ストレスにより発作が誘発され，情動的な問題を抱える女性に頻繁に発症します．自己赤血球の皮下注射によって紫斑の再現を認めます*．

* 自己赤血球を皮下注射し，さらに対照として別の部位に赤血球を含まない注射を実施し，詐病と本疾患の鑑別を行うことがある．

老人性紫斑はごく一般的な斑状出血であり，高齢患者の前腕背側に最も頻繁に認める．皮下の結合組織が減少し，毛細血管を支持できなくなり，軽い剪断応力に対し脆弱になり，出血しやすくなる．

血小板数が正常で，患者がことのほか元気であれば，精査は必要ありません．

壊血病では，重度のビタミンC欠乏が結合組織における毛細血管への支持力を低下させ，点状出血や紫斑を認める．

点状出血のほかの原因は別として，壊血病に伴うものは毛包周囲性で，かつ前腕の掌側よりもむしろ背側に認められます．大きな斑状出血が臀部にサドル状にあらわれます．

急性髄膜炎菌菌血症では，エンドトキシンとサイトカインが内皮を損傷し，桃色から赤色の点状出血から始まり，数分から数時間で癒合して紫斑となる皮下出血を引き起こす．

DICも頻繁に関与します．

内皮細胞の損傷は，ラッサ熱およびエボラウイルス病などのウイルス性出血熱における点状出血と紫斑の原因でもある．

ここでも，DICは関与します．

そのほかの血球の変化

》赤血球増多症 erythrocytosis

赤血球量の増加である真性多血症は，骨髄増殖性疾患である．赤血球量は正常で，循環血漿量が減少し，ヘモグロビンとヘマトクリットが増加するストレス多血症とは区別する．

放射性クロム酸ナトリウム(^{51}Cr)で標識された赤血球を用いる循環赤血球量の測定，ならびに可能性のあるほかの原因を鑑別すれば，おのずと診断は明らかになります．ほかの赤血球増多症の原因には，慢性の低酸素症，腫瘍随伴症候群としてのエリスロポエチンの異所性産生，酸素との親和性が強固なヘモグロビンバリアントがあります．

真性多血症は，通常，脾腫，高尿酸血症，赤ら顔，蛇行し充血した網膜静脈(網膜静脈血栓症に至ることがある)などの所見を伴う．

ヘマトクリット値が50%を超えると血液の粘稠度は増加し，肝静脈，ほかの静脈の血栓症の原因となる．

ストレス多血症は，循環血漿量減少時や褐色細胞腫で起こるようなカテコラミン増加による．直接の原因は，利尿を促進し，循環血漿量を減少させる静脈収縮である．

生体は循環血漿量を直接測定し，認識するメカニズムをもっていません．循環血漿量を把握するため，代わりに中心静脈圧を認識しています．実際にはより少ない循環血漿量であっても，中心静脈圧上昇を伴う静脈収縮は，循環血漿量は十分であると判断してしまいます．このように，中心部の静脈収縮の結果として，利尿を認めます．

炎症を起こした腹腔内に大量の体液が滲出する急性膵炎では，著明なヘマトクリット上昇をきたすことがある．

重症膵炎例では，60%以上のヘマトクリットを認めることがあります．これは積極的な大量補液の必要性を示しています．

》血小板増多症 thrombocytosis

本態性血小板血症は骨髄増殖性疾患の一種である．血小板増多を引き起こす，ほかの悪性ではない多彩な疾患と区別すること．

本態性血小板血症では，軽度の脾腫と白血球増多症を頻繁に認めます．血小板数は 50 万/μL を超えます．血小板数が 100 万/μL を超えると，合併症として，動脈血栓症，逆説的に起こる出血を認めることがあります．出血は本態性血小板血症で起こるフォン・ウィルブランド因子（vWF）の変化に起因します．

悪性疾患に起因しない血小板増多症は，炎症性疾患，脾臓摘出後，鉄欠乏性貧血で起こる．

これらの病態では，一般的に中程度の血小板増多症を認め，血栓症や出血は起こりません．

50 万/μL を超える血小板増多症では，凝固した血清中の血小板からカリウムが放出され，偽性高カリウム血症（pseudohyperkalemia）を呈することがある．

この場合，血漿でのカリウム測定が真のカリウム値を教えてくれます．

》好中球減少症 neutropenia

好中球に好酸球と好塩基球を加味した顆粒球減少症（granulocytopenia）と同義である好中球減少症は，好中球数 1,500/μL 未満と定義されます．また，無顆粒球症（agranulocytosis）は好中球数ゼロを意味します．

好中球数 500/μL 未満では，細菌および真菌感染のリスクが有意に増す．ウイルス感染はリンパ球系の免疫機構により防御され，影響を受けない．

骨髄の評価によって，顆粒球の産生低下と末梢での破壊は区別が可能です．好中球減少の原因が確かでない場合，骨髄穿刺，生検を実施する閾値は下げなくてはいけません．

薬剤は好中球減少症の原因として多くみられ，骨髄での好中球産生に影響を及ぼすか，免疫学的機序によって末梢での破壊を起こす．

癌に対する化学療法薬だけでなく，好中球減少症に関係する被疑薬は膨大な数にのぼります．ただし，無顆粒球症は，抗甲状腺薬，向精神薬，クロラムフェニコールを含む少数の薬剤によって起こります．クロラムフェニコールは再生不良性貧血を引き起こし，もはや一般的に使用されません．

無顆粒球症の症状には，発熱，口腔内および歯肉の疼痛，咽頭痛，嚥下障害がある．無顆粒球症を起こしうる薬剤を内服中の患者には，症状について注意喚起し，症状があらわれたら内服を止め，医師の診察を受けるように指示する．

特に，これは抗甲状腺薬，とりわけプロピルチオウラシルに当てはまります．これらの反応は特異体質をもった患者に起こります．末梢血のモニタリングを繰り返すことも必要ですが，患者への注意喚起がより重要です．

感染症は好中球減少症のよくある原因である．なかでも，ウイルス感染症と重篤な細菌感染症が一般的な原因である．

敗血症における好中球減少症は，予後不良の徴候である．

肺炎球菌による肺炎患者は注目すべき例でしょう．グラム陰性桿菌由来のエンドトキシン，特にグラム陰性桿菌敗血症では，頻繁に好中球減少症を認めます．好中球減少症を含む腸チフスの症状は，エンドトキシン血症を反映するよい例といえるでしょう．

脾機能亢進は，赤血球，血小板，好中球に影響を及ぼす汎血球減少症(pancytopenia)の際立った原因である．門脈圧亢進からのうっ血に由来する脾腫が最も一般的な原因であるが，脾腫をきたすどのような疾患も脾機能亢進を起こしうる．

脾機能亢進では血球のどの要素の減少も起こりえます．また，どのような要素の組み合わせも起こりうるのです．

自己免疫性好中球減少症はいくつかの自己免疫性疾患，特に全身性エリテマトーデス，関節リウマチで認められる．中等度の減少が一般的で，後天性の自己免疫性溶血性貧血および ITP に似る．

治療中の全身性エリテマトーデス患者において，発熱の由来を判断するときにこの問題が生じます．発熱は全身性エリテマトーデスのフレアなのか，免疫抑制療法に由来する感染症なのだろうか？ と．白血球数を減少させる明らかな敗血症がない場合，全身性エリテマトーデスのフレアに由来する好中球減少症のほうがありがちです．

リンパ球減少症 lymphopenia と リンパ球増多症 lymphocytosis

アザチオプリンをはじめとする免疫抑制薬は，リンパ球減少症をきたすことがめずらしくありません．

病歴，診察から HIV 感染が疑われるときに，リンパ球減少症の存在は HIV 感染の可能性をより確からしいものにする．

リンパ球増多症は，伝染性単核(球)症，サイトメガロウイルス感染症，特に百日咳などいくつかの感染症でよく認められ，著明なリンパ球増多症が診断への重要な手がかりになる．

白血球増多症 leukocytosis

白血球増多症はすべての白血球系統を含んだ概念です．特定の白血球が増えているときは，診断上，重要な示唆を与えてくれます．

類白血病反応(leukemoid reaction)は，幼若な好中球の存在とともに，25,000～50,000/μL を超える好中球数を示す．一般的な原因は重症感染症である．

若年患者，小児において，よくある類白血病反応の原因は，肺炎球菌敗血症です．

類白血病反応は，慢性骨髄性白血病で低値，類白血病反応で高値を示す好中球アルカリホスファターゼスコアによって，慢性骨髄性白血病とは区別できる．

さらに，慢性骨髄性白血病はフィラデルフィア染色体陽性，好塩基球数の増加を示します．

白赤芽球症(leukoerythroblastosis)とは，末梢血塗抹標本において，幼若顆粒球とともに赤芽球を認めることを意味する．骨髄癆，骨髄線維症，または敗血症，粟粒結核(miliary tuberculosis)のような重症感染症で起こる．

白赤芽球症は粟粒結核との関連が古典的に有名です．エレノア・ルーズベルト(Eleanor Roosevelt)*は，骨髄にも病変を有する粟粒結核で亡くなりました．白赤芽球症が血液悪性腫瘍という誤った診断につながったのです．

* エレノア・ルーズベルト(1884〜1962)は，米国第32代大統領フランクリン・ルーズベルトの妻であった．

好酸球増多症は，アレルギー反応，寄生虫(原虫ではなく蠕虫)，いくつかの自己免疫性疾患(好酸球性多発血管炎性肉芽腫症)で起こる．

好酸球の存在は，化膿性(細菌性)感染症ではないことを強く示唆します．

好酸球増多症候群(hypereosinophilic syndrome；HES)は，好酸球数1,500/μL以上，かつ臓器浸潤を認め，臓器の機能不全を伴う．

HESは，一次性，二次性および特発性に分類できます．一次性は，骨髄増殖性疾患に関連する好酸球増多症です．通常，チロシンキナーゼの恒常的活性化をきたす染色体欠失の結果によるものです．クローン性の異常であり，末梢血に芽球を認めることがあります．二次性では，寄生虫，自己免疫性疾患，悪性腫瘍などの基礎疾患によって，好酸球を誘導するサイトカインが産生されます．原因が特定できない場合，好酸球増多症を特発性(idiopathic)と呼びます．

好酸球の肺，心臓，消化管への浸潤は，重症化と死亡率に関係する.

好酸球が心臓に浸潤すると，冠動脈，心筋の両方に影響を及ぼし，心筋梗塞，心筋の炎症，血栓形成を伴い，極めて重篤になることがあります.

肺には好酸球が直接浸潤し(慢性好酸球性肺炎)，影響を受けることがあります．また，腸から静脈血へ寄生虫(蠕虫)の幼虫が移動し，その後，肺胞に入り，下気道から上気道を経て嚥下され，再び腸に入るサイクルによって影響を受けます．後者は，レフレル(Löffler)症候群として知られ，回虫，鉤虫，糞線虫(*Strongyloides stercoralis*)によって引き起こされ，無症候のこともあれば，呼吸困難を伴う咳嗽，ときに喀血をきたすことがあります.

糞線虫は，ライフサイクルが別の宿主を必要としないため，自家感染[*1]が起こるという点はほかに類をみない.

特に免疫抑制患者では，虫卵および幼虫の過度の増殖，播種性拡大によって，重篤な合併症である過剰感染症候群(hyper-infection)[*2]を起こすことがあります．糞線虫は米国の南東部で発生しますが，東南アジアからの移民ではより一般的に認めます[*3].

＊1 自家感染：寄生虫が別の宿主に移らず，同じ宿主に再度感染することをいう.

＊2 過剰感染症候群：消化器症状として，イレウス，大腸炎，重篤な吸収不良が生じる．呼吸器症状として，呼吸困難，喀血，呼吸不全をきたす．中枢神経，腹膜，肝臓，腎臓を侵すこともあり，腸粘膜の破綻に由来するグラム陰性桿菌の菌血症，肺炎，髄膜炎が起こりうる.

＊3 わが国では，奄美群島や沖縄が糞線虫の流行地である.

好酸球の消化管への浸潤は，腹痛，体重減少，嘔吐および下痢を起こす.

リンパ球増多症は，伝染性単核(球)症，百日咳，サイトメガロウイルス感染症，または慢性リンパ球白血病を示唆する．単球増多症は結核を示唆する.

血栓障害と凝固障害

血小板は，出血に対する最初の修復機序をもたらします．その後に起こる凝固は，正常な血液凝固能に依存します．古典的な血友病のようによく知られている先天性凝固因子欠損症に加えて，ほかのいくつかの後天性凝固障害が重大な出血を引き起こします．そのほかにも，多くの先天性疾患，後天性疾患が病的な凝固，血栓塞栓症を引き起こします．

血栓性素因

深部静脈血栓症発症の危険因子には，静脈のうっ滞，血管損傷，凝固亢進〔ウィルヒョウ(Virchow)の 3 徴〕がある．高齢は独立した深部静脈血栓症のリスクである．

したがって，不動，外傷，血栓形成を促進する第Ⅴ因子ライデン変異(factor V Leiden)，抗リン脂質抗体症候群(anti-phospholipid antibody syndrome)，エストロゲンなどはすべて，深部静脈血栓症および静脈血栓塞栓症の素因になります．

最も有意に(米国白人において)先天的に凝固が亢進する病態は，第Ⅴ因子ライデン変異である．活性化プロテイン C の第Ⅴ因子不活化に抵抗性を示し，静脈血栓症の素因となる．

発現はさまざまで常染色体優性遺伝形式を示す第Ⅴ因子ライデン変異は，ヘテロ接合体が米国人の約 5%に見つかります．また，深部静脈血栓症，もしくは静脈血栓塞栓症を呈する患者の約 1/4 に第Ⅴ因子ライデン変異を認めます．しかし，変異を有する多くの患者は深部静脈血栓症を発症しません．非常にまれなホモ接合体は，高頻度に血栓症を発症します．

抗リン脂質抗体症候群は，静脈，動脈に血栓症を引き起こす自己免疫性疾患である．

流産を含む妊娠合併症もまた，抗リン脂質抗体症候群の病態である．

自己抗体は，膜のリン脂質およびその関連蛋白質に対するものである．

抗リン脂質抗体症候群において臨床的に測定するのは，ループスアンチコアグラント，抗カルジオリピン抗体，抗β2 グリコプロテイン抗体の 3 つです．「ループスアンチコアグラント」は，血栓症に関連するもので，出血ではありませんから誤った名称になりますね．また，ループスアンチコアグラント陽性を示す多くの患者は，全身性エリテマトーデスではありません．ループスアンチコアグラントは，活性化部分トロンボプラスチン時間を延長するため，アンチコアグラントと呼ばれていたのです．明らかな疾患のない多くの人が抗リン脂質抗体を有するので，抗リン脂質抗体症候群の診断には，これらの抗体を 2 回測定して陽性であることに加え，血栓症または産科的な既往が必要になります．

いわゆる原発性抗リン脂質抗体症候群は，ほかのリウマチ性疾患がない場合を指します．二次性抗リン脂質抗体症候群は，ほかの自己免疫性疾患，特に全身性エリテマトーデスに合併します．

抗リン脂質抗体症候群を有する患者では，深部静脈血栓症が最も一般的な静脈血栓症であり，脳梗塞は最も一般的な動脈の血栓症である．また，心筋梗塞も起こりうる．

おそらく，これらの血栓症の 10〜15％が抗リン脂質抗体症候群と関連して起こります．これらの抗体がどのように血栓症を引き起こすか，その機序は不明です．

抗リン脂質抗体症候群と急性副腎不全には明確な関連がある．

副腎病変は，血栓性，もしくは出血性いずれかによる梗塞です．後者は出血性梗塞を伴う副腎静脈血栓症を反映していることがあります．腰痛および低血圧は早期診断の手がかりになり，迅速 ACTH 試験が必要であることを示しています．

ネフローゼ症候群は，凝固を阻止する低分子量蛋白質，特にアンチトロンビン III の尿への喪失によって凝固亢進状態を引き起こす．

フィブリノーゲンを含む血栓促進性因子の増加も寄与します．おそらくネフローゼ症候群患者の 1/4 は血栓症を患います．

ネフローゼ症候群では，腎静脈においてアンチトロンビン III 欠乏が最も顕著になり，特に，腎静脈血栓症はネフローゼ症候群に合併しやすい．

凝血促進活性が腎静脈において亢進し，血栓症が起こりやすくなります．

凝固障害 coagulopathy

高齢または妊娠後に発症することを除き，凝固因子を中和する自己抗体が抗凝固因子として血中に存在することによって，先天性凝固因子欠乏症に似た病態が起こることがある．第 VIII 因子に対する抗体が最も一般的である．

血中に抗凝固活性を有するものが存在するか否かの診断は，患者血液を正常血漿と混合する古典的なクロスミキシング試験で判断します．凝固因子欠乏症とは異なり，血中に抗凝固活性を有するものが存在すると，延長した活性化部分トロンボプラスチン時間は正常血漿を用いた 1：1 の希釈によっても補正されません．治療は因子の補充よりもむしろ免疫抑制薬を用います．

フォン・ウィルブランド因子(vWF)の先天性欠損であるフォン・ウィルブランド病は，損傷部位への正常血小板の接着をさまたげることによって軽度の出血性素因を生じる．

フォン・ウィルブランド病では出血時間が延長します．あざができやすく，過多月経，外科手術後の出血などが一般的な症状です．ほとんどの患者で，第 VIII 因子も軽度減少します．フォン・ウィルブランド因子の補充，またはフォン・ウィルブランド因子の放出を増大させるデスモプレシンの投与が外科的処置，歯科処置前に必要です．

第3章 リウマチ学：関節炎・自己免疫性疾患

関節炎 arthritis

関節炎と腱炎(tendinitis)は診察によって容易に判別できる．腱炎は能動的運動で疼痛をきたすが，受動的運動では疼痛がない．一方，関節炎では能動的運動と受動的運動の両方で疼痛をきたす．

関節炎から腱炎を鑑別することが重要です．

変形性関節症 osteoarthritis

変形性関節症は，最も目にするリウマチ性疾患でしょう．いわゆる関節の変性です．興味惹かれる病態ではありませんが，ヒトにおける機能障害の主たる原因です．

変形性関節症では軟骨が破壊され，円滑な関節機能に必要なメカニズムが失われる，長年にわたる関節酷使のつけである．

膝関節と股関節は一般的な罹患部位ですが，どの関節も変形性関節症と無縁ではありません．遺伝的要素が明らかにあります．

ヘバーデン(Heberden)結節[*1]，ブシャール(Bouchard)結節[*2]は，それぞれ遠位指節間(distal interphalangeal；DIP)関節と近位指節間(proximal interphalangeal；PIP)関節の変形，結節，骨の張り出し(骨棘)として認める変形性関節症の典型的な形態である．

高齢女性に頻繁に認めるこの結節は，通常，疼痛を伴いません．しかし，関節可動域の低下をもたらすことがあります．

＊1 ウィリアム・ヘバーデン(William Heberden：1710～1801)：英国人医師．彼の息子が遠位指節間関節の変形性関節症の記述を含むノートを“Commentaries on the History and Cure of Diseases”として出版し，ヘバーデン結節と彼の名前が冠された．

＊2 チャールズ=ジョセフ・ブシャール(Charles-Joseph Bouchard：1837～1915)フランス人病理学者．ジャン=マルタン・シャルコー(Jean-Martin Charcot：1825～1893)の教え子であった．

ベイカー(Baker)嚢胞は，膝の変形性関節症を悪化させることがある.

いかなる膝関節炎，また膝の損傷もベイカー嚢胞を合併することがあります.

ベイカー嚢胞は膝窩に位置し，関節腔と交通しています．ベイカー嚢胞の破綻は，疼痛を伴う炎症をふくらはぎに起こします．その結果，腫脹，疼痛，圧痛を認め，体重を支えることが困難になります.

破綻したベイカー嚢胞は，誤って血栓性静脈炎と混同されがちである.

破綻したベイカー嚢胞は，超音波検査によって診断可能です.

シャルコー(Charcot)関節は，変形性関節症におけるとりわけ破壊的なバリアントである．基礎にある神経疾患に由来する固有感覚の神経支配を失うことによって，広範な関節損傷が起こる.

固有感覚を失うと，通常はかからない負荷が関節にかかり，最終的に関節すべてが破壊されてしまいます．損傷関節の部位は，神経疾患により異なります.

足関節におけるシャルコー関節の最も一般的な原因が糖尿病である．膝関節は梅毒〔脊髄癆(tabes dorsalis)〕*，肩または肘は脊髄空洞症(syringomyelia)，手関節はハンセン(Hansen)病(末梢神経障害)である.

*第9章　感染症，梅毒，p.188 参照.

》肘頭滑液包炎 olecranon bursitis

肘頭滑液包炎は，液体貯留，腫脹，しばしば発赤を伴う肘頭滑液包の炎症で，急性もしくは慢性の外傷性損傷によって起こります.

肘頭滑液包炎は，診察によって肘関節炎と鑑別可能である．肘関節炎に侵されると，肘関節の回内と回外で疼痛が誘発される．屈曲および伸展は，肘頭滑液包炎と肘関節炎の両者で疼痛が誘発される．

肘頭滑液包炎は，滑液包の上に位置するリウマトイド結節*との関係から，しばしば関節リウマチを悪化させる．同様に，痛風患者の痛風結節によって肘頭滑液包炎をきたすことがある．

肘頭滑液包炎は，アルコール依存患者にも認めることがあります．バーでよく肘をついているからです！

---

* リウマトイド結節は，関節リウマチ患者の約 20〜30%に認める．よく観察されるのは，肘関節伸側，尺骨の近位部，後頭部など圧力のかかる部位である．

皮膚の傷からの感染が肘頭滑液包炎を悪化させることがある．よく認める病原微生物は黄色ブドウ球菌である．

》関節リウマチ rheumatoid arthritis；RA

関節リウマチは，滑膜と関節に主座をおく全身の疾患です．原因は不明ですが，遺伝，自己免疫，感染症，喫煙などの環境因子の関与が示唆されています．この疾患は，特に若い女性に認めます．HLA-DR4 は関節リウマチ患者によく認めるヒト主要組織適合抗原です．

ガンマグロブリンに対する IgM 抗体であるリウマトイド因子(rheumatoid factor；RF)は，感度と特異度が疾患の事前確率に依存するが，診断には有用である．

半世紀以上にわたり，RF は関節リウマチの主たるバイオマーカーでした．近年，抗環状シトルリン化ペプチド抗体(anti-cyclic citrullinated peptide antibody；抗 CCP 抗体)が診断のための検査として利用されています．炎症性の関節炎患者における RF の感度は約 70％，特異度は約 85％です．RF の力価が高いほど，関節リウマチに対する特異度がより大きくなります．抗 CCP 抗体は，ほぼ同じ感度，やや高い特異度を有しています．

RF は，ほかの自己免疫性疾患，慢性感染症においても陽性を示す．

シェーグレン(Sjögren)症候群，全身性エリテマトーデス(SLE)*，亜急性細菌性心内膜炎では，RF が陽性となることがめずらしくありません．

*本章　全身性エリテマトーデス，p.59 参照．

関節リウマチ患者の約 50%は，発症時に RF 陰性である．

その後，RF の陽性率は，疾患が進行するにつれて多くの患者で高くなります．関節リウマチの病因における RF の役割は，明らかではありません．

RF 高値は，長期罹患，急速進行性の関節破壊，皮下結節，血管炎，ほかの関節外症状と関連する．

手の小関節，手関節，足の小関節，足関節が関節リウマチで侵される一般的な部位である．膝関節，股関節，肘関節，ときに脊椎など，大きな関節も侵されることがある．

足関節では，屈曲および伸展よりも，内転と外転に影響を及ぼす距骨下関節が著明に侵される．

尺側偏位，スワンネック変形など手の特徴的な変形，両側性の手関節炎，X 線写真での骨びらんが診断確定の助けになります．

朝のこわばりは関節リウマチに特異的ではないが，特徴的である．

こわばりの持続時間は，短くありません．少なくとも 1 時間は持続します．

関節リウマチは中年女性によく認められる．一方，関節外症状は高齢男性患者により多く認められる．

表 3-1 関節リウマチの関節外症状

高力価のリウマトイド因子

• **皮下のリウマトイド結節**	• **胸膜炎**	• **肺線維症**
• **臓器のリウマトイド結節**	・滲出性	• **多発性単神経炎**
• **悪性関節リウマチ**	・低補体	• **フェルティ症候群**
・指の動脈	・低 pH	・脾腫
・冠動脈		・好中球減少

関節外症状は，重症の関節炎，リウマトイド結節，RF 高値と関連する(表 3-1).

リウマトイド結節は手，肘の伸側によく生じますが，組織学的には心臓，肺などの内臓においても同様の結節が生じることがあります．

リウマトイド結節が心臓の伝導路周囲に発生すると，心ブロックを起こしうる．リウマトイド結節はまれながら肺にも認める．

リウマチ性胸水の特徴：滲出性，糖低値，低補体，低 pH.

リウマチ性胸水の RF も陽性になることがあります．pH は非常に低いことが多く，線維胸(fibrothorax)への移行を避けるため胸腔穿刺を繰り返さなければならないことがあります．

両側肺底部の肺線維症が関節リウマチの肺病変*として最も一般的な病型である.

肺線維症は長期間の治療を必要とする肺炎の素因になります．特に免疫抑制治療中，もしくは好中球減少を伴う場合〔フェルティ(Felty)症候群〕にこのことが当てはまるのです．

* 関節リウマチの肺病変には，肺線維症，器質化肺炎，胸膜炎，血管炎による肺病変，肺リウマトイド結節，カプラン症候群(炭鉱労働者の塵肺に肺リウマトイド結節を伴ったもの)がある．

悪性関節リウマチ(リウマトイド血管炎)は，RF 高値を伴い，疾患活動性が高い場合に起こる．しばしば，特徴的な手指末梢の動脈周囲に線状潰瘍を認める．

悪性関節リウマチでは，冠動脈が侵され，心筋虚血，梗塞が起こりうる．主な運動神経の栄養血管が侵されると神経に梗塞をきたし，多発性単神経炎が起こる．

腎病変を伴う悪性関節リウマチは，極めてまれです．

フェルティ症候群は，関節リウマチ，脾腫，好中球減少を 3 徴とし，RF 高値，ほかの関節外症状を伴う長期罹患の関節リウマチ患者に認めることが多い．

好中球に対する自己抗体の存在，脾臓での血球捕捉(sequestration)が好中球減少の理由です．

急性の関節症状を呈し，発熱している患者では，関節リウマチのフレアかと見間違う感染性関節炎の可能性を考慮する．

関節リウマチ患者のほとんどは免疫抑制療法を受けており，リウマチのフレアを想起させるような感染性関節炎が起こりえます．通常，黄色ブドウ球菌を起炎菌とすることが多く，菌血症を伴い，股関節，膝関節のような大関節が侵されがちです．

関節リウマチを疑う患者で，再発する急性関節炎発作，RF 陰性，関節変形がないときは，回帰性リウマチ(palindromic rheumatism)を考慮する．

回帰性リウマチは，一時的な急性関節炎を起こします．さまざまな間隔で再発し，長期的には関節変形をきたしません．原因は不明です．

》成人スティル病 adult Still's disease (若年性特発性関節炎 juvenile idiopathic arthritis)

以前は若年性特発性関節炎として知られていた成人スティル病は，若年成人の不明熱の際立った原因である．

成人スティル病は臨床症状で診断する．特徴的な 1 日 2 回のスパイク状の発熱，体幹，特に背中のような圧がかかる部位に，あらわれては消える紅い斑状丘疹状皮疹を見つけることが肝要である．

診断のためのほかの手がかりは*，病初期に認める咽頭痛，関節痛，ときに関節炎，炎症マーカー高値，そして重要なのは，極端なフェリチン高値です．通常，フェリチンはほかの炎症マーカーより際立って上昇します．RF は陰性です．

＊成人スティル病の分類基準：

- 大項目
  1. 発熱（39℃ 以上，1 週以上持続する）
  2. 関節痛，もしくは関節炎（2 週以上持続する）
  3. 発熱時に出現するサーモンカラーの皮疹
  4. 白血球数増加（10,000 /μL 以上，好中球 80% 以上）
- 小項目
  1. 咽頭痛
  2. リンパ節腫脹
  3. 肝臓腫大，もしくは脾臓腫大
  4. 肝機能異常（AST，ALT，LDH の上昇）
  5. 抗核抗体（ANA）陰性，リウマトイド因子陰性
- 除外項目
  1. 感染症
  2. 悪性腫瘍
  3. リウマチ性疾患

以上の 5 項目以上，もしくは大項目 2 つ以上を満たし，除外診断がなされること（感度 96.2%，特異度 92.1%）〔Yamaguchi M, et al.：J Rheumatol. 19(3)：424-430, 1992〕.

》乾癬性関節炎 psoriatic arthritis

RF 陰性を示し，非対称の脊椎関節症である乾癬性関節炎は，主に DIP 関節を侵し，爪に点状陥凹，爪甲剥離症を認める．

乾癬性関節炎は乾癬に合併しますが，一部の患者においては，関節症状が皮膚病変に先行します．一般的に HLA-B27 陽

性を示し，仙腸関節炎を伴います．

》反応性関節炎 reactive arthritis

以前はライター(Reiter)症候群として知られていた反応性関節炎は，腸，もしくは泌尿生殖器の感染症に対する炎症反応である．

原因となる感染症には，クラミジア，カンピロバクター，赤痢菌，エルシニア，サルモネラが含まれます．

通常，関節炎は下肢の大関節に起こり，非対称性に単関節，または少数関節が侵される．重症度はさまざまで，すべてではないが，主にHLA-B27陽性の患者に起こる．

仙腸関節と脊椎は侵されることがあり，感染は関節炎に1～数週先行します．泌尿生殖器感染後の反応性関節炎は，10：1以上と著明な男性優位を示します．しかし，消化器感染後のものは女性も同様に発症します．

関節炎に加え，皮膚，眼，粘膜も侵されることがある．

尿道炎，関節炎，結膜炎の3徴は，以前，ライター症候群として知られていました．

ライター症候群に合併する特徴的な皮膚病変は，膿漏性角化症(keratoderma blennorrhagica*)の名で知られている．蛇行した境界を有する丘疹落屑性の病変で，古典的には足底と手掌に認める．

眼の炎症は前房を侵し，軽度の結膜炎から重症の前部ブドウ膜炎までと，幅があります．

---

* Tonna I, et al.：N Engl J Med. 358(20)：2160, 2008.

陰茎の浅いびらんは，連環状亀頭炎(circinate balanitis)として知られている．

割礼を受けた男性の陰茎の所見は，先述の角化症と似ています．

》結晶誘発性関節炎 crystal-induced arthritis：尿酸，ピロリン酸カルシウム

痛風(gout)は激痛を伴う急性単関節炎である．第1趾の中足趾節関節を特徴的に侵す(podagra という)．

炎症は激烈で，シーツがのっているだけでも耐えがたい疼痛を生じます．膝，足背，足関節(屈曲や伸展にかかわる，“ほぞ”と“ほぞ穴”の部分)も侵されます*．

＊体幹に近く温度の高い，肩・股関節では痛風発作が起こらない．一方，体幹から遠い第1趾の中足趾節関節は痛風発作が起こりやすい．

痛風の原因は関節滑液中の尿酸ナトリウム結晶の析出である．偏光顕微鏡下で負の複屈折を示す針状の結晶を好中球が貪食し，関節内の炎症カスケードが動き出す．

高尿酸血症が原因ですが，急性発作時には必ずしも血清尿酸値は高値ではありません．関節液中の貪食された結晶の確認によって診断が確定します．

急性痛風発作は，痛風と関係のない入院，手術，多量のアルコール摂取によって誘発される．

痛風とは無関係な手術において，患者が麻酔から覚醒するときに，はじめての痛風発作を起こすことがめずらしくありません．

エタノール摂取は，尿細管において尿酸排泄を阻害する血漿中の乳酸を増加させるため，急性発作を引き起こす誘因になります．

尿酸排泄促進療法の開始，またはアロプリノールによる尿酸生成の阻害は，痛風結節から尿酸が動員され，急性発作を誘発します．コルヒチン，または非ステロイド性消炎鎮痛薬の予防的投与は，尿酸値を低下させる治療が開始されたときに用います．

軟部組織での尿酸ナトリウムの沈澱である痛風結節は，長年の高尿酸血症で起こる．関節周囲，耳介軟骨上の皮膚によく生じる．

慢性の結節性痛風(tophaceous gout)では，関節周囲の痛風結節に由来する多発性関節炎をきたし，破壊的な変化をもたらします．急性痛風発作とは異なり，痛風結節が関節に影響し，変形性関節症を想起させる慢性多発性関節炎を起こします．

痛風は男性の疾患である．閉経後の女性の頻度は少ない．肥満，高血圧，糖尿病に関連している．

高尿酸血症は心血管疾患の危険因子です．その理由は明らかでありません．

偽痛風(pseudogout)は，滑液腔中のピロリン酸カルシウム二水和物の析出によって起こる，膝，もしくは手関節の急性関節炎である．

偽痛風は高齢者の疾患であり，男女比は同等です．副甲状腺機能亢進症，ヘモクロマトーシス，変形性関節症との関連があります．関節軟骨の老化によるホスファターゼ値の低下が寄与していると示唆されています．

急性炎症は，偏光顕微鏡下で正の複屈折を示す菱形のピロリン酸カルシウム結晶の貪食によって起こる．

この疾患はしばしば慢性に移行し，複数の関節が侵されます．急性発作の治療は痛風の治療と同様です．

軟骨石灰化症は，侵される関節軟骨へのカルシウムの線状沈着である．偽痛風の診断には役立つが，無症候性の高齢者にも認め，偽痛風を伴わないこともめずらしくない．

ANCA 関連血管炎 ANCA-associated vasculitis

多発血管炎性肉芽腫症(GPA)，顕微鏡的多発血管炎(MPA)，好酸球性多発血管炎性肉芽腫症(EGPA)*は，抗好中球細胞質抗体(antineutrophil cytoplasmic antibody；ANCA)陽性を伴う主たる血管炎である(表3-2).

プロテイナーゼ3(cytoplasmic ANCA；C-ANCA：細胞質が染まる)，またはミエロペルオキシダーゼ(perinuclear ANCA；P-ANCA：好中球の核周囲が染まる)に対するIgG自己抗体であるANCAは，全身性の血管炎を有する多くの患者の血中に存在します．血管炎の病因における特異的役割は明確ではありませんが，診断には有用です．

* 以前は，GPAはウェゲナー(Wegener)肉芽腫症，EGPAはチャーグ ストラウス(Churg–Strauss)症候群と呼ばれていた.

C-ANCAはGPAと関連する．P-ANCAは特異性が低いもののMPAと関連する．EGPAはいずれかに関連しうる.

多発血管炎性肉芽腫症 granulomatosis with polyangiitis；GPA

GPAは壊死性肉芽腫を伴う小～中型血管の血管炎で，上気道，肺，腎病変を特徴とします．小～中型血管が侵されます.

表3-2 ANCA関連血管炎

疾患	特徴
多発血管炎性肉芽腫症(GPA)	C-ANCA陽性，壊死性肉芽腫，鼻ポリープの既往，口腔内潰瘍，上強膜炎，肺の空洞性病変，多発性単神経炎
顕微鏡的多発血管炎(MPA)	P-ANCA陽性，C-ANCA陽性，肉芽腫なし，肺間質の線維化，多発性単神経炎
好酸球性多発血管炎性肉芽腫症(EGPA)	50%でP-ANCA陽性，好酸球増多，気管支喘息，鼻炎，心臓病変，多発性単神経炎

GPA の診断を示唆する特徴は，副鼻腔炎，鼻ポリープ，口腔内潰瘍，眼病変(顕著な上強膜炎)，耳の病変(中耳炎)，糸球体腎炎，多発性単神経炎，生検での壊死性肉芽腫の存在である．

鼻ポリープと副鼻腔炎の既往は，GPA 診断への重要な手がかりである．

GPA の肺病変は極めて多彩であるが，空洞を伴う結節性の病変が特徴的である．

糸球体腎炎は免疫複合体の沈着を伴いません(pauci-immune)．罹患組織の生検では，肉芽腫，壊死，血管炎を認めます．プロテイナーゼ3に対する抗好中球細胞質抗体(C-ANCA)が通常陽性で，診断上極めて有用です．

この疾患は，シクロホスファミド(エンドキサン®)が長期的な寛解をもたらすのに非常に有効であるという重要な発見*の前には，急速に死に至る疾患でした．

＊Novack SN, et al.：N Engl J Med. 284(17)：938–942, 1971.

》顕微鏡的多発血管炎 microscopic polyangiitis；MPA

MPA は多くの点で GPA に類似するが，MPA に肉芽腫がないことは，2 つを組織学的に区別する．

ほかの区別できる点に肺病変があります．

MPA は GPA に特徴的な空洞を伴う結節性病変ではなく，通常，肺線維症を示す．

GPA と比較して，MPA では多発性単神経炎の発症率が高く，治療成功後には再発する可能性は低いとされています．

好酸球性多発血管炎性肉芽腫症
eosinophilic granulomatosis with polyangiitis；EGPA

チャーグ ストラウス症候群(CSS)としても知られるEGPAは，喘息，好酸球増多，組織への好酸球浸潤を特徴とする.

喘息と鼻炎はEGPAの初発症状である．続いて，好酸球増多，血管炎が起こる.

患者の半分でしかANCAは陽性にはなりません．肺病変は出ては消失する浸潤影からなります．高率に多発性単神経炎を発症し，腎病変はGPAやMPAよりも軽度です.

心臓病変はGPAやMPAよりも，EGPAでより起こる．心筋梗塞を伴う冠動脈炎，好酸球浸潤を伴う心筋炎を起こす.

心臓病変は重症EGPA患者の主要な死因です.

神経栄養血管の血管炎は，脳神経を含む主な運動神経に梗塞を引き起こす．多発性単神経炎として知られる臨床的症候群は，EGPAやMPAで頻繁に認めるが，GPAでは顕著でない.

薬剤関連ANCA関連血管炎
drug-induced ANCA-associated vasculitis

P-ANCA陽性の薬剤関連ANCA関連血管炎は，MPAに似ています.

糸球体腎炎と肺毛細血管の炎症からの肺胞出血が薬剤関連ANCA関連血管炎の最も重篤な症状である.

多くの薬物が薬剤関連ANCA関連血管炎に関与しているが，ヒドララジンは，プロピルチオウラシル，ほかの抗甲状腺薬，アロプリノール，抗TNF-α阻害薬とともに主な原因薬剤である.

非 ANCA 関連血管炎 non-ANCA-associated vasculitis

ベーチェット病 Behçet's disease

小血管の血管炎であるベーチェット病は，粘膜の潰瘍(口腔内，生殖器)，関節炎，ブドウ膜炎，ときに中枢神経病変(慢性髄膜脳炎，硬膜静脈血栓症)を特徴とする．

ベーチェット病は，米国，西欧ではまれですが，中東，特にトルコでは一般的な疾患です．

眼の病変はときに重篤な経過をたどり，失明の原因になります．ほかの徴候には，消化管の潰瘍，喀血，胸膜炎，肺動脈瘤などが含まれます．

米国ではベーチェット病を疑ったほとんどの症例が，最終的にクローン病と診断される．

虚偽性障害(factitious disease)患者の自傷部位をベーチェット病の病変と疑うことがあるかもしれません．

クリオグロブリン血症 cryoglobulinemia

クリオグロブリン血症は，正常体温より低温での免疫グロブリン複合体(クリオグロブリン)の可逆的沈澱に起因する．免疫グロブリンは，悪性の形質細胞由来の単クローン性パラプロテイン(M 蛋白)，または多様な抗原に対する IgG，IgM の多クローン性の凝集のいずれかである．多数例で C 型肝炎抗原が関与する*．

クリオグロブリンは，低温で凝集し，赤血球膜に対する自己抗体である寒冷凝集素とは異なります．

＊第 9 章　感染症，肝臓，p.175 参照.

クリオグロブリン血症の症状は，免疫複合体の沈着および補体の活性化に由来し，触れる紫斑，腎疾患，関節痛，筋肉痛，神経障害を含む．

》巨細胞性動脈炎 giant cell arteritis；GCA

GCA は頭蓋外に向かう大動脈からの分枝血管を侵し，肉芽腫を伴う大血管炎です．大動脈自体が侵されることもめずらしくありません．

頭痛，発熱，赤血球沈降速度(赤沈)の著明亢進*を認める.

＊赤沈 100 mm/時を超えることもまれではない.

咀嚼中の顎跛行(咬筋の虚血に由来する)は，特異的な症状である*.

＊顎跛行の GCA に対する陽性尤度比は 4 である．陽性尤度比 4 は，確率 50%(オッズ 1)を 80%(オッズ 4)に上昇させる〔Simel DL, et al.：The rational clinical examination：Evidence-based clinical diagnosis. pp.643–652, McGraw-Hill, New York, 2009〕.

心配な合併症は，眼の循環が侵されたときの失明*1である.

頭痛を伴う視覚異常は，内科的エマージェンシーです．側頭動脈生検がGCAの診断を確定します(必ずではありません*2)．高用量のステロイド(プレドニゾロン 60 mg/日)は有効な治療法です．症状と赤沈をみながら，投与量を漸減します．通常，1〜2 年後には寛解します．

＊1 網膜へ血液を送る網膜中心動脈，乳頭近傍と脈絡膜へ血液を送る後毛様体動脈が侵されると視力を失う．網膜中心動脈，後毛様体動脈は，内頸動脈からの分枝であることに留意する.

＊2 側頭動脈の病変は連続して存在しないことがあり，証明できるとはかぎらない．できるだけ長く検体を採取する.

GCA の疾患概念には，朝に症状が強く，肩，臀部など体軸性骨格のこわばりと疼痛を特徴とするリウマチ性多発筋痛症(polymyalgia rheumatica；PMR)が含まれる.

PMR では，アルカリホスファターゼ上昇*がまれではない.

＊GCA でもアルカリホスファターゼ上昇を認めることがある〔Towns K, et al.：N Engl J Med. 365(14)：1329–1334, 2011〕.

PMR の診断は，生検でなく臨床所見に基づいて行う*.

典型的には，コルチコステロイド投与により速やかに症状緩和がもたらされます．高用量が必要な GCA と異なり，PMR では低用量(プレドニゾロン 20 mg/日)で治療可能です．治療の目標は，症状の緩和と赤沈の低下(正常化しなくてもよい)です．

* PMR の診断基準：
1. 年齢 65 歳以上
2. 発症 2 週以内
3. 1 時間以上持続する朝のこわばり
4. うつ状態，体重減少
5. 両側の肩の疼痛，こわばり
6. 上腕の圧痛
7. 赤沈 40 mm/時以上

以上の 7 項目のうち 3 項目以上満たすものを PMR とする(感度 92%，特異度 80%)〔Bird HA, et al.：Ann Rheum Dis. 38(5)：434–439, 1979〕.

そのほかの自己免疫性疾患

強皮症 scleroderma(全身性硬化症 systemic sclerosis)

文字どおり，肥厚し，硬化した皮膚を呈する強皮症は，皮膚，ほかの臓器にコラーゲンが沈着する線維症です．その原因は不明ですが，おそらく，自己免疫，遺伝，環境要因などが関係しています．

CREST 症候群*は，進行が遅く，限局した強皮症の形態をあらわす．

石灰化(calcinosis cutis)，レイノー現象(Raynaud's phenomenon)，食道蠕動運動低下(esophageal dysmotility)，強指症(sclerodactyly)，毛細血管拡張症(telangiectasia)は，一群の症状・徴候として観察され，びまん型全身性強皮症より予後は良好，慢性経過であることを示唆します．少数の CREST 症候群患者に肺高血圧症を認めます．

* CREST 症候群：calcinosis cutis, Raynaud's phenomenon, esophageal dysmotility, sclerodactyly, telangiectasia の頭文字をとったもの．強皮症には，前腕から末梢にのみ病変を認める限局型全身性強皮症(limited cutaneous systemic sclerosis)と，全身に病変をきたすびまん型全身性強皮症(diffuse cutaneous systemic sclerosis)がある．限局型全身性強皮症の症状は，CREST 症候群と表現される．

石灰化は皮膚を破る粉末状，もしくは有棘状のカルシウムの結晶からなり，通常，指先に認める．

強指症は強皮症の特徴であり，早期診断の手がかりである．拳をつくることができない．これは早期の所見である．

手の皮膚が張って締めつけられることで，皮下の筋肉は萎縮し，鷲手のような外観を呈します．

レイノー現象（寒冷曝露時の指の白色化と疼痛）は，しばしば，強皮症の最初の症状である．

強皮症の診断は，レイノー現象を伴う初期の強指症を確認することでなされます．もちろん，多くの患者は全身性疾患なしにレイノー現象を認めます*．

β遮断薬は末梢血管収縮を促進するため，レイノー病には禁忌です．

---

*レイノー現象の鑑別：
- 原発性レイノー現象：レイノー病
- 続発性レイノー現象：
  - 自己免疫性疾患：強皮症，SLE，関節リウマチ，皮膚筋炎，多発筋炎，混合性結合組織病，シェーグレン症候群
  - 血管性疾患：四肢のアテローム動脈硬化，閉塞性血栓血管炎，急性動脈閉塞，胸郭出口症候群，肺高血圧症
  - 神経疾患：椎間板疾患，脊髄空洞症，脊髄腫瘍，脳血管障害，急性灰白髄炎，手根管症候群，複合性局所疼痛症候群
  - 血液疾患：寒冷凝集素症，クリオグロブリン血症，クリオフィブリノーゲン血症，骨髄増殖性疾患，リンパ形質細胞性リンパ腫
  - 外傷：振動障害，ハンマー手症候群，電撃傷，寒冷障害，タイピング，ピアノ演奏
  - 薬剤：麦角誘導体，メチセルジド，β遮断薬，エルゴタミン，ブレオマイシン，ビンブラスチン，シスプラチン，ゲムシタビン，クロロエチレン

〔Jameson JL, et al.：Harrison's Principles of Internal Medicine, 20th ed. pp.1923–1930, McGraw-Hill, New York, 2018〕

拡張した毛細血管のループである毛細血管拡張症は，主に爪床基部に認める．かなり目立つが，強皮症に特異的ではない．

ほかの膠原病においても同様の毛細血管拡張を認めます*．

---

*強皮症以外では，混合性結合組織病，皮膚筋炎で認める．

全身性強皮症における消化器病変は，重篤な蠕動運動障害を起こしうる．食道病変による嚥下困難，小腸の細菌過剰増殖による吸収不良は，強皮症の消化器病変でよく認める帰結である．

細菌は胆汁酸塩を脱抱合し，ミセル形成不全による吸収不良が起こります．また，細菌はビタミン B_{12} など栄養素も利用します．

強皮症患者の体幹と四肢近位部の皮膚病変は，経過の速い内臓病変と早期死亡を示唆する．

強皮症腎クリーゼは，重篤な病態である．びまん型全身性強皮症に合併する．

オニオンスキン(onion skin)様変性，悪性高血圧症を想起させるフィブリノイド壊死を伴う腎血管病変は，びまん型全身性強皮症に認められ，腎機能の急速な低下をもたらします．いわゆる強皮症腎クリーゼです．アンジオテンシン変換酵素(angiotensin converting enzyme；ACE)阻害薬による治療は，強皮症腎クリーゼ患者の腎機能改善と高血圧の治療に有効です．

腎クリーゼのリスクを高めるコルチコステロイドは，強皮症には禁忌である．

》結節性多発動脈炎 polyarteritis nodosa；PAN

中型動脈の壊死性血管炎である結節性多発動脈炎には，特徴的な血清学的マーカーがない．

腸間膜動脈と腎動脈に特徴的なビーズ細工様の動脈瘤を血管造影で見いだすことが確実な診断に役立つ．

発熱，体重減少のような全身症状に加え，結節性多発動脈炎の臨床的特徴は，血管炎の過程によって侵される臓器を反映しています．出血，高血圧，腎不全が一般的に認められます．皮膚，末梢神経病変(多発性単神経炎)もよく認められる所見です．

全体からみれば少数ではあるが，B 型肝炎ウイルス（hepatitis B virus；HBV）感染に関連し，かなりの数の結節性多発動脈炎が起こる．

これらの患者では，血管壁の免疫複合体沈着が血管炎を引き起こす端緒になっている可能性があります．

コルチコステロイドは，しばしば結節性多発動脈炎に合併する高血圧を悪化させる可能性がありますが，治療はコルチコステロイド（難治例ではシクロホスファミド）で行います．HBV 関連の結節性多発動脈炎患者には，抗ウイルス薬も同時に投与します．

》多発性筋炎 polymyositis

筋力低下は多発性筋炎の基本的な症状である．

近位筋が最も影響を受け，頸部屈筋群の筋力低下が特に顕著である．筋の圧痛は少数の患者に認める．

“筋の圧痛は多発性筋炎では一般的”は偽のパール．

CK 値は通常上昇しますが，疾患の重症度とは相関しません．多発性筋炎は，ほかの膠原病，特に強皮症と合併することがあります*．

＊混合性結合組織病では，SLE，強皮症，多発性筋炎の要素を同時もしくは経過中に認める．

多発性筋炎に関連する悪性腫瘍のリスクは，ほんのわずか上昇するにとどまる．

》皮膚筋炎 dermatomyositis；DM

皮膚筋炎は異なる筋病変と疾患関連性を有し，多発性筋炎とは別の疾患です．

特徴的な皮膚病変が皮膚筋炎の診断に寄与する．眼瞼の紫の皮疹(いわゆるヘリオトロープ疹)，上胸部のV字型の紅斑性皮疹，肩後方の紅斑(ショールサイン)，中手指節関節背側の落屑を伴う紅斑性病変〔ゴットロン(Gottron)徴候〕である．

皮膚筋炎のCK値は，筋力低下，もしくは筋病変と相関しません．症例によっては，CK値は正常のこともあります[*1]．

爪床の毛細血管拡張も一般的ですが，ほかの膠原病の特徴でもあります[*2]．

---

*1 clinically amyopathic dermatomyositis (CADM) といわれる筋症状には乏しく，急速に進行する難治性の間質性肺炎を伴う一群があることに留意する．抗 melanoma differentiation-associated gene 5 (MDA5) 抗体は CADM のマーカー抗体である．

*2 皮膚筋炎以外では，全身性強皮症，混合性結合組織病で認められる．爪囲紅斑もこれらの疾患で認められる．

成人皮膚筋炎患者では悪性腫瘍の発生率が高い．

成人皮膚筋炎患者の約15％が皮膚筋炎の診断1〜2年前，もしくは診断後に悪性腫瘍を有するとわかっています[*]．卵巣，胃，乳房，結腸の腺癌が最も一般的です．通常，これらは年齢に応じたルーチンの臨床評価によって診断可能です．

---

* transcription intermediary factor 1-γ (TIF1-γ) 抗体陽性例では，悪性腫瘍合併の可能性が高い．

》全身性エリテマトーデス systemic lupus erythematosus；SLE

多彩な症状を認める全身性疾患であり，変化に富み，再発性の経過をたどるSLEは，多臓器を侵します．主に若い女性が発症します．

SLEの一般的な症状はよく知られている．漿膜炎，関節痛，多発性関節炎，発疹(蝶形紅斑)，口腔内潰瘍，腎炎，ネフローゼ症候群，光線過敏，白血球減少，自己免疫性溶血性貧血，血小板減少が挙げられる．

適切な臨床的背景において血清学的検査を実施し，診断を確定します．

抗核抗体（antinuclear antibody；ANA）は非特異的であるが，SLE ではほぼつねに陽性である．ANA が著明に高値であれば，特異度は高くなる．二本鎖 DNA（double strand DNA；dsDNA）抗体は極めて高い特異度を有するが，感度は低い．dsDNA 抗体陰性は，決して診断を除外しない．

低補体血症は，つねに高い活動性を意味する．

SLE 患者における重要な課題は，ループスの再燃を感染症の併発，もしくは投与薬剤の副作用から鑑別することです．

痙攣発作，頭痛，感情の変化，認知機能低下，錯乱，反応の低下を含む神経精神症状は，SLE 患者において比較的よく認める．頻繁に発熱を伴う．臨床上の問題は，中枢神経ループスと中枢神経系の感染症，またはステロイド精神病との鑑別である．

これらの症状が中枢神経ループスに起因するのかを考える前に，SLE 患者の中枢神経に影響を及ぼしうる代謝異常とともに，感染症を除外しなければなりません．ヘルペス脳炎，トキソプラズマ症は，除外すべき 2 つの治療可能な疾患です*．ループス脳炎は MRI において特有の所見を示さないので，ヘルペス脳炎，トキソプラズマ症における特徴的な MRI 所見が鑑別に役立つことがあります．通常，ステロイド精神病は高用量で発生し，治療初期に顕在化します．

＊クリプトコッカス髄膜炎も鑑別すべきである．

SLE に合併する糸球体腎炎は，免疫複合体沈着に起因する．

dsDNA への自己抗体により形成される免疫複合体が，ループス腎炎の病因では際立った役割を果たしているようです．メサンギウム，上皮下，内皮下，もしくは糸球体基底膜が侵されます．

SLEの肺病変はよく認める．滲出液の有無にかかわらず，胸膜炎が一般的である．ループス肺炎，びまん性肺胞出血は，まれながらも重篤な合併症である．

胸水の補体は低値を示します．心膜炎もまれではありません．肺胞出血は喀血の有無にかかわらず，びまん性に起こる傾向があります．一酸化炭素肺拡散能（DLCO）の上昇*と気管支肺胞洗浄が，診断に役立ちます．

＊肺胞腔内の赤血球は一酸化炭素に結合し，肺胞出血ではDLCOが上昇する．

日光曝露はよく知られたSLEの増悪要因であり，避けなくてはならない．あまり知られていないが，もう1つ重要なのは，サルファ薬を避けることである．太陽光に感作されるのであろう，フレアを誘発する．

薬物誘発性ループス drug-induced lupus

薬物誘発性ループスではANA陽性です．例外はありますが，抗dsDNA抗体はほぼつねに陰性です．通常，薬物誘発性ループスでは，抗ヒストン抗体陽性です．

プロカインアミドとヒドララジンは，薬物誘発性ループスの最も多い原因である．関節痛，筋肉痛，発熱，体重減少が一般的な症状である．漿膜炎はプロカインアミドに一般的で，発疹はヒドララジンによることが多い．

SLEに比し，薬物誘発性ループスは高齢者に起こりやすく，腎臓，血液，中枢神経を侵すことはまれです．また，補体価は正常を示します．ヒドララジン，プロカインアミドが薬物誘発性ループスを発症するのは，緩徐なアセチル化が原因のようです．問題の薬剤が中止されると，症状は治まります．

アミロイドーシス amyloidosis

アミロイドーシスは，異常な線維構造をもつ蛋白質の異なる組織への沈着であり，歴史的に原発性と続発性に分類されました（表3-3）．

表3-3 全身性アミロイドーシス

原発性(AL)アミロイドーシス 不溶性線維構造に凝集する軽鎖の過剰産生をもたらす形質細胞の異常増殖	**心病変** ・うっ血性心不全を伴う浸潤性の拘束型心筋症 **消化管病変** ・細菌過剰増殖による吸収不良を伴う蠕動運動障害 **腎病変** ・ネフローゼ症候群を伴う糸球体への浸潤
続発性(AA)アミロイドーシス 異常な蛋白質は，慢性炎症において産生される急性期反応物質(血清アミロイドA)である	**消化管，肝臓，脾臓，腎臓が最も侵される** 身体診察で大きく硬い肝臓と脾臓を認める
老人性全身性(ATTRw)アミロイドーシス 異常な蛋白質はトランスサイレチン(TTR)の折り畳み異常である	**高齢男性の浸潤性の拘束型心筋症**
家族性(ATTR)アミロイドーシス 変異ATTR	**若年成人で発症；末梢神経病変**

アミロイドの構造へのさらなる理解が，異常な蛋白質の構造的特徴とその起源に基づく分類に寄与しました．正常な蛋白質の過剰産生と蛋白質の折り畳み異常は，不溶性の線維構造をもつアミロイド蛋白質を形成し，これが一般的な原因です．

組織に浸潤し，正常な臓器の機能を障害する異常な不溶性蛋白質の沈着部位によって，アミロイドーシスが示す臨床像が決まります．組織中のアミロイドは，コンゴーレッドで染色されます．組織への浸潤は，局所的に産生されたアミロイド，もしくは血流に由来するアミロイドによって生じます．

》原発性アミロイドーシス primary (AL) amyloidosis

原発性アミロイドーシスは，形質細胞の異常増殖による軽鎖(light chain)の過剰産生に起因し，ALアミロイドーシスと呼ばれる．心臓，腎臓，消化管が著しく侵される．

原発性アミロイドーシスでは，軽鎖の折り畳み異常に伴う凝集によって不溶性蛋白質が形成され，組織に沈着します．形質細胞の異常増殖と，組織への軽鎖の沈着を証明することによって診断します．

原発性アミロイドーシスの症状・徴候は予測可能である．心不全を伴う心筋症，便秘，下痢，吸収不良をもたらす消化管運動障害，糸球体への浸潤によるネフローゼ症候群がある．舌にも浸潤する．

原発性アミロイドーシスは巨舌症(macroglossia)の鑑別疾患の1つです．

》続発性アミロイドーシス secondary(AA)amyloidosis

続発性(反応性)アミロイドーシスは，関節リウマチやクローン病のような長期にわたる炎症性疾患の合併症として生じる．この場合，沈着するアミロイド蛋白質は血清アミロイドA(急性期反応物質)であり，AAアミロイドーシスと呼ばれる．

さまざまな炎症誘発性サイトカインの産生刺激により，肝臓で血清アミロイドAが合成されます．

続発性アミロイドーシスでは，腸管，肝臓，脾臓，腎臓などの臓器が侵される．

家族性地中海熱(familial Mediterranean fever；FMF)は，特定の遺伝的異常による周期性の炎症性多発漿膜炎である．続発性アミロイドーシスはFMFによく認める合併症である．

腹痛はFMFによくある症状です．多くの患者に急性虫垂炎が疑われ試験開腹を受けた既往があります．術中に採取された組織からアミロイドがよく証明されます．

FMFの炎症はコルヒチンに反応します．腎臓の続発性アミロイドーシスによるネフローゼ症候群は，よくある合併症です．

局在するアミロイドーシスも同様に存在する．例えば，甲状腺髄様癌では，腫瘍が産生するカルシトニンが原因蛋白質である．

この場合，アミロイド沈着は甲状腺に限局します．

》家族性および老人性全身性アミロイドーシス
familial (ATTR) and senile systemic (ATTRw) amyloidosis

老人性全身性アミロイドーシスにおける異常蛋白質は，血中で甲状腺ホルモンを運ぶプレアルブミンであるトランスサイレチン (transthyretin；TTR) で，対応するアミロイドが ATTR です．TTR 由来のアミロイドは，家族性アミロイドーシスの原因でもあります．家族性アミロイドーシスでは，ATTR をコードする遺伝子に突然変異が存在し，構造的に異常な蛋白質を生じます．一方，老人性全身性アミロイドーシスでは，構造的に不安定で異常に折り畳まれた，非変異型 (wild type) の ATTR (ATTRw) がみられます．

家族性アミロイドーシスは，通常，成人期初期に発現するまれな遺伝性疾患である．神経系が主に侵される部位であるが，血管，心臓，腎臓も侵されうる．

主な臨床所見は，感覚神経，運動神経，自律神経が侵される多発ニューロパチーです．遺伝形式は常染色体優性遺伝です．

老人性全身性アミロイドーシスは，主に心臓を侵す高齢者の疾患である．

臨床的特徴は拘束型心筋症です．原発性アミロイドーシスと比較して，予後は良好であり，巨舌は認めませんが，ときに手根管症候群を認めます．

脳アミロイドアンギオパチーは，頭蓋内出血を合併するが，全身性アミロイドーシスでは認めない．

脳血管へのアミロイド沈着が原因です．

IgG4 関連疾患 IgG4-related disease

IgG のサブクラスである IgG4 は，2 型ヘルパー T (Th2) 細胞由来のサイトカインによって産生されます*．その正常生理下における役割は明確ではありません．IgG4 関連疾患は，それまで理解されていなかった線維化を伴う多くの疾患の原因として，最近同定されました．

* IgG は IgG1，IgG2，IgG3，IgG4 の 4 つのサブクラスから構成される．

後腹膜線維症，縦隔線維症，眼窩偽腫瘍，自己免疫性膵炎は，IgG4 関連疾患の分類に該当する．

血清 IgG4 値は多くの例で上昇します[*1]．しかし，診断には，特徴的な線維化[*2]と腫瘍，そして IgG4 陽性形質細胞の密な浸潤の病理学的証明が必要です．

＊1 わが国の診断基準には，高 IgG4 血症（135 mg/dL 以上）が示されている．
＊2 線維化は花筵（はなむしろ）様線維化（storiform fibrosis）と表現される．

骨パジェット病 Paget's disease of the bone

さまざまなスクリーニング検査におけるアルカリホスファターゼ値の上昇が，頻繁にみつかる異常である．

高齢者における骨のリモデリング障害において，アルカリホスファターゼ値（骨アイソフォーム）の上昇は，骨芽細胞活性（骨形成）を反映します[*1]．しかし，初期の異常は破骨細胞の調節にあると考えられます．脚の長管骨，頭蓋骨，骨盤が最も頻繁に侵されます．X 線では骨硬化性にみえますが，骨パジェット病[*2]に侵された骨は脆弱，かつ易骨折性です．

＊1 第 7 章　内分泌，高カルシウム血症，p.145 参照．
＊2 骨パジェット病：異常に亢進した骨吸収と過剰な骨形成により骨構造が変化し，形態的に腫大や変形，易骨折性を呈する疾患である．欧米では高い有病率が報告されているが，アジア圏での有病率は低く，わが国の患者数は数百名とされる．

臨床症状としては，神経の絞扼（難聴，脊柱管狭窄），まれに長期間の不動による高カルシウム血症がある．

高齢者の帽子のサイズが大きくなったときは，この疾患を疑う．

骨肉腫はまれな合併症です．

放射線学的所見では，特に骨盤は，転移性前立腺癌に似る．

前立腺癌は，前立腺特異抗原（prostate-specific antigen；PSA），酸性ホスファターゼ値によって容易に鑑別できます．

重篤な薬剤への反応

最も一般的な薬剤への反応は，ほとんどが体幹部から始まる，蒼白，紅斑性，麻疹状，斑状丘疹性の皮疹です．発熱も薬剤アレルギーにおける一般的な症状です．発疹の有無にかかわらず，発熱を認めることもあります．DRESS（drug reaction with eosinophilia and systemic symptoms）症候群やアナフィラキシーは，頻繁に起こるものではありませんが，極めて重篤です．

»DRESS 症候群*（薬剤への反応，発疹，好酸球増多，全身性の症状）

＊薬剤性過敏症症候群（drug-induced hypersensitivity syndrome；DIHS）と DRESS 症候群との関係：DIHS は薬剤服用後，遅発性に発症し，発熱を伴う全身性の紅斑をきたす．白血球増多，好酸球増多，異型リンパ球を認め，リンパ節腫脹，肝機能障害を伴う．1998 年に human herpesvirus-6（HHV-6）の再活性化を伴う症候群としてわが国から報告された〔Suzuki Y, et al.：Arch Dermatol. 134(9)：1108–1112, 1998〕．欧米ではそれ以前から DRESS 症候群としてウイルスの再活性化とは関係なく，1 つの病態として認識されていた．

薬剤性過敏症症候群診断基準 2005

- 概念：高熱と臓器障害を伴う薬疹で，薬剤中止後も遷延化する．多くの場合，発症 2〜3 週後に HHV-6 の再活性化を生じる．
- 主要所見
  1. 限られた薬剤投与後に遅発性に生じ，急速に拡大する紅斑．しばしば紅皮症に移行する
  2. 原因薬剤中止後も 2 週以上遷延する
  3. 38℃ 以上の発熱
  4. 肝機能障害
  5. 血液学的異常：a〜c のうち 1 つ以上
     a．白血球増多（11,000 /μL 以上）
     b．異型リンパ球の出現（5% 以上）
     c．好酸球増多（1,500 /μL 以上）
  6. リンパ節腫脹
  7. HHV-6 の再活性化
     ・典型 DIHS：1〜7 すべて
     ・非典型 DIHS：1〜5 すべて，ただし 4 に関しては，そのほかの重篤な臓器障害をもって代えることができる

重篤な薬剤性過敏症反応を定義づける特徴には，被疑薬投与後2～3週の潜伏期間後に症状が発現する時間経過，発熱，発疹，リンパ節腫脹，好酸球増多，臓器への侵襲が含まれる．異型リンパ球の出現，リンパ球減少，もしくはリンパ球増多も顕著に認めることがある．

潜在的ヘルペスウイルス感染の再活性化も役割を果たしている可能性がありますが，薬剤に対する特異的な免疫反応が原因です．

重篤な過敏症反応を起こす一般的な薬剤は，抗痙攣薬(フェニトイン，カルバマゼピン，フェノバルビタール)，アロプリノール，スルホンアミド，抗菌薬(ミノサイクリン，バンコマイシン，β-ラクタム薬)である．

過敏反応が治まるのには，被疑薬の中止後，数週～数か月かかることがあります．

全身的に，肝炎，肺臓炎，間質性腎炎が頻繁に起こる．

全身症状に対しては，通常，コルチコステロイドが投与されます．

≫アナフィラキシー反応 anaphylactic reaction

アナフィラキシーは，急性，かつたびたび生命を脅かし，炎症性メディエータ放出を伴う肥満細胞脱顆粒に起因する，IgE介在性の過敏反応である．

小児では，食物アレルギーが一般的な原因です．成人では，薬剤や昆虫毒によるものが最も一般的です．

アナフィラキシー様反応(anaphylactoid reaction)は，アナフィラキシーと臨床的には区別できない非IgE介在性の肥満細胞脱顆粒を指す．

造影剤は最も一般的なアナフィラキシー様反応の原因です

が，バンコマイシンとオピオイドもアナフィラキシー様反応を引き起こす可能性があります．

アナフィラキシーの臨床症状には，紅潮，蕁麻疹や血管浮腫，喘鳴やストライダー(stridor)，そして，低血圧やショックが含まれる．

最も頻度の多い薬剤には，ペニシリン，ほかのβ-ラクタム抗菌薬，非ステロイド性消炎鎮痛薬が含まれる

薬剤アレルギーを聴くためのシステムレビューには「ペニシリンを服用したことがありますか？」「副作用はありましたか？」が必須の質問であり，返答を診療録に記載する．

エピネフリンはアナフィラキシーの特効薬である．即刻の筋注(大腿前外側に行う)が命を救う．

ショック状態であれば，エピネフリン静注が必要でしょう．アナフィラキシー反応の既往のある患者は，エピペン® を自身が所持すべきです．H_1 ブロッカー(ジフェンヒドラミン)も投与することができますが，エピネフリンが必須なのです．

第4章

心臓と循環

うっ血性心不全 congestive heart failure；CHF

心不全の病態生理

うっ血性心不全（CHF）は高齢化に伴い頻度が増加し，現在では心血管疾患の罹患率，死亡率の代表的な原因になっています．高血圧はCHF の主たる危険因子です．

心不全の根底にある血行力学的異常は，心室拡張末期圧の上昇である．

例をいくつか挙げると，左心不全，右心不全，前方不全，うっ血性心不全，拡張不全（駆出率は保たれた心不全），収縮不全（駆出率は低下した心不全）など，推測される根底の生理学に基づき，多くの病態名が心臓の機能不全に適用されてきました．共通する因子は拡張末期圧上昇です．この圧上昇が心房から静脈系へ逆方向に伝わり，呼吸困難と浮腫を伴う肺うっ血，もしくは全身のうっ血をもたらします．

CHF は，交感神経系の活動亢進を伴う．頻脈と心臓の収縮力増強は，心拍出量を増加させる．

交感神経系の興奮はある時点までは有利です．しかし，極端に激しくなると，結果的に起こる頻脈と収縮力増強が心筋酸素需要を増加させるため，不利になります．これが β 遮断薬を投与する理論的根拠です．しかし，交感神経系の変力作用に拮抗することは，心不全を悪化させる可能性もあり，CHF 患者への β 遮断薬投与には注意が必要です．

CHF の徴候である肝頸静脈逆流* は，交感神経系の活動亢進を示す．

うっ血した肝臓に圧を加えると，血液が上大静脈に押し上げられます．容量血管である静脈の血液量増加は，静脈圧を上昇させ，頸静脈の血液を上方に向かって怒張させます．交感神経系の活動が亢進すると静脈の緊張は増し，頸静脈は血液の流入に適応できず，頸静脈拍動の高さは上昇します．

＊肝頸静脈逆流：患者を45°起座位とし，静かに呼吸をしてもらう．右内頸静脈の拍動のピークを確認する．次に，右上腹部を1分間手で圧迫し，3 cm以上の頸静脈拍動の上昇が観察されたときに陽性とする．

心筋梗塞における頻脈は，初期の，もしくは明らかなCHFを示す．

頻拍は心不全の治療に反応します．

労作時呼吸困難は心不全を示唆する．一方，安静時の呼吸困難は肺疾患を示唆する．

労作には心拍出量の増加が必要です．不全状態の心臓は，増加する必要量に対応する必須の予備能がなく，結果的に生じる肺うっ血を呼吸困難として感じます．

発作性夜間呼吸困難は典型的な場合，左心不全を示す．

発作性夜間呼吸困難では，就寝から2時間後に息切れで覚醒する．患者は起き上がり，歩き回り，ときに開いている窓まで行き，しばしば朝まで椅子に座っている．

病態生理は単純です．下肢の間質に貯留していた浮腫の水分が循環血液へ戻ることによって，左心室に内因的な容量負荷がかかります．仰向けになることで静脈還流が増加することは，肺うっ血をもたらす容量負荷となるため，起座呼吸はCHFの重要な症状です．しかし，呼吸のメカニズムは立位のほうが容易であること，横隔膜を挙上させるほかの多くの疾患があること，仰臥位が呼吸機能に与える効果なども結果的には起座呼吸をもたらすことから，発作性夜間呼吸困難よりも特異的ではありません．

両側胸水の原因は，ほぼ例外なくCHFである．

CHF では右の片側胸水をきたすことがある．ほかのすべての潜在的な原因を除外するまで，左のみの胸水を CHF 由来と考えてはいけない．

心不全における右胸水は，心拡大を有する患者が睡眠中に枕を伝わって聴こえてくる心臓の拍動を避けるため，好んで右下側臥位で寝るということを反映しているのかもしれません．就寝中，下になっている右胸腔に，体液貯留が助長される可能性があります．

CHF における浮腫は，前方（腎血流量減少）と後方（静脈圧上昇）両者の因子を有する．

腎血流量の減少は，レニン-アンジオテンシン-アルドステロン系（renin-angiotensin-aldosterone system；RAAS）を賦活化し，それにより水とナトリウム貯留が亢進します*．

*第 6 章　腎臓，体液と酸塩基平衡の異常，循環血漿量の評価，p.108 参照．

低張のときに，腎血流量の減少は水利尿を阻害するため，CHF に希釈性低ナトリウム血症はつきものである．CHF で上昇しているアンジオテンシン II は，口渇中枢の受容体を刺激し，水分摂取量が増加する．

したがって，RAAS に拮抗することは，CHF の治療において重要な役割を果たします．利尿によって心臓の代償を改善することは，CHF に合併する低ナトリウム血症に対する有効な治療になります．

左心室は圧負荷にはよく耐えるが，容量負荷には弱い．右心室は容量負荷にはよく耐えるが，圧負荷には弱い．

左右の心室における相対的な壁厚，コンプライアンスの差が，すでに確立された臨床的観察の理由と考えられます．したがって，より壁厚が薄く，より柔軟な右心室は，長期にわたり中等度の左から右へのシャントを良好に許容しますが，肺高血圧症を発症すると瞬く間に代償不全に陥ってしまいます．対照的に左心室は，高血圧，もしくは大動脈弁狭窄症（AS）を長期にわたりよく許容しますが，大動脈弁逆流症（AR）など，容量負荷に直面すると容易に代償不全を生じます．

右心不全の最も一般的な原因は，左心不全である．

安易な婉曲表現として，プレッシャーバックアップ（pressure backup）と説明されるこの自明の理は，上昇した左心系の圧が肺動脈に直接伝わり，肺高血圧症，右心不全が生じることを示唆するため，根本にある生理学をあいまいにしています．もし肺静脈圧が肺動脈圧のレベルまで上昇したら，血流は圧勾配に従って流れるため，心肺循環はすべて停止し，患者は肺水腫で亡くなってしまうでしょう．ほんの少し考えれば，ありえないこの単純な考えは払拭されるはずです．それでは，左心系の圧が上昇したときに，何が肺高血圧症をもたらすのでしょうか？

左心房圧と肺静脈圧の上昇によってもたらされる，特徴はまだ十分に明らかになっていない一連の神経性の因子や，おそらくは体液性の因子が，肺への血流を制限する肺動脈の収縮を引き起こし，肺うっ血が回避される．その対価は心拍出量減少，右心室への圧負荷である（図4-1）．

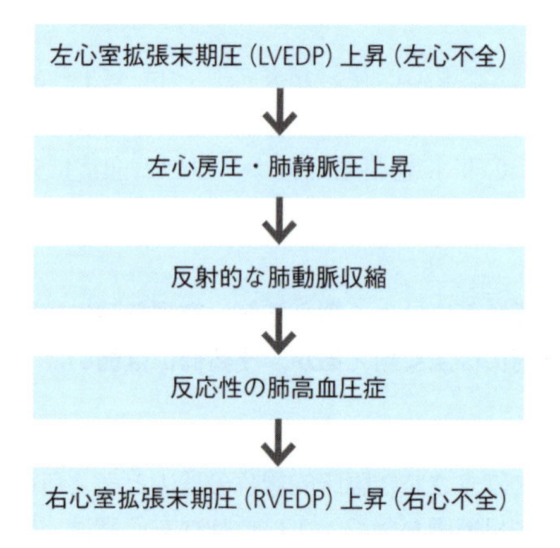

図4-1 左心不全は右心不全を引き起こす．左心室拡張末期圧（left ventricular end diastolic pressure；LVEDP）の上昇は，左心房圧，肺静脈圧の上昇をもたらし，これは，肺血管抵抗の反射的増加，肺動脈圧の上昇を引き起こす．右心室への圧負荷は右心不全を引き起こす．

どの代償メカニズムにも対価は存在します．この場合，肺血流量の減少は心拍出量を制限し，右心不全の前触れである右心室への圧負荷を課すことになります．

僧帽弁狭窄症（MS）で最初に認識されたこれらの反射は，肺水腫を回避しますが，先述したように，右心室は圧負荷には十分に耐えることができないので，最終的には心不全に陥ってしまう右心室への圧負荷を課すことになります．

左心不全への有効な治療によって肺高血圧症が急速に改善するという事実は，肺動脈のリモデリングではなく，むしろ肺血管収縮が原因であることを示しています．

左心不全の結果起こる肺血管収縮の程度は，患者によって異なる．顕著な血管収縮反応をあらわす患者は，心拍出量低下，最終的に右心不全に悩まされる．血管収縮が軽微な患者は，肺うっ血と明らかな肺水腫が発生し，右心不全の発現が少ない．

拡張障害（心室コンプライアンス低下），もしくは収縮機能不全（低駆出率）のいずれかで，これらの一連の変化が起こります．両者とも左心室の拡張末期圧の上昇をもたらすからです．

肺血管収縮を引き起こす重要な因子である低酸素血症は，左心不全において生じる肺動脈圧上昇の原因にはならない．

酸素に加え，肺血管の緊張を調節するメディエータには，エンドセリン，一酸化窒素，プロスタサイクリンが含まれます．これらがCHFにおいて，どのように制御されているかはいまだ不明です．**低酸素症が左心不全に伴う肺動脈収縮をもたらすというのは，偽のパールです．**

“atrial kick”と称される左心房の収縮が，受動的な左心室充満によって得られるよりも低い平均心房圧で心室の伸長をもたらす．しかし，低い心房圧で得られる，このさらなる伸長のために，肺静脈圧は上昇し，肺水腫が起こるおそれがある．

心房収縮の重要性は，心筋収縮力を拡張期の筋長で説明する「フランク スターリング（Frank-Starling）の法則」によって説明できます．伸びが大きいほど，収縮力が強くなります．静脈還流の増加に伴う駆出量の増加は，このメカニズムに依存し，これは心不全時に拡張期容量が増加した場合にも働きます．心房収縮(atrial kick)なしに，同じだけの心室筋長を得るには，より高い左心房圧が必要になります．

心房収縮の重要性は，大動脈弁狭窄症(AS)患者が心房細動を合併したときに明らかになる．

非代償性のCHFが一般的な帰結です．心室拡張期の充満時間が短縮する頻拍も大きく関与します．

心拡大は重大な悪影響を有する．拡張末期圧の増加に際し，心拡大は代償のためのメカニズムにみえるかもしれないが，潜在的な恩恵はある程度までしか得られない．

心筋は過剰に伸張すると，自身の機械的効率を失い，収縮しにくくなります．このような状況では，心筋の収縮性は，より伸張して増加するのではなく，減少します(いわゆるスターリングの心拍出量曲線の下行脚)．

心拡大は，ほかの理由からも有害である．心室径の増加は心筋の壁張力を増加させ〔ラプラス(Laplace)の法則〕，壁張力は心筋酸素消費の主要な決定要因であるため，心筋虚血をきたしうる．また心室拡張は，乳頭筋どうしの空間的関係を変化させ，もはや乳頭筋が一緒に僧帽弁尖を引くことができず，僧帽弁逆流症(MR)が生じる．

»CHFと妊娠

妊娠中にCHFの症状がなかったことは，そのときに十分な心臓の予備能があった病歴上の証しである．

心機能評価における妊娠歴は重要です．循環血漿量が30〜40%増加し，妊娠第3三半期の初期にピークとなる心拍出量は，その時点において心臓予備能が十分であったことのわかりやすい指標です．これは，妊娠中にはじめて症候性になりうる先天性心疾患，リウマチ熱などによる弁膜症の機能的な意義を評価するうえで，特に重要です．

周産期心筋症は，妊娠後期，もしくはより多くは出産直後の数か月以内に起こる，まれな CHF の原因である．

原因不明の拡張型心筋症における周産期心筋症の診断は，ほかのすべての既知の CHF の原因を除外することによってなされます．

心筋虚血 cardiac ischemia

》胸痛

胸痛が心筋虚血の典型的特徴であることは，もちろんよく知られています．痛みは，胸骨下に感じられ，肩，左腕，もしくは顎に放散し，頻繁に冷汗*を伴います．また，心筋梗塞の患者は，差し迫った死への強い不安をもちます．

* 冷汗の急性冠症候群に対する陽性尤度比は 2.0 とされる〔Simel DL, et al.：The rational clinical examination: Evidence-based clinical diagnosis. pp.461–470, McGraw-Hill, New York, 2009〕．

心筋虚血由来の胸痛は，決して一瞬ではない．1 分以内に治まる疼痛は，虚血由来ではない．体位や呼吸に伴い変化する疼痛は心筋虚血ではなく，心膜炎を示唆する（心膜炎が心筋梗塞を合併しうることも覚えておく）．

》心筋虚血・梗塞 myocardial ischemia and infarction

心筋酸素消費（MVO_2）の規定因子は，心拍数，収縮の状態，心室壁張力である．張力は心室の内圧と半径（ラプラスの定理）に比例するため，拡張期容量は直接的に MVO_2 に関連する．

心室径を除いて，交感神経系の興奮は，これらすべての規定因子を増加させます．これは心筋虚血の治療と予防における β 遮断の役割という，臨床的に確立された生理学の基礎になっています．

虚血は酸素供給の減少，需要の増加，またはその両方に起因する．酸素供給の減少は，冠動脈の急激な狭窄，または閉塞に伴って起こる．一方，酸素需要の増加は，MVO_2 の規定因子である頻脈，血圧上昇または心室容積，もしくはその両方の増加によりもたらされる．

心筋梗塞は，貫壁性，もしくは心内膜下の虚血です．異常Q波やST上昇は，突然の酸素供給の変化による貫壁性(transmural)梗塞を示唆します．心内膜下(subendocardial)梗塞は，虚血領域を反映した誘導におけるST低下を伴います．

心内膜下の虚血は，灌流の変化に対する心内膜下の独特な脆弱性のゆえに，酸素需要が増加する状況で最も起こりやすい．

この脆弱性は，心内膜下が冠動脈循環の最も遠位端に存在し，高圧である心室に接し，最も高い壁圧を受けることによります．

貫壁性梗塞はプラークの破綻と急性冠動脈閉塞を伴うが，冠動脈攣縮でも起こりうる．

冠動脈攣縮は，まったく正常な冠動脈，もしくはアテローム硬化性変化に伴って起こることがあります．

早期冠動脈再灌流の目的は，気絶しているものの潜在的に生存している心筋領域，虚血性ペナンブラ(ischemic penumbra)* の壊死を少なくすることである．

*ペナンブラ：血流量が低下しているものの細胞死を免れている部分．

心膜炎 pericarditis

》急性心膜炎 acute pericarditis

急性心膜炎には多くの潜在的な原因がありますが，病因を特定できず，特発性となってしまうことが多々あります．これら特発性とされる症例の多くは，全身性のウイルス感染(コクサッキーウイルス，もしくはほかのエンテロウイルス)に伴うものです．また心膜炎は，細菌，もしくは真菌による胸腔内感染に合併することがあります．結核によるものが典型的な例です．膠原病，心筋梗塞後，尿毒症，転移性悪性腫瘍は，ほかの可能性のある原因です．

心膜炎の疼痛は深吸気と咳嗽によって増強し，仰臥位で悪化し，座位で改善する．

診断は心膜摩擦音と特徴的な心電図変化でなされます．心膜摩擦音は，聴診器を前胸部にあて，座位であれば患者を前傾させる，もしくは患者に四つん這いになってもらうと引き出せることがあります．心電図は広範囲な誘導での ST 上昇を示し，多くの場合，T 波の陰転化，PR 低下，心嚢水が貯留した心膜腔内での心臓のスイングによりもたらされる R 波の高さが心拍毎に変化する電気的交互脈へ展開します．

心膜炎の恐れるべき合併症である心タンポナーデは，身体診察で疑い，心エコーで確認する．

奇脈(pulsus paradoxus：吸気で血圧が 10 mmHg 以上低下する)*，心尖拍動の消失，遠くに聴こえる心音，頸静脈拡張は心タンポナーデの存在を示唆します．心エコーは，心嚢水の貯留と右心室の虚脱を示し，緊急での心嚢穿刺の適応を示します．

* 心嚢水が急速に貯留すると，吸気時の正常な収縮期圧の低下が誇張される．吸気での右心系への静脈還流増加のため，左心系への血液流入が減少し，吸気時に血圧がより下がるからである．正常な現象が誇張されている．

心筋梗塞の直後，もしくは数週～数か月後に心膜炎が合併することがある〔ドレスラー(Dressler)症候群〕．このような心膜炎の発症は，急性期の冠動脈再灌流により，梗塞範囲が縮小するためか，近年では実質的に減少した．

心筋梗塞後の心膜炎は，隣接する壊死心筋からの心膜の炎症によって引き起こされます．例外なく良性であり，回復します．心筋梗塞後の心嚢水貯留は，抗凝固薬を中止する根拠になります．

ドレスラー症候群(心筋梗塞後症候群)は，自己免疫反応の 1 つであり，開心術後患者でも起こりえます(開心術後症候群)．抗炎症薬が対症療法として有用です．

》慢性収縮性心膜炎 chronic constrictive pericarditis

慢性収縮性心膜炎は，すべての心房・心室への血液の流入を制限し，CHF を示唆する変化を生じます．

クスマウル(Kussmaul)徴候(吸気での頸静脈の逆説的な拡張)と腹水の存在は，収縮性心膜炎を強く示唆する．

収縮性心膜炎の原因には，緩徐進行性の感染症(結核，真菌)，悪性腫瘍の浸潤，膠原病，放射線照射があり，そして多くの原因不明のものがあります．

肝臓のうっ血が重篤で長期間でないかぎり，CHF による腹水はまれである．腹水を伴う右心不全(末梢の浮腫，頸静脈拡張)は，ほかの診断がつくまで収縮性心膜炎である．

腹水が貯留する原因はよくわかっていませんが，肝臓でのリンパ流の閉塞を反映している可能性があります．

画像検査は多くの場合に決定的でなく，収縮性心膜炎の異常な心膜の証明は困難である．心膜の石灰化は収縮性心膜炎を強く示唆する．

クスマウル徴候に加えて，心膜ノック音(大きな III 音)を聴取することがあります．4 つの心腔と肺動脈すべてにおいて圧が等しいことを証明するために，通常，右心カテーテルが必要になります．左心側の高い圧にもかかわらず，肺高血圧症は起こりません．

弁膜症 valvular disease

急性リウマチ熱の著しい減少により，弁膜症の構成は変化しました．リウマチ熱が原因である僧帽弁狭窄症は，ほとんどみかけなくなり，またリウマチ熱では僧帽弁以外が同時に障害されることもあったことから，複数の弁膜異常も少なくなりました．

弁膜症を意味しない，いわゆる“機能性雑音”は，通常，肺動脈弁に由来する血流雑音であり，胸骨左縁第 2 肋間で最もよく聴取される.

この雑音は，発熱，妊娠，甲状腺中毒症などの心拍出量が増加する状況によって強調されます.

》大動脈弁狭窄症 aortic stenosis；AS

50 歳台における単独の AS は，早期に石灰化した先天性二尖弁が最も多い．60 歳台以降の大動脈弁(三尖)におけるアテローム硬化性の石灰化は，AS の最も一般的な原因である.

よく知られている AS の特徴的な心雑音は，粗く，漸増–漸減型(crescendo-decrescendo)で，胸骨右縁上方で聴取し，頸動脈と鎖骨下動脈まで放散します．雑音は有意な狭窄がない場合にも存在することがあります(石灰化を伴う大動脈弁硬化症)．臨床における課題は，身体診察において，弁の前後で実質的な血行力学上の有意な圧勾配をもたらす狭窄があるか否かを判断することです.

血行力学的に有意な AS を示唆する最も有用な所見は，大動脈弁の閉鎖音であるⅡ音(S2)の減弱，もしくは消失，頸動脈の立ち上がりの遅延(遅脈)，収縮期後半にピークのある駆出性雑音である.

左心室はかなりの期間，AS による圧負荷に耐えることができますが，いったん症状が起こると経過は急速に悪化します.

古典的 AS の 3 徴は，狭心症，失神，CHF としてよく知られている．これらのいずれかの出現は，さらなる評価と弁置換術の必要性を示している.

AS に内科的治療はない.

AS は開心術直後に心拍出量がただちに増加する 1 つの例です.

AS における失神は，狭窄した弁により心拍出量が固定した状況において，運動誘発性の血管拡張の結果起こる．CHF は拡張不全により労作性呼吸困難としてあらわれる．

高齢 AS 患者は頻繁に冠動脈疾患を伴うが，冠動脈疾患がなくても AS によって狭心症は起こりうる．

肥大した心筋と AS による高い心内圧は，心内膜下の血流を阻害し，その結果，労作に対する必要な酸素供給を満たすことができません．

大動脈弁逆流症 aortic regurgitation；AR

慢性 AR は弁膜疾患そのもの，あるいはより多くは，大動脈基部の拡張をきたす疾患や大動脈弁輪の伸展によって起こる．

大動脈基部拡張は，大動脈瘤，大動脈解離，重篤な高血圧，もしくは大動脈の嚢胞性中膜壊死（cystic medial necrosis）で起こる．

嚢胞性中膜壊死はマルファン（Marfan）症候群の病変ですが，ほかのマルファン症候群の徴候なしに起こることもあります．

弁膜疾患による AR での聴診所見は，大動脈基部拡張による二次性 AR と異なる．弁膜疾患による AR では，大動脈弁の閉鎖音は減弱し，胸骨左縁に最強点を有する漸減性の逆流性雑音を聴取する．大動脈基部の疾患では，大動脈弁の閉鎖音は亢進し，低音（小太鼓の音のような）のことがある．一方，雑音＊1は胸骨右縁上部に最強点を有する＊2．

大動脈弁の閉鎖音におけるタンブール（tambour）徴候＊3は，古典的には梅毒性大動脈瘤において記述されています．

＊1 "Key-Hodgkin murmur" と称される．通常の大動脈弁逆流の拡張期雑音とは異なり，粗く，強い雑音で，鋸で木を切る音に似ている．大動脈弁のねじれによって生じる．Dr. Hodgkin はホジキンリンパ腫に名前が冠されたまさにその医師であり，Dr. Key は 19 世紀初頭の有名な外科医である（第 9 章　感染症，梅毒，p.188 参照）．

＊2 大動脈基部の拡張によって胸骨右縁まで基部が張り出すからである．胸骨右縁に最強点を有する拡張期雑音を聴取したら，大動脈基部が拡張している可能性を考える．

＊3 タンブール：フランス語で太鼓の意味である．

末梢における AR の徴候は，大きな脈圧を反映し，逆流ジェットの大きさに依存している*.

* AR では，拡張期に大動脈弁が完全に閉鎖しないため，拡張期血圧が維持できず低下し，脈圧が大きくなる．そのため，立ち上がりが速く，頂点に達した後は急速に虚脱する脈となる．そのほか，閉鎖不全が強くなると口蓋垂が心拍毎に振動する〔ミュラー(Müeller)徴候〕，頭を心拍毎に前に揺らす現象〔ミュッセ(Musset)徴候：アルフレッド・ド・ミュッセ(Alfred de Musset)は 19 世紀のフランスの詩人)〕などがある．

急激に立ち上がり，突然に虚脱するような水槌(water hammer)脈〔コリガン(Corrigan)脈，もしくはワトソン(Watson)脈ともいう〕は，とても認識しやすい徴候である.

水槌脈は，患者の前腕を把持し(検者の指の付け根を患者の橈骨動脈にあたるように)，軽く圧迫しながら腕を挙上することで確認できます．明確な脈がさらに強く感じられたら陽性です．

AR では心室容積の増加を反映し，前胸部は活発である．一方，AS では前胸部は静かである.

AR および AS の両方において，遷延化した心尖拍動*により左室肥大が示唆されます．最終的に，心尖拍動は側方に偏位します．

* 遷延化した心尖拍動を確認するには，聴診しながら観察する．II 音の出現よりも後に心尖部の陥凹が観察されれば，遷延化していると判断する．

緩徐に進行する慢性 AR では，心室のコンプライアンスが徐々に増加することでかなりの期間は許容される．しかし，急性 AR はただちに介入を必要とする医学的エマージェンシーである.

急性 AR の主たる原因は，急性細菌性心内膜炎と大動脈解離による弁破壊である.

胸部外傷も別の原因です．

僧帽弁狭窄症 mitral stenosis；MS

過去，MS と MR は，リウマチ性心疾患でよくみられた症候であった．リウマチ熱で炎症に陥った弁そのものは，狭窄，もしくは開放した位置で，多くの場合はその両要素を有しつつ癒合した．

MS の新規症例は非常にまれです．

MS の診断への手がかりは，大きな I 音(S1)* であり，典型的な拡張期ランブルよりもはるかに認識しやすい．

* MS では僧帽弁口が狭いため，かなり左心室圧が上がってから僧帽弁がパチンと閉まる．正常時のように，流れるごとく静かに閉まらない．シャープではっきりした音になる．

MS の症状は，低心拍出，もしくは肺うっ血のいずれかを反映する．

左心房と肺静脈の圧が上昇するにつれ，肺うっ血もしくは肺高血圧症，またはその両方が起こります．肺血流量を減少させる肺高血圧症の程度によって，肺水腫の再発，もしくは右心不全を伴う低心拍出のいずれかが，MS の臨床像の中核となります．

古典的に MS は，心房細動と肺高血圧症を伴う．

僧帽弁切開術後しばらくは，通常，肺高血圧症は改善しますが，期待に反して，心房細動は改善しません．

僧帽弁逆流症 mitral regurgitation；MR

MR は頻繁に認められ，その原因はさまざまです．

現代の MR の主要な原因には，乳頭筋梗塞と断裂を伴う虚血性心疾患，乳頭筋どうしの空間的位置関係のねじれを伴う左心室拡張による収縮期弁閉鎖の障害，僧帽弁逸脱症(mitral valve prolapse；MVP)，高齢者における僧帽弁輪石灰化がある．

MR の心雑音は汎収縮期雑音で，I 音(S1)は減弱し，腋窩に放散する．

MR は亜急性細菌性心内膜炎の発症にとって，いまだ有意なリスク因子である．

慢性 MR は慢性 AR よりも心拡大は軽く，より忍容性が高い．

慢性 MR では，柔軟な心房への低圧での血液流出が収縮期の左心室容量を減少させます．慢性 AR では，高圧な大動脈からの逆流によって容量負荷が生じるため，拡張期の心室は拡張し，収縮期に高圧な体循環に対して十分に収縮ができなくなります．結果として，MR と比較して，AR では左心室の容量負荷ははるかに大きく，先述のように心拡大という有害事象が起こります．

後負荷軽減は，前方への心室からの駆出量を増加させるため，MR に対する有効な治療である．

急性 MR は，慢性 MR とは区別され，ただちに重篤な肺水腫をきたす．

乳頭筋断裂に伴う急性 MR では，相対的に柔軟性を欠き，順応しきれない左心房は，逆流を十分に受け入れられず，左心房圧が著明に上昇し，結果的に肺水腫をきたします．

腱索断裂では，逆流はより少なく，高音の逆流性雑音をもたらす．腱索断裂は乳頭筋断裂よりもはるかに軽い．

乳頭筋および腱索の断裂の両方は心筋梗塞の悪化をもたらすことがあります．

MVP は，左下前胸部に聴診器をあてつつ患者を立位にし，心臓への静脈還流を急速に低下させる手技によって診断できる．これで聴取される収縮中期クリック，もしくは MR の汎収縮期雑音，またはその両方は，心エコーで確認される MVP を示唆する．

MVPは，“膨らんだ僧帽弁”，もしくはバーロー(Barlow)症候群としても知られ，僧帽弁尖の粘液腫様変性により引き起こされます．

MVPは，やせた背の高い，若い女性に最も一般的で，MRが顕著，かつ持続的でないかぎり，ほぼ例外なく良性である．高齢男性ではより重篤になり，手術が必要となりうる．

ときに漏斗胸，側彎症に合併するが，MVPの原因はほとんどの場合は不明である．またマルファン症候群，エーラスダンロス(Ehlers-Danlos)症候群などの結合組織の疾患にも伴う．

MRが存在する場合，歯科処置に対する抗菌薬の予防投与が考慮されることがあります．

》三尖弁逆流症 tricuspid regurgitation

三尖弁逆流症は，ほぼ例外なく肺高血圧症の結果であり，右心室が拡張し，弁輪が伸展され起こる．よくある原因は左心不全であり，治療はCHFの軽減を目的とする．利尿薬が通常有効で，外科手術はほとんど必要ない．

カルチノイド症候群*，種々の先天性心疾患も三尖弁逆流症を合併しえます．

＊第11章　消化管・膵臓・肝臓，カルチノイド腫瘍，p.236参照.

左室肥大 left ventricular hypertrophy；LVH，肥大型心筋症 hypertrophic cardiomyopathy；HCM

通常の左室肥大の原因は，高血圧，もしくはASからの後負荷の増加に由来します．HCMでは，後負荷の増加なしに左室肥大をきたします．

左室肥大では心尖拍動は遷延化し，外側に触れる．IV 音(S4)*，心電図上の左心房負荷所見は，左室肥大の初期徴候である．

HCM の原因は，心筋細胞構造の肥大と配列異常を引き起こす，サルコメア蛋白質の遺伝子異常です．

＊IV 音は硬直した心室に向かって，心房が血流を送ろうと力強く収縮することにより生じる音である．

非対称中隔肥大は，HCM の一部分症として起こりうる．中隔の収縮は，大動脈弁下狭窄症とも呼ばれる流出路閉塞を起こすことがある．

弁膜疾患である AS と流出路閉塞の区別は，身体診察上可能です．AS と比較して，大動脈弁閉鎖音は消失せず，脈は頂点が平らでなく，二峰性です．雑音は，胸骨左縁下部に最強点があり，典型的な大動脈弁領域である胸骨右縁上部に最強点がありません．

MR はしばしば中隔肥大を伴う．

特徴的な雑音は，腋窩で聴取することがあります．

HCM は若者の突然死の主要な原因である．

特にアスリートに影響を及ぼし，心室性不整脈が原因です．

非対称中隔肥大が存在すると，心電図上の大きな中隔性 Q 波が心筋梗塞と誤認されることがある．

心筋へ浸潤し，影響を及ぼす疾患も偽性梗塞パターンを示す可能性があります．

成人における先天性心疾患

心房中隔欠損症(atrial septal defect；ASD)の最も一般的なタイプである二次孔型は，若年成人でよく診断される．左-右シャントが多いと右心室に拡張期の容量負荷を引き起こす．

労作時呼吸困難，倦怠感，下気道感染症に罹患しやすいことが一般的な症状です．

身体所見は典型的である．II音(S2)の固定性分裂，I音(S1)の分裂，胸骨左縁上部の肺動脈弁領域に聴取する収縮期駆出性雑音，右室拡大を示唆する胸骨近傍の挙上(右室拍動)がある．

左心室は小さく，心尖拍動は触れません．

心内膜床欠損(endocardial cushion defect)としても知られ，比較的まれな一次孔型は，中隔下面に位置する．MRが頻繁に合併する．

ASD患者の胸部X線写真では，右室肥大，肺うっ血，肺血管陰影の増強が示される．心電図は，右脚ブロック(不完全，もしくは完全)を示す．一次孔型では，左脚前枝ブロック(左軸偏位となる)*も存在する．

胎児循環における肺循環の血管抵抗は非常に高く，したがって，静脈からの血液は卵円孔を通り左心房へシャントし，胎盤での酸素交換のため体循環へ流れます．ASDの存在下でも，胎児循環としての高い肺循環の抵抗は低下し，多くの例で成人期には肺動脈圧が比較的正常になります．やがて，高拍出状態の肺循環は肺高血圧症を引き起こし，経過とともに固定します．心室中隔欠損症(ventricular septal defect；VSD)の場合は，欠損孔が十分に大きければ，肺循環の抵抗は決して低下せず，肺高血圧症がより早期にあらわれます．しかし，多くのVSD症例では，高拍出状態の肺循環がその障害をもたらすまで(ASDの場合と同様に)，肺動脈圧は正常です．

---

*左脚後枝ブロックでは右軸偏位となる．

VSDでは，胸骨左縁に粗く，大きな汎収縮期雑音*1を聴取し，ほとんどすべての患者に触知可能なスリルを認める．

ASDと異なり，欠損孔が非常に小さい場合を除いて，VSD患者の心尖拍動は顕著である．急速な左心室充満によるIII音(S3)*2を聴取することがある．

*1 この心雑音には，アンリ=ルイ・ロジェ(Henri-Louis Roger：1809～1891：フランスの小児科医)の名前が冠されRoger's murmurという．Roger's murmurは上記の特徴を有し，勢いよく流れる滝の音と例えられる〔Ma I, et al.：N Engl J Med. 363(22)：2164-2168, 2010〕．

*2 III音は左心室の急速充満によって，心室の腱索が硬直する結果生じる過剰心音である．心室で発生する．

アイゼンメンジャー(Eisenmenger)症候群は，肺動脈圧が体循環圧に近づくにつれ，左-右シャントの逆転を伴う先天性心疾患(ASD，VSD，動脈管開存症)を指す．チアノーゼ，ばち指*，呼吸困難，ときに喀血を伴う．

もともと，VSDで記述されましたが，シャント方向の反転を伴うASDが現在は目立ちます．

*正常では巨核球や大型血小板は肺を通過して断片化される．チアノーゼを有する先天性心疾患や右-左シャントがあると，巨核球や大型血小板は肺をバイパスして四肢末端に到達し，血小板-内皮細胞の活性化が起こり，血小板由来成長因子(platelet-derived growth factor；PDGF)などが放出され，結合組織，骨膜の増殖が起こると考えられている．

小さなVSD(ロジェ病：maladie de Roger)*は，亜急性細菌性心内膜炎発症の病巣となりうる．

歯科，そのほかの処置への適切な予防策を考慮すべきです．

*Henri-Louis Rogerの名前は，Roger's murmur以外にも，maladie de Rogerとして，欠損孔が小さく無症状のVSDに冠されている．

起立性低血圧 orthostatic hypotension

通常，起立性低血圧は，収縮期血圧が 20 mmHg，拡張期圧が 10 mmHg 低下し，症状を伴うものと定義される．

起立性低血圧は，静脈還流低下を伴う循環血漿量低下，もしくは立位での循環を正常に保つ交感神経系反射の不調によって起こる．

正常な状況下では，立位になると中心静脈圧が低下し，太い静脈への交感神経系の反射が増加します．これは静脈の収縮を引き起こし，それに一致して血液が中心静脈から心臓へ流れ込み，静脈還流が増加します．したがって，心拍出量は急速に回復し，血圧の極端な低下が回避されます．脈拍数も同様に増加します．この反射は，循環において低圧系である容量血管（静脈）を含んでいることに留意してください．血圧低下がなければ，高圧系である古典的圧受容器，抵抗血管（細動脈）は作動しません．このシステムは，立位で血圧が低下しないよう確立されています．

循環血漿量低下は，起立性低血圧の最も多い原因である．

出血，嘔吐，下痢は，薬剤（利尿薬，降圧薬，交感神経系に拮抗する向精神薬）とともに一般的な原因です．

交感神経系の興奮，もしくは末梢の交感神経系に影響を及ぼす神経疾患，あるいは薬剤起立性低血圧の一般的な原因である．

多系統萎縮症〔シャイドレーガー（Shy-Drager）症候群〕は，中枢神経の複数の領域に影響を及ぼす神経変性疾患である．パーキンソニズム（Parkinsonism）と起立性低血圧は際立つ症状であり，後者は交感神経の節前線維における病変の帰結である．

この疾患は中年の男性において，最も一般的です．

末梢神経，節後線維，交感神経の変性は，高齢女性により頻繁に認め，シャイ ドレーガー症候群における中枢神経系の症状はなく，起立性低血圧を主要な症状とする．

静脈還流の低下(および血圧の低下)と交感神経活動との正常な関係を回復させる実行可能な方法はなく，効果的な治療はありません．しかし，循環血漿量の増加(塩分を多く摂取すること，フルドロコルチゾン)と静脈における血液プールの減少(弾性ストッキング，もしくはパンティーストッキング)をもたらす手段は，循環の維持を交感神経系反射に依存せずに，軽症例ではいささかの症状軽減をもたらします．

説明のつかないショック，もしくは循環不全では，心エコーによる右心室の観察によって出血と肺血栓塞栓症を迅速に区別できる．前者では右心室が虚脱し，後者では拡大する．

失神 syncope

》血管迷走神経(神経心臓性)失神 vasovagal(neurocardiogenic) syncope

一過性の意識消失である失神は，通常，突然の脳血流の減少を意味し，よく認められる．最も一般的な原因は，神経血管性，もしくは神経心臓性失神としても知られる血管迷走神経反応である．

血管迷走神経失神の原因は，急激な静脈還流の低下であり，これは交感神経系の緊張の逆説的な低下をもたらし，迷走神経の緊張を増加させます．結果的に血圧低下，脈拍数低下，心拍出量低下が起こります．特定の活動が再現性をもってこの反応を誘発することがあります．

血管迷走神経失神の臨床的特徴は，失神の前兆として，意識もうろう，耳鳴り，悪心，比較的ゆっくりとした転倒を含む．

いったん仰臥位になると，静脈還流が増加し，患者は意識を回復します.

出血を伴う重大な外傷に対応できるように進化した原始的反射が，血管迷走神経反応の根底にある.

根底にある病態生理学が，誘因，前兆，臨床的特徴を説明します．静脈還流低下に対する通常の反応は，先述したように交感神経系活動の増加です．しかし，静脈還流低下が急激，かつ極端な場合，原始的反射が起こり，交感神経系活動は著しく低下し，しばしば迷走神経の緊張を伴います．目的から考えると，この反応は大きな外傷，または出血のような重い傷害を受けたときにいくつかの有用な機能を果たします．血圧低下は出血量を減らし，交感神経系の抑制を伴う代謝の低下は，回復のためのエネルギーを温存します.

血管迷走神経失神が生じる状況には，暑い日，極端な労作，アルコール多飲，大食のような急速な静脈還流低下を伴う.

興味深いことに，一部の人々は，採血時に自分自身の血液を見て卒倒します．これは，出血を伴う重度の外傷を受けたときのために進化した原始的な反応が誘発する，中枢神経(皮質)の表現なのかもしれません.

脳血流低下は，失神の前触れである耳鳴りとめまいを引き起こす.

血圧低下は，患者が重い外傷を負うことなく仰向けに倒れるくらい，ゆっくりとしています.

脳虚血がより深刻，もしくは長時間持続する場合，痙攣が起こる〔痙攣性失神(convulsive syncope)〕．これらは，通常，短時間のミオクローヌス発作である.

もちろん，痙攣は失神の原因となることもあります.

プロラクチン値上昇は，しばしば痙攣に伴って起こり，発作の時点の血液があれば，発作のエピソードを裏づけるのに有用であろう．プロラクチン値上昇は，ときに血管迷走神経失神のエピソード後にも起こりうる*．

血管迷走神経失神はときに神経心臓性失神と呼ばれるが，心臓はこのタイプの失神の原因ではなく，心臓ペーシングは役に立たない．

* 第 14 章 神経筋疾患，痙攣，p.287 参照．

》心原性失神 cardiac syncope

心原性失神は，弁膜症(特に AS)，もしくは重篤な不整脈に起因する急激な心拍出量低下によって起こる．

頻脈性不整脈と徐脈性不整脈，どちらも心原性失神を伴うことがあります．心拍数が速い場合，不完全な心室充満(拡張期の短縮)が原因です．徐脈(ブロック)の場合，心拍数と連動した心拍出量低下が原因です．AS では，大動脈弁を通過する拍出量は固定され，運動による末梢血管抵抗の低下，もしくは心拍数増加による心室充満の低下が，著しい心拍出量低下，脳血流低下をもたらします．

心原性失神では意識消失が突然起こり，血管迷走神経反応に比べ，倒れることによる損傷が起こりやすい傾向があります．通常，前兆はありません．

前兆なしに突然倒れ，頭部外傷を負った事実は，しばしば失神が心臓由来であるという手がかりになる．

失神した患者において，心電図上の完全心ブロックの前兆は，迅速なペースメーカー植え込みの必要性を示すため，認識することが重要である．

差し迫った心ブロックの心電図所見には，幅広い脚ブロック(0.12 秒以上，特に 0.16 秒以上)，二束ブロック(左脚前枝ブロックを伴う右脚ブロックなど)，および両脚ブロック(PR 間隔の延長を伴う左脚または右脚ブロック)や交代性脚ブロック

(標準肢誘導で左脚ブロック，前胸部誘導で右脚ブロックを示す)の証拠がある場合などが含まれます．

失神の既往を有し，頭部に挫傷があり，両脚ブロックを示唆する心電図所見を認める患者では，ただちに心臓ペーシングが必要である．

第5章

高血圧

本態性高血圧 essential hypertension

高血圧は，脳卒中とうっ血性心不全の最も重要な危険因子であり，心筋梗塞のリスクの重要な要因でもある．

高血圧により課せられる心血管リスクは，有効な治療によって正常化し，脳卒中のリスクが最も改善されます．心筋梗塞についてはそれほどではないものの，有意にリスクが低下します．

本態性高血圧例の多くは，肥満と関連して生じる．

本態性高血圧の70％までが肥満に起因している可能性があります．肥満に関連した高血圧は，食塩感受性を有し，インスリン抵抗性(insulin resistance)と高インスリン血症，インスリンとレプチン(leptin)上昇に続く交感神経刺激，レニン–アンジオテンシン–アルドステロン系(renin-angiotensin-aldosterone system；RAAS)の活性化を伴います*．RAAS活性化の少なくともある程度の原因は，内臓脂肪組織におけるRAAS成分の合成とそれらの循環への放出です．

＊第6章　腎臓，体液と酸塩基平衡の異常，循環血漿量の評価，p.108参照．

》血圧とナトリウム利尿の関係

血圧とナトリウム排泄は密接に関連しています．たしかに，高血圧の病態生理学は，ナトリウム排泄との関連からのみ理解可能です．ほかの条件を同等とすると，血圧が上昇するにつれて，ナトリウム排泄は増加します．これは，生理学者であるアーサー・ガイトン(Arthur Guyton：1919～2003)と同僚らによって，50年以上前に詳細に記述された圧–ナトリウム利尿の関係として知られています．腎臓は塩分と水の排泄を増加させることによって，血圧上昇を代償する十分な能力を有しており，腎臓は高血圧の発症とその維持に重要な役割を果たしています．高血圧の病因とその維持における腎臓の役割を支持する強力な実験的エビデンスには，静脈内に投与されたノルエピネフリンは一過性の血圧上昇のみをもたらし，血圧の正常化とともにナトリウム排泄が起こるという事実が含まれます．一方，持続している高血圧では，同量のノルエピネフリンを腎動脈に投与すると，ナトリウムの再吸収が増加し，ナトリウム利尿が鈍ります．

高血圧の存在は，つねに腎臓におけるナトリウム排泄能の変化を伴い，いわゆるナトリウム利尿のハンディキャップ(natriuretic handicap)が課せられている．

高血圧の状態では，圧–ナトリウム利尿の関係(圧利尿曲線)は右にシフトしています．一定量のナトリウム排泄には，より高い血圧が必要なのです(図5-1)．

高血圧におけるナトリウム利尿のハンディキャップは，クラスにかかわらず，すべての利尿薬が効果的な降圧薬である理由を説明する．利尿薬は腎臓の塩分排泄を促進し，それによって，圧–ナトリウム利尿の関係を正常に回復させる．

ナトリウム利尿のハンディキャップを塩分と水の貯留，浮腫と循環血漿量の増加と混同するかもしれませんが，そうではありません．循環血漿量の増加を防ぐために，血圧の上昇がナト

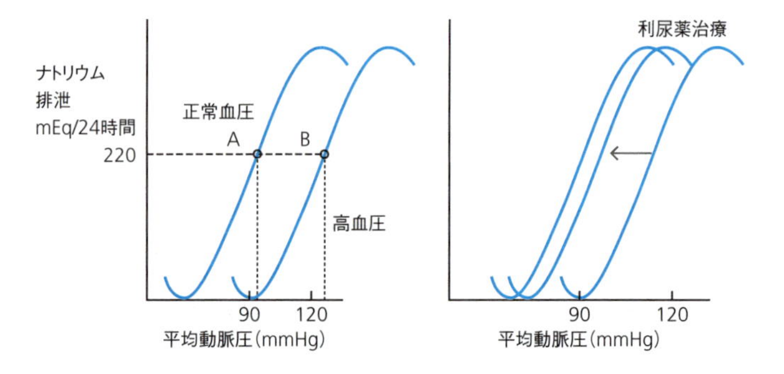

図5-1 血圧とナトリウム利尿の関係：血圧との関係におけるナトリウム排泄

通常のナトリウム摂取量(図に示すように220 mEq)でバランスを考えると，正常血圧の個体は平均動脈圧(MAP) 90 mmHg(A点)で1日の摂取量を排泄する．高血圧患者は120 mmHgを超えるMAP(B点)でのみ，ナトリウムバランスを維持することができる．ナトリウム排泄に対するこの障害は，高血圧のナトリウム利尿のハンディキャップと呼ばれている．利尿薬による治療は，腎臓が塩分を排泄するのを促進し，それによって圧利尿曲線を正常に近づけ，ナトリウム利尿の障害に対処している．

リウム排泄の変化を克服するための代償機構になっているのです.

ナトリウム利尿のハンディキャップが存在するにもかかわらず，浮腫と循環血漿量の増加は起こらない．血圧の上昇は，腎臓のナトリウム排泄障害を代償し，ナトリウムバランスと正常な循環血漿量の維持を可能にする.

高血圧におけるナトリウム利尿のハンディキャップは，生理学的背景から考えると最もよく理解できます．正常値前後の血圧の正確な調節が最優先すべき事項ではありません．十分な循環，重要臓器の灌流，正常な循環血漿量の維持がより優先される事項なのです．血清ナトリウム，pH，もしくは張度とは異なり，血圧は正常でも 1 日のなかでかなり変化します．血圧は運動とともに増加し，睡眠中は低下します．高血圧は長期的にはリスクになりますが，短期的にはリスクになりません．一方，循環血漿量は，正確，かつ短期的な調節を必要とします．ナトリウム摂取量と排泄量のわずかな不一致があると，ショック，あるいは肺水腫のいずれかを引き起こし，致死的になりえます.

したがって，高血圧は，循環の生理学的調節において，圧よりも容量の優先をあらわしており，ウォルター・キャノン(Walter Cannon)*によって提唱された表現，体の知恵(wisdom of body)を示す一例なのです．高血圧は，腎臓のナトリウム排泄障害にもかかわらず，ヒトが日々のナトリウム摂取量を排泄すること，ナトリウムのバランスをとることを可能にしているのです.

* ウォルター・B・キャノン(1871〜1945)は，米国の生理学者．1932 年に『体の知恵』を著し，ホメオスタシスの概念を提唱した.

高血圧は，外傷，出血，細胞外液量減少に対して生存できるように進化したメカニズムの足跡である.

本態性高血圧は，失血を伴う外傷，もしくは細胞外液量減少を伴うほかの状況に際し，十分な循環を維持するために進化したメカニズムの帰結として解釈できるかもしれません．そのようなメカニズムには，RAAS，交感神経系が含まれ，これらはともに高血圧の発症とその維持だけではなく，失血，あるいは循環血漿量の減少に際し，血圧を維持するための役割を果たしています．これらのシステムが活性化すると，血管収縮，腎臓でのナトリウム再吸収が亢進します．そしてこのシステムがより高い活性レベルにある個体は，循環における危機に際して生存率が高く，短期的な生存において明らかに有利です．しかし，長期的には，高血圧とその結果にさらされることになります．

"治療抵抗性"高血圧の多くの症例は，不十分な利尿薬投与レジメンによる．

悪性高血圧 malignant hypertension

過去には，"良性"と"悪性"という高血圧の区別が行われました．"良性"は高血圧の表現として適切でないという認識に加え，極めて効果的な降圧薬の開発によって，そのような区別は完全ではないにせよほぼ，歴史上の関心事にすぎなくなりました．とはいえ，積極的に悪性高血圧を認識し，治療することの重要性は，現在も変わりません．

悪性高血圧は，迅速な評価と治療を要する医学的エマージェンシーである．

認識されず，未治療の悪性高血圧の生命予後は，通常 1 年以内です．

悪性高血圧の病理学的特徴は，細動脈のフィブリノイド壊死である．この臨床的な証拠は，眼底と尿中に見いだすことができる．

眼底検査での火炎状出血と網膜の梗塞を意味する綿花様白斑(綿毛のような滲出液)は，悪性高血圧を強く示唆します．しばしば高血圧脳症に関連してみられる視神経乳頭の虚血，あるいは頭蓋内圧上昇によって起こる乳頭浮腫も，悪性高血圧を示唆します．腎臓への障害は，検尿により評価します．悪性高血圧は，著明な蛋白尿と血尿を伴います．

悪性高血圧は，喫煙者にとても多い．

迅速な降圧が臓器損傷の拡大を防ぎ，回復させるために必須です．

悪性高血圧では，二次性の原因，特に腎動脈狭窄と褐色細胞腫を鑑別に挙げ，除外する．

二次性高血圧 secondary hypertension

二次性の原因は，高血圧が重篤なとき，若年者，突然発症のときに除外しなくてはならない．

大動脈縮窄症，腎動脈狭窄，原発性アルドステロン症，褐色細胞腫，まれにクッシング症候群（表5-1）など，治療可能な二次性の原因には特に注意する必要があります．

表5-1 治療可能な二次性高血圧

疾患	スクリーニング検査	診断のための検査	治療
大動脈縮窄症	大腿動脈拍動の立ち上がりが遅いこと	画像	手術
腎動脈狭窄	腹部血管雑音 腎動脈ドップラー	画像； 腎静脈のレニン測定	血管形成術； ステント； 手術； 投薬
原発性アルドステロン症	血漿レニンの抑制； 血漿アルドステロンの増加	副腎静脈カテーテル挿入	手術； スピロノラクトン
褐色細胞腫	症状； 血漿メタネフリン測定	24時間尿のカテコラミンとメタネフリン測定； 画像	α遮断薬； 手術
クッシング症候群	デキサメタゾン抑制試験	24時間尿のコルチゾール測定； 画像	手術

大動脈縮窄症は，男性に極めて多く，立ち上がりの遅い大腿動脈拍動によって診断され，頻繁に二尖の大動脈弁を伴う．女性に認めたときは，ターナー(Turner)症候群の可能性が高い．

「甲状腺機能亢進症(hyperthyroidism)とカルチノイド症候群は二次性高血圧を引き起こす」というのは，偽のパールである．

甲状腺機能亢進症は，心拍出量の増加と幅広い脈圧を伴います．拡張期血圧は低くなります．カルチノイド症候群は，セロトニン媒介性高血圧よりむしろ，キニン媒介性低血圧を伴います．

腎動脈狭窄 renal artery stenosis

腎動脈狭窄による高血圧は一般に重篤であり，経口避妊薬によって顕性化するか，もしくは発症の端緒となる．

網膜に火炎状出血を呈する若年の白人高血圧女性では，50％以上に腎動脈狭窄を有する可能性がある．

腎動脈狭窄は，二次性高血圧のなかで最も頻度の高い治療可能な原因である．若年女性では，腎動脈がビーズ状の外観を呈する線維筋性過形成が一般的な原因である．

頻回の妊娠ではこの病態に罹患しやすくなり，右腎動脈が最も侵されます．おそらくこれは，右腎動脈が腹腔内を長く走行し，妊娠した子宮によってこの動脈に加えられる張力のためだと考えられます．適切な病歴聴取，身体診察での腹部血管雑音，罹患側の腎臓がより小さいことから示唆され，血管造影によって診断されます．

腎動脈狭窄の血行力学的意義は，腎静脈へカテーテルを挿入し，罹患側でのレニン上昇を示すことによって評価する．

線維筋性過形成では，患部動脈への血管形成術が，通常は著明な効果をもたらします．

高齢者では腎動脈におけるアテローム硬化性の閉塞が，腎動脈狭窄の最も一般的な形態である．

末梢血管疾患を有する患者の高血圧が顕著で，降圧薬に通常の反応を示さないときに疑います．

》原発性アルドステロン症 primary aldosteronism

原発性アルドステロン症は，二次性高血圧の比較的頻度の高い原因であるが，実際の罹患率は，現在も激しく議論されている．

原発性アルドステロン症は，おそらく腎動脈狭窄に次いで頻度の高い二次性高血圧の原因です．利尿薬を内服していない患者の低カリウム血症は，診断を示唆しますが，特に塩分制限中は，多くの患者が正常な血清カリウム値を示すことが認識されています．診断は，血漿レニンの抑制と血漿アルドステロンの上昇が示されることで確認します．

カリウムはアルドステロン分泌に影響を及ぼすので，原発性アルドステロン症の試験は，カリウム補充状態で行うべきである．カリウム値が低いと，アルドステロン値も偽の低値を示す．

より頻度の高い二次性のアルドステロン症は，血漿レニン高値によって原発性のものと容易に区別できる．

原発性アルドステロン症の診断がなされたら，その原因を確認する．片側の腺腫（古典的 Conn 腫瘍）なのか，両側の副腎過形成なのか？

腺腫は手術により治癒しますが，過形成では手術ができないので，この区別は重要です．両側副腎切除術でさえ，過形成症例の高血圧を治癒させることができず，その理由も明らかではありません．残念なことに，この区別は画像検査を用いても確実に行うことができません．多くのアルドステロン分泌腺腫はとても小さく，現在の画像技術の解像度ではわからないのです．この課題は，副腎静脈からのアルドステロンとコルチゾールの同時サンプリングによって解決されます．右副腎静脈は下大静脈から90°で分岐し，カテーテル挿入が難しく，左副腎静脈（左腎静脈から分岐し，より長く走行し，カテーテル挿入が容易で，かつ全身的な希釈を受けにくい）に比べ，下大静脈の血液によってより希釈されてしまいます．しかし，コルチゾールがこの希釈の問題を修正してくれます．両側のアルドステロン/コルチゾール比を比較し，一方が有意な高値を示し，反対側が全身と同じ値であれば，病変の局在を判断できます．副腎皮質刺激ホルモン（ACTH）は短時間であっても幅広く変動し，副腎静脈のコルチゾール値を変化させ，それによりアルドステロン/コルチゾール比の分母が変化するため，同時の血液採取（連続ではいけない）が必要になります．血液採取が連続して行われると，結果に影響を与える可能性があります．

スピロノラクトンによる血圧の正常化は，原発性アルドステロン症患者における副腎切除術への良好な反応を予測する．

副腎静脈サンプリングの結果を待つあいだに，スピロノラクトンによる試験を行うことができます．両側の過形成例では，スピロノラクトンは低カリウム血症を補正しますが，血圧を正常化させることはありません．

褐色細胞腫 pheochromocytoma

褐色細胞腫はまれな高血圧の原因であるが，多くの症例において未診断である．診断するには疑うことが肝要である．大多数の症例では，血漿メタネフリン，もしくは24時間尿のカテコラミン分画（エピネフリンとノルエピネフリン）とメタネフリンの測定によって容易に診断は確立できる．

特別な選択をせずに行った剖検例の検討は，剖検時に発見された褐色細胞腫の大部分が患者の生前に診断されていなかったことを示しました．これらの症例のチャートレビューでは，多くの例で腫瘍が死因であったこともわかりました．褐色細胞腫は診断されれば，ほとんどつねに治癒し，診断されないと例外なく致死的であるため，迅速に認識する価値は高いのです．

褐色細胞腫を疑う頻度の高い症状には，よく知られている頭痛，発汗，動悸の 3 徴が含まれる．

褐色細胞腫患者の高血圧は通常持続しますが，本態性高血圧に比べ頻繁に変化します．一部の患者では，高血圧はごくたまにしか起こらず，特徴的な発作時にのみ生じます．

発作は不連続，かつ一時的で，5 分～1 時間，もしくはそれ以上持続する．頭痛，発汗，動悸，胸痛，もしくは腹痛は，発作に伴う一般的症状である．

発作は，薬物，もしくは医療行為により誘発されうる．特にオピオイドは，カテコラミンを腫瘍から放出させ，重篤な，ときに致死的な発作を引き起こす可能性がある．

予期していなかった褐色細胞腫患者に対して，フェンタニルが麻酔前に投与され，致命的発作をたびたび引き起こしました．

医療処置中の予期しない血圧の変化（上昇，あるいは低下）が特に重篤な場合は，褐色細胞腫を疑う．

未治療の高血圧患者に起立性の血圧低下を認めたときは，褐色細胞腫を疑う．

褐色細胞腫の患者では，起立性低血圧がよく起こります．α 受容体が介在する静脈収縮による循環血漿量の減少が主な原因です．静脈収縮は循環系における容量部分を収縮させます．体は容量血管である中心静脈の圧の変化によって，循環血漿量の変化を認識しているため，実際にはより少ない循環血漿量であっても，また起立負荷に対する血圧維持のための余裕が足りなくても，中心静脈圧上昇を伴う静脈収縮は，循環血漿量が十分だと解釈されてしまうのです*．

* 第 2 章　血液，赤血球増多症，p.31 参照．

5
高血圧

褐色細胞腫の比較的まれな徴候には，説明のつかない低血圧，あるいはショックが含まれる．

血圧低下の病態生理には，長期のカテコラミン誘発性の血管収縮による循環血漿量の減少があると考えられています．しかし，これらのまれな症例のいくつかでは，アドレノメデュリン*1などの低血圧性ペプチドの腫瘍からの放出が関与している可能性があります．ショック肺〔急性呼吸窮迫症候群(acute respiratory distress syndrome；ARDS)〕が起こり，褐色細胞腫クリーゼ*2の徴候があらわれることもあります．うっ血性心不全を伴うカテコラミン誘発心筋線維症も同様に合併症です．

*1 アドレノメデュリンは，北村らによってヒト褐色細胞腫より発見された降圧作用を示す循環調節ペプチドである〔Kitamura K, et al.：Biochem Biophys Res Commun. 192(2)：553-560, 1993〕.

*2 褐色細胞腫クリーゼ：著明な血圧上昇による悪心，嘔吐，意識障害，循環血漿量減少による脱水症状，重篤になるとショック，ARDS，急性心不全などを呈する．

「太った褐色細胞腫は無視しなさい(forget a fat pheo)」という古い教えは，必ずしも当てはまるわけではないが，大概は正しい．肥満の褐色細胞腫患者は，通常診断前に体重減少を認める．

褐色細胞腫の患者では，大部分は褐色脂肪組織における熱産生をもたらすカテコラミン刺激によって，代謝率が上昇しています．この熱産生の増加が，過剰な熱産生を放散する体の能力を超えないかぎり，発熱を呈することはありません．それでも，発汗による熱放散が主たる臨床像になることがあります．代謝率の上昇は，診断までのあいだにしばしば体重減少をもたらします．

両側副腎の褐色細胞腫は，つねに家族性(常染色体優性遺伝)であるが，片側の褐色細胞腫では，遺伝性褐色細胞腫，あるいは関連する症候群を除外できない．

関連する症候群には，MEN(multiple endocrine neoplasia) 2A(甲状腺髄様癌，褐色細胞腫，副甲状腺機能亢進症)，MEN 2B(甲状腺髄様癌，褐色細胞腫，粘膜神経腫)，フォンヒッペル・リンドウ(von Hippel-Lindau)病(網膜小脳血管芽腫)，レックリングハウゼン(von Recklinghausen)神経線維腫症Ⅰ型，家族性パラガングリオーマ症候群(コハク酸脱水素酵素B突然変異)が含まれます．

副腎外の褐色細胞腫は，しばしばパラガングリオーマと呼ばれるが，これはつねにカテコラミンを産生するわけでなく，決してエピネフリンを産生しない．

褐色細胞腫の特徴は，異なる家族性症候群によって変化します．2つのMEN症候群では，褐色細胞腫は副腎において多中心性を示し，通常診断時には両側性で，エピネフリンとノルエピネフリンも分泌します．家族性症候群での早期スクリーニングでは，エピネフリン排泄増加が唯一の異常として認められることがあります．副腎外褐色細胞腫は，MEN症候群の一部として発症することはありません．フォンヒッペル・リンドウ病では，副腎と副腎外両方の褐色細胞腫が多く，その発症率は，特定の遺伝子変異によるため，家系が違うと大きく異なります．家族性パラガングリオーマ症候群では，副腎と副腎外の両方に褐色細胞腫を認めることがあります．悪性腫瘍の発生率は，孤発例よりもコハク酸脱水素酵素B突然変異のほうが高いとされています．

おそらく褐色細胞腫の25％は家族性，75％は孤発性であり，悪性腫瘍の発生率は全体で約10％(家族性パラガングリオーマ症候群で高い)です．

副腎偶発腫瘍のかなりの割合(3～10％)は褐色細胞腫であると判明しているため，褐色細胞腫除外前にこれらの病変への穿刺，生検は禁忌である．

褐色細胞腫はMRI T_2強調画像において特徴的な高信号を示します．

フェノキシベンザミンによるαアドレナリン遮断は，外科的切除の約2週前に開始しなくてはならない．最終用量を決定するには，血圧を正常化するための用量設定を目標とし，徐々に行う．

解剖学的に許容できれば，外科手術は最小限の侵襲により行われることがあります．

»クッシング症候群 Cushing's syndrome

大部分のクッシング症候群患者は，糖質コルチコイド過剰による通常の徴候を有するが，症例によっては，病初期に高血圧が主たる症状としてあらわれる．

これは特に若い女性において当てはまります．

»多発性囊胞腎 polycystic kidney disease

常染色体優性形質として遺伝し，高血圧は若年成人の多発性囊胞腎における初期症状です．

高血圧，側腹部痛，血尿，腎疝痛(凝血による)，圧痛を有する大きな腹部腫瘤の組み合わせは，多発性囊胞腎の特徴である．

腎移植以外に根本的な治療はありませんが，この病態を認識することが重要です．おそらく長年の高血圧のためなのでしょう，イチゴ状脳動脈瘤(berry aneurysm)は，古典的に多発性囊胞腎に合併します．

大動脈解離 aortic dissection

大動脈解離には内膜裂傷の位置により，上行(弓部)大動脈と下行大動脈の 2 つのタイプがある．

症状・徴候と治療は実質的に異なります(表 5-2)．

最も頻度の高いタイプである上行大動脈弓(タイプ A，DeBakey タイプ 1)の解離は，突然発症の胸痛を呈し，しばしば失神とショックが起こる．下行大動脈解離(タイプ B，DeBakey タイプ 3)では，裂けるような背部痛を呈し，頻繁に著しく高い血圧を示す．

表 5-2 大動脈解離

上行(弓部)大動脈解離	下行(胸部)大動脈解離
前胸部痛，失神，ショック	背部に放散する疼痛，激烈な疼痛，“裂けるような”疼痛
CT アンジオグラフィ，経食道心エコーにより確認する	CT アンジオグラフィ，経食道心エコーにより確認する
合併症：急性大動脈弁逆流症；左側血胸；心タンポナーデ；頸動脈，冠動脈解離，脳血管障害を伴う閉塞，もしくは心筋梗塞	合併症：腎動脈，腸間膜動脈，脊髄動脈，大腿動脈解離，もしくは閉塞
治療：緊急手術	治療：dP/dt と血圧を低下させ，病変の拡大を阻止するための降圧療法，疼痛緩和；必要に応じ待機的手術

末梢動脈の拍動は，触れない，弱い，あるいは非対称のことがあり，D ダイマーは，偽腔における血栓の拡大とフィブリン溶解(線溶)のために頻繁に上昇します．診断は，CT アンジオグラフィ，もしくは経食道心エコーによって確認できます．これらの検査によって，内膜裂傷の局在がわかります．大動脈解離の基礎にある病理は，嚢胞性中膜壊死であり，高血圧が一般的な素因です．マルファン症候群，あるいはエーラス ダンロス症候群の可能性を考慮すべきです．

上行大動脈解離は，頻繁に大動脈弁逆流症を，ときに左血胸，あるいは心タンポナーデを伴う．緊急の外科的処置が必要である．

上行大動脈解離では，通常患者がショック状態のため，降圧療法はほとんど適応がありません．大脳，あるいは冠動脈循環が巻き込まれることから，脳卒中，もしくは心筋梗塞が臨床像を悪化させることがあります．

下行大動脈解離は頻繁に重篤な高血圧を伴い，偽腔の拡大を阻止するために緊急の降圧療法が必要である．

解離の拡大は心室収縮力〔圧立ち上がり速度(dP/dt)〕に依存しますから，陰性変力作用を有する薬剤の投与が必要です．交感神経系刺激による反射を引き起こすニトロプルシドのような血管拡張薬を投与する前には，必ず投与しておかなければいけません．疼痛が治まるまで，血圧を下げる必要があります．降圧療法で解離が治癒するのであれば，外科手術は待機的でよく，全例に必要ありません．

腎不全に進展する下行大動脈の分枝血管，脊髄の虚血をきたす脊髄動脈，あるいはその両方が巻き込まれることがあります．

腎臓，体液と酸塩基平衡の異常

腎機能の検査

尿素窒素 blood urea nitrogen；BUN とクレアチニン

患者が腎機能検査の異常を示したときには，3 つのメカニズムを考えます．1. 血行力学的な原因があるのか？ 2. 尿路の閉塞が存在するのか？ 3. 内因性の腎疾患が存在するのか？ もしそうであれば，糸球体の病変なのか，あるいは間質の病変なのか，原発性なのか，もしくは続発性なのか？

循環血漿量の減少はよく認められる血行力学的な原因です．糸球体濾過率の低下を伴う腎血流量の減少(腎前性高窒素血症)は，ナトリウム排泄分画(fractional excretion of sodium；FENa)が低値を示すことから示唆されます．利尿薬，嘔吐，下痢による細胞外液の喪失，または出血がよくみられる原因です．

糸球体濾過率の優れた指標である血清クレアチニンよりも，BUN は尿毒症症状のよりよい指標である．

BUN は蛋白質摂取量を反映しており，食事を摂っていない患者の BUN は腎機能を反映していない可能性がある．

循環血漿量が減少した状態では，BUN は血清クレアチニンよりも大きな影響を受ける．腎血流量の減少は，尿素の逆拡散と関連するためである(尿素クリアランスはクレアチニンクリアランスより影響を受けやすい)．

BUN とクレアチニンの比(通常約 10：1)は，腎前性高窒素血症において増加します．

画像検査で容易に除外できる尿路閉塞でも，BUN / クレアチニン比の上昇を伴う．

》循環血漿量の評価

重症患者では，循環血漿量の臨床的評価がことのほか重要です．患者の上半身を 30° 上げたときに，鎖骨上で 3 cm の頸静脈怒張は，中心静脈圧の増加を示します．浮腫も重要な徴候です．寝たきりの患者では，足背，あるいは前脛骨部の浮腫よりも，大腿部後面の浮腫のほうが信頼できるでしょう．

浮腫はつねに体液過剰を意味する．それは循環血漿量と迅速，かつ，よく平衡する．

例外は，静脈拡張を伴わない強力な細動脈の拡張（例えば，カルシウムチャネルブロッカー，敗血症性ショックにおけるサイトカイン放出），静脈不全および極端な低アルブミン血症です．これらがなければ，浮腫を示す患者に循環血漿量の減少はありません．

生体は循環における容量血管（低圧である大静脈と右心房）での圧変化から循環血漿量を認識している．

ヒトの体は圧の変化を認識するのが得意な一方，容量の変化を認識できません．それゆえ，容量血管の圧によって循環血漿量を推定し，容量の変化を認識しています．循環血漿量の減少は静脈還流を低下させ，これは大静脈と右心房の圧（伸張）を低下させます．この圧の低下は交感神経系を刺激し，血管収縮を引き起こし，血液を末梢から中心静脈に戻し，それにより容量の不足を代償し，心拍出量を維持します．これは，減少した血漿容量を犠牲にして起こります．同時に，レニン-アンジオテンシン-アルドステロン系（RAAS）の活性化は，腎におけるナトリウムの再吸収を増加させ，細胞外液量を回復させます*．

*第 4 章　心臓と循環，心不全の病態生理，p.71 参照．第 5 章　高血圧，本態性高血圧，p.93 参照．

“ストレス多血症”の実体は，正常赤血球量における血液濃縮をみている*．

逆に，循環血漿量の増加は，容量血管の圧（および伸張）を増加させ，交感神経の活動が減少し，RAAS は抑制され，利尿が始まり，それによって細胞外液量は減少します．

＊第2章　血液，赤血球増多症，p.31 参照．

低ナトリウム血症

》循環血漿量減少性低ナトリウム血症

volume depletion hyponatremia

循環血漿量減少性低ナトリウム血症は，張度よりも容量の優先をあらわしている(表6-1)．

血清ナトリウムが低いということは，希釈か，循環血漿量の減少に続発するもののいずれかです．後者では循環血漿量が減少するにつれて，正常より低い張度でも抗利尿ホルモン(antidiuretic hormone；ADH)分泌が起こるように，低圧である容量血管からの求心性インパルスが正常な血漿張度とADH分泌の関係を変化させます．これは中枢における浸透圧受容体のリセットを意味します．したがって，張度を犠牲にして，容量を保っているのです．

循環血漿量減少性低ナトリウム血症では，腎血流量の減少を反映し，尿は濃縮され，尿中ナトリウム濃度は低く，血漿レニンと尿酸値は高い．

表6-1 低ナトリウム血症

	BUN／クレアチニン	尿中ナトリウム	血漿レニン，尿酸	治療
循環血漿量減少性低ナトリウム血症(浸透圧受容体のリセット)	↑	↓	↑	生理食塩水
抗利尿ホルモン不適合分泌症候群	↓	↑	↓	水制限，3%塩化ナトリウム溶液
うっ血性心不全	↑	↓	↑	利尿薬
肝硬変	—／↑	↓	↑	利尿薬，昇圧薬，アルブミン

このように，循環血漿量減少性低ナトリウム血症は，正常な張度の維持を犠牲にしても，十分な循環血漿量を保つための体の知恵(wisdom of body)なのです．したがって，治療には，水利尿と迅速な血清ナトリウムの正常化を可能にする生理食塩水を用いた容量の回復が必要になります．

》希釈性低ナトリウム血症 dilutional hyponatremia

希釈性低ナトリウム血症の本質的な異常は，増加した細胞外液量と低い血漿張度が存在するにもかかわらず，水利尿を促進できないことである．

希釈性低ナトリウム血症は，病態生理と治療において複雑です．

》抗利尿ホルモン不適合分泌症候群 syndrome of inappropriate secretion of ADH；SIADH

希釈性低ナトリウム血症の最も純粋な病態が，抗利尿ホルモン不適合分泌症候群です．不適切なADHの分泌は，腫瘍(肺癌，またはほかの腫瘍)によって異所性に合成，分泌されるか，何らかの反射メカニズムによって下垂体後葉から放出されるか，もしくはADHの分泌を亢進させる薬剤の作用によって生じます．

血清尿酸値の極端な低値は，SIADHの診断のヒントになることがある．

肺炎などの胸腔内病変や脳卒中などの中枢神経病変は，頻度の高いSIADHの原因である．

SIADHでは，一般に尿の張度が血漿の張度を上回り，どの症例でも尿は最大まで希釈されません*．尿中ナトリウム濃度は高く，日々の塩分摂取量を反映します．

* 腎機能が正常であれば，低張度のときには尿の張度が75～100 mOsm/kgまで低下するが，SIADHではそれ以上の値を示し，十分に希釈されていない．

水の再吸収によってもたらされる循環血漿量の増加に対しては，塩分の排泄が対抗しており，SIADHで認めるナトリウム利尿は，再び張度よりも循環血漿量の優先をあらわす．

尿の希釈に関する生理学が理解される以前から，ナトリウム排泄の亢進は認識されていたため，過去には，これが肺性，もしくは脳性の塩分喪失という古い概念につながりました．重篤な，もしくは症候性の低ナトリウム血症に対する治療は，飲水制限（不感蒸泄量以下の量）と高張食塩水投与です．

臨床的に明らかな細胞外液量の増加によって起こりうる希釈性低ナトリウム血症のほかの病態には，うっ血性心不全と肝硬変が含まれる．

これらの症例では，根本にある腎血流量の減少が自由水排泄能を障害していると考えられます．このことは，血漿レニン高値と尿酸高値によって支持され，両者とも腎臓の灌流が減少していることを反映しています．治療は，腎臓の灌流を回復させ，水利尿が可能になることをめざします．

サイアザイド誘発性低ナトリウム血症は，循環血漿量減少と希釈性，両方の特徴を有する．

この病態はサイアザイド系利尿薬の中止後，急速に正常化します．

アジソン（Addison）病での低ナトリウム血症は，循環血漿量の減少（アルドステロン欠乏）と，ADH分泌がない状態では，一定量の糖質コルチコイドが遠位ネフロンでの水の不透過性（自由水の排泄）に必要であるという2つの事実を反映している[*1]．

このように水の逆拡散は，自由水排泄能を制限します．このことは，アルドステロン分泌が低下していないにもかかわらず起こる，続発性副腎皮質機能低下症[*2]でみられる低ナトリウム血症を説明してくれます．

＊1 コルチゾールにはADH分泌抑制作用もあり，コルチゾール欠乏ではADHが分泌され，SIADHと同じ病態をきたす．

*2 アジソン病では，糖質コルチコイドとアルドステロン，両方の欠乏症状があらわれるが，続発性副腎皮質機能低下症ではRAASは保たれており，糖質コルチコイド欠乏の症状のみを認める．続発性副腎皮質機能低下症の原因として多いのは長期のステロイド服用である．

正常な水利尿には糖質コルチコイドと甲状腺ホルモンの一定量が必要なため，正常なアルドステロン分泌にもかかわらず，下垂体前葉機能低下症では低ナトリウム血症をよく認める．

尿中ナトリウムとカリウム

»ナトリウムとカリウムのバランス

疾患のない健常な状態では，ナトリウムとカリウムのバランスが存在し，排泄量は摂取量を反映している．低ナトリウム血症や低カリウム血症などの生理的変動に対する腎臓の反応を評価しないかぎり，これら陽イオンの測定から得るものはない．

例えば，循環血漿量が減少すると，腎臓はナトリウムを保持しようとし，尿中ナトリウムは極端な低値を示します．希釈性低ナトリウム血症では，尿中ナトリウムは高値になります(摂取量を反映するため)．

低カリウム血症の患者では，スポット尿のカリウム測定がとりわけ有用である．20 mEq/L未満の尿中カリウム値は，腎臓以外からの喪失を示唆する．より高い尿中カリウム値は腎臓からの喪失を示し，通常アルドステロン分泌の増加に続き，ナトリウムの再吸収が亢進し，それと引き換えにカリウムと水素イオンの排泄が誘導される．

酸塩基平衡障害

》代謝性アシドーシス metabolic acidosis

有毒物質の摂取，もしくは末期腎不全がないときに，アニオンギャップ開大性アシドーシス(anion gap acidosis)は，乳酸アシドーシス，またはケトアシドーシスを意味する．血中ケトンが陰性であれば，乳酸が原因である．

乳酸アシドーシスの原因は数多くありますが，たびたび経験する多臓器不全では，組織の灌流減少と組織壊死が頻繁に寄与します．ケトアシドーシスは，肝臓におけるケトンの過剰産生によって起こり，肝臓と脂肪組織，両方におけるインスリン欠乏の結果なのです．循環中の遊離脂肪酸はケトン産生の基質です．空腹状態で認める低レベルのインスリンは，脂肪組織の脂肪分解と遊離脂肪酸の産生を増加させます．肝臓では，遊離脂肪酸が中性脂肪に合成されるのではなく，インスリン低値が肝臓をケトン産生に傾かせるため，ケト酸(β-ヒドロキシ酪酸とアセト酢酸)に変換されます．

インスリンが低値であることと，インスリンがないことには違いがある．空腹時には，インスリンがないときの特徴である抑制されない脂肪分解と肝臓への遊離脂肪酸の運搬の促進とを防ぐのに，低値ながらも十分量のインスリンは存在する．

これがいわゆる飢餓と糖尿病性ケトアシドーシスの違いです．前者ではケトーシスは起こりますが，ケトアシドーシスにはなりません．後者では，インスリンがまったくないことが，肝臓における抑制されないケトン生成の基質(遊離脂肪酸)を提供する脂肪分解を著明に亢進させ，結果としてケトアシドーシスが起こります．

アルコール性ケトアシドーシスは，深刻なアルコール依存を悪化させる重篤な循環血漿量減少を伴った栄養摂取の少ない状況で生じる．

この状況では，アルコールが誘発する体液喪失(嘔吐と下痢)を伴う交感神経系の刺激により，インスリン分泌が抑制されます．交感神経系の刺激は，α-アドレナリン作動性のメカニズムが膵β細胞に作用し，インスリン分泌を強力に阻害します．さらに，エタノール代謝は，遊離脂肪酸のクレブス回路への進入と酸化を阻止することにより，肝臓でのアセチルCoA濃度を増加させ，それによってケトン体形成が促進されます．

糖尿病性ケトアシドーシスとは異なり，アルコール性ケトアシドーシスの症状は，特徴として軽く，輸液に比較的よく反応する．

ほかの重篤な循環血漿量減少の状態も，重大なケトーシスとケトアシドーシスを伴うことがあります．妊娠悪阻と急性膵炎がよくある例です．

進行した腎障害において，メトホルミン(metformin)は，乳酸アシドーシスを引き起こすことがある．

メトホルミンの前身であるフェンホルミン(phenformin)による乳酸アシドーシスは，はるかによく起こりました．

“デルタギャップ(delta gap)”，もしくは“デルターデルタ(delta-delta)”を計算すると，急性のアニオンギャップ開大性アシドーシスの存在下でも，すでにあった酸塩基平衡の障害を識別できる．

計算されたアニオンギャップ(例えば20)から正常アニオンギャップ(12)を引き，測定された重炭酸(HCO_3^-)濃度(例えば22)にその差(8)を加えることによって，アニオンギャップ開大性アシドーシスが起こったときの重炭酸濃度の推定が可能です(30となる)*．それによってすでにあった代謝性アルカローシスを同定できます．

---

* 増加した不揮発性の酸と見合った量の重炭酸が減少すると考える．混合性酸塩基平衡障害(代謝性アシドーシス＋代謝性アルカローシス)の存在を見抜くことができる．

》腎疾患におけるアシドーシス

腎疾患におけるアシドーシスでは，腎疾患が末期になるまでアニオンギャップ開大を伴わない．

腎疾患におけるアシドーシスは，腎尿細管の機能不全，もしくは日々生成される酸負荷を排泄するのに十分な腎実質を失った結果です．

尿細管性アシドーシス(renal tubular acidosis；RTA)では，糸球体濾過液から重炭酸イオンを再吸収できないか(近位RTA，2型RTA)，もしくは水素イオンを排泄できないか(遠位RTA，1型RTA)であり，尿を正常に酸性化(pH 5.3未満)できない．アニオンギャップは正常である．4型RTAは，遠位尿細管での尿の酸性化を妨げるアルドステロン欠乏症である．

糸球体濾過量が著しく低下し，正常の25%以下になると，重炭酸が低下，クロライドは上昇し，アニオンギャップ非開大性の代謝性アシドーシス*を生じます．

＊アニオンギャップ=Na－Cl－HCO_3^-である．HCO_3^-が低下したぶん，Clが上昇し，アニオンギャップは変化しない(非開大)．

進行した腎障害におけるアシドーシスは，毎日の酸負荷を中和するためのアンモニウム生成が不十分なことによって起こる．

腎不全では，尿のpHは適切に低くなっており，機能しているネフロンあたりのアンモニウム産生は亢進しています．しかし，十分なアンモニウムを生成するためのネフロンは不十分であり，血漿pHは低下します．さらに進行した腎不全では，有機酸とリン酸塩が貯留し，クロライドが低下するにつれ，アニオンギャップは確実に増加します．

》代謝性アルカローシス metabolic alkalosis

低カリウム血症性アルカローシスが特に重篤で，カリウム補充にほとんど反応しない場合は，鉱質コルチコイド過剰を反映している.

原発性，もしくは続発性アルドステロン症がよくみられる原因です．しかし，それ以外の原因もあります．アルドステロン過剰のこれら2つの病態は，血漿レニン測定によって容易に鑑別できます．原発性では抑制され，続発性では上昇しています．

塩化カリウムの投与は，代謝性アルカローシスにおいて最適な治療である.

代謝性アルカローシスは，通常慢性的に循環血漿量が減少し，腎血流が低下している状況で起こります．利尿薬投与の結果としてしばしば認めます．いったん，濾液中のクロライドが完全に再吸収されれば，ナトリウムの再吸収が亢進している腎臓は，ナトリウムとの交換のため，水素イオンとカリウムイオンを分泌します．その結果，尿は不適切にも酸性となり，全身性のアルカローシスが生じます．治療の目標は，ナトリウムが陰イオンとともに等電的に再吸収されるのを可能にするクロライドを投与することで，アルカリ利尿を持続する腎臓の能力を回復させることです．実際の臨床では，ナトリウムはしばしば不適切なため，通常合併しているカリウム欠乏も是正する目的で，塩化カリウムが最適な治療になります．

》呼吸性アルカローシス respiratory alkalosis

呼吸性アルカローシスは，過換気症候群(心因性，パニック発作)，アセチルサリチル酸(アスピリン)中毒，敗血症において急激に起こり*1，肝性脳症では慢性的である.

クボステック(Chvostek)徴候陽性は，診断のヒントになります*2.

---

*1 呼吸性アルカローシスを起こすほかの病態には，脳血管障害，低酸素血症をきたす病態，正常な状態としては妊娠中がある．

*2 アルカローシスでは水素イオンは減少し，アルブミンと水素イオンが解離する．ア

ルブミンはカルシウムイオンと結合し，カルシウムイオンが減少し，テタニー症状が起こる．クボステック徴候は，低カルシウム血症に由来するテタニー症状として観察される．外耳孔前方を叩打すると，口唇，眼瞼などの顔面筋の痙攣を生じる．また，トルソー(Trousseau)徴候も生じうる．血圧計のマンシェットを用い収縮期血圧以上で3分間阻血すると，助産師手位を生じる．

内因性の腎疾患

腎疾患は，主に糸球体，あるいは間質に影響を及ぼします．どちらの病態でも，腎臓は小さく萎縮し，瘢痕を伴う慢性腎不全がもたらされます．統計学的には，糸球体疾患のほうが末期腎不全により関連することがわかっています．

尿細管間質障害

間質性腎疾患は，通常毒素，または薬剤に対する過敏反応の結果である．閉塞性尿路疾患と高血圧由来の腎硬化症も，間質の瘢痕と線維化を引き起こす．

病変は，初期には糸球体に影響を及ぼしません．しかし，最終的には，瘢痕化し，腎臓全体に影響が及び，進行した腎不全になる可能性があります．尿の濃縮能喪失を伴う尿細管機能障害が顕著でしょう．

糸球体疾患とは異なり，蛋白尿は認めないか，わずかである．間質性腎疾患では血尿も目立たない．

病変をきたす薬剤には，ペニシリン，セファロスポリン，NSAIDs，抗痙攣薬，鎮痛薬が含まれます．アレルギー機序を伴うと，尿中に好酸球を認め，好酸球増多をきたすことがあります．

悪性高血圧では，蛋白尿はネフローゼ症候群のレベルとなり，顕微鏡的血尿をよく認める．

腎臓の循環における細動脈のフィブリノイド壊死が原因です．

》糸球体腎炎 glomerulonephritis

糸球体腎炎は，糸球体の障害または炎症，あるいはその両方をもたらす腎臓への免疫学的侵襲の結果である．原発性または続発性，急性あるいは慢性，巣状(focal)もしくはびまん性(diffuse)である*．糸球体上皮，内皮，または基底膜が主な侵襲の標的である．

自己免疫の応答は，それぞれの疾患群において，異なるメカニズムにより構成されています．これらには，糸球体基底膜そのものに対する抗体〔膜性腎症，グッドパスチャー(Goodpasture)症候群〕，血液あるいは局所由来の抗原–抗体の相互作用による免疫複合体沈着を示すもの(IgA 腎症，溶連菌感染後糸球体腎炎，ループス腎炎，血清病，亜急性細菌性心内膜炎)，抗原–抗体の複合体が証明されない，いわゆる pauci-immune 糸球体腎炎(肉芽腫性多発血管炎，顕微鏡的多発性血管炎，ANCA 関連血管炎)が含まれます．

＊巣状とは，いくつかの糸球体に変化を認めること，びまん性とは，ほとんどすべての糸球体に変化を認めることをいう．分節性(segmental)は，1 つの糸球体の一部分に変化を認めること，全節性(global)は，1 つの糸球体全体に変化を認めることをいう．

補体の固定と活性化は，免疫複合体糸球体腎症での糸球体障害に重要な役割を果たしている．

ループス腎炎と溶連菌感染後糸球体腎炎など，免疫複合体の沈着を伴う腎疾患では，血中補体価の一致した減少がある．

糸球体腎炎の臨床症状は，蛋白尿または血尿，もしくはその両方，高血圧，症例によっては浮腫と腎不全からなる．

赤血球円柱は，尿細管において蛋白質と赤血球から形成されれ，実質的に糸球体障害を示します．したがって，血尿の由来は，疑いの余地なく障害された糸球体であるとわかります．いくつかの非炎症性の糸球体病変は，血尿を伴わない蛋白尿のみを呈します．

腎生検は，糸球体腎炎の種々の原因を同定するための手段であり，原因の同定は重要な治療の方向性を示すため意義深い．

続発性糸球体腎炎は，腎病変が全身性エリテマトーデス，または肉芽腫性多発血管炎のような全身性疾患の一部分である場合に認められます．

溶連菌感染後糸球体腎炎は，免疫複合体糸球体腎症の原型である．

溶連菌感染後糸球体腎炎は，主に小児の疾患であり，米国では以前よりも減少しました．しかし，世界規模ではいまだ一般的な疾患であり，成人でも起こります．A群β溶血性連鎖球菌感染に対する免疫応答は，補体を固定する免疫複合体を形成し，結果として糸球体障害をもたらします．

連鎖球菌のあらゆる血清型による重篤な咽頭炎に続いて起こる急性リウマチ熱とは異なり，溶連菌感染後糸球体腎炎は，主に皮膚感染症を引き起こす特定の腎炎起因株によって惹起される．

腎炎誘発性の連鎖球菌株を有する膿痂疹，または膿痂疹化した皮膚病変は，溶連菌感染後糸球体腎炎を起こすことがあり，原因となる病原微生物を排除するための抗菌薬治療が重要である．

腎機能の完全回復という観点では，小児は予後良好ですが，成人ではそれほどではありません．

IgA腎症は，成人における原発性糸球体腎炎の最も頻度の高い原因である．

免疫沈着物は，分子異常を伴ったIgAへの自己抗体です．糸球体腎炎は，蛋白尿と，ときに認める肉眼的血尿（上気道感染時に多い）によって特徴づけられます．糸球体腎炎は寛解するものもあれば，末期腎不全に進行する場合もあります．

主に小児と若年成人に認めるIgA血管炎（ヘノッホ シェーンライン紫斑病）は，腎臓だけでなく皮膚の触れる紫斑とほかの臓器にも病変を及ぼす全身的なIgA沈着の病態を呈する．

紫斑部位の皮膚生検では，IgA 沈着を認めます．

ネフローゼ症候群

ネフローゼ症候群は，何らかの原因による多量の蛋白尿(3 g/日以上)と蛋白質喪失による多くの合併症を指します．

原因は，糖尿病性腎症〔糖尿病性結節性糸球体硬化症としても知られるキンメルスティール ウィルソン(Kimmelstiel-Wilson)病〕，原発性および続発性糸球体腎炎のさまざまな疾患，アミロイドーシス〔原発性(AL)と続発性(AA)アミロイドーシス〕，数多くの感染症，薬剤，毒素，アレルゲンを含みます．

臨床症状は，浮腫，腹水，脂質異常症，凝固障害である．

体液貯留の病因は，低アルブミン血症による血漿膠質浸透圧の減少と，少なくとも部分的には，続発性アルドステロン症がもたらす腎臓でのナトリウム再吸収の亢進を反映しています．尿中へのリポ蛋白リパーゼの喪失に続き，リポ蛋白の合成を含む肝臓での蛋白質合成が亢進し，脂質異常症をきたします．免疫グロブリンの喪失により，感染症に罹患しやすくなります．尿中へのアンチトロンビン III の喪失は，静脈血栓を起こしやすくします．

可能であれば，原因への治療により効果が得られます．症状・徴候への対症療法には，利尿薬(ループ利尿薬＋スピロノラクトン)，スタチン，必要に応じ，抗凝固療法，感染症に対する積極的な評価と治療が含まれます．

第7章 内分泌と代謝

糖尿病 diabetes mellitus

糖尿病の合併症

インスリン治療の導入によって，1 型糖尿病や血糖コントロールの不良な 2 型糖尿病の患者に起こる，ケトアシドーシスによる消耗や死亡の転帰は防ぐことができるようになりました．生存期間の延長とともに，いまではよく知られているさまざまな糖尿病合併症が生じるようになり，糖尿病患者における長期的，かつ主要な問題になっています．“厳格”な血糖コントロールによって合併症が減少するかどうかについては，長いあいだ議論が紛糾しました．複数の研究がなされましたが，振り返ってみると，厳格にコントロールされたものはなく（比較されたのは，本当にひどいコントロール，あるいは不良だとしかいいようのないコントロール群），結論は出ませんでした．血糖をかなり良好にコントロールする技術が発達したことによって，この問題は過去のものになりました．

一般論として，微小血管合併症（網膜症，腎症，末梢神経障害）は，血糖のコントロール状況に大きな影響を受ける．一方，大血管合併症（心筋梗塞，脳卒中，末梢血管疾患）は，血圧コントロールの影響がずっと大きく，厳密な血糖コントロールの与える影響は比較的小さい．

糖尿病の微小血管合併症と大血管合併症とでは，病態がまったく異なります．微小血管の変化は，高血糖が生化学的過程（例えば，終末糖化産物であるソルビトールの蓄積や，糸球体濾過量の増加）に与える影響を反映しています．大血管合併症は，一般的な心血管リスク因子（血圧や脂質）の関与によって促進した，動脈硬化性変化を反映しています．血糖をコントロールすることによって，合併症が減るかどうかの反応性の違いは，このような病態メカニズムの違いが主な原因です．

微小血管合併症は，2 型糖尿病よりも，1 型糖尿病の患者にずっと多く生じる．しかし，2 型糖尿病は 1 型の 5 倍以上も多いため*，全体としては微小血管合併症をもつ 2 型糖尿病の患者が多くみられる．

＊一般的には，糖尿病患者の 90% 以上が 2 型，5～10% が 1 型である．

1 型糖尿病では，微小血管合併症は糖尿病の罹病期間に関連する．一方，2 型では，糖尿病が発見された時点ですでに，微小血管合併症が存在しているかもしれない．

このことは，1 型糖尿病の発病は正確にわかることが多いという事実を反映しているようです．ケトアシドーシスを伴って，劇的に発症するのが通常だからです．2 型糖尿病の発病はどちらかといえば緩徐で，診断される数年前から糖代謝異常が存在していることが多いのです．

糖尿病の原因はつねにインスリンの欠乏によるのだが，1 型と 2 型では決定的な違いがある．1 型糖尿病はインスリンの絶対的な(完全な)欠乏により，2 型糖尿病はインスリン抵抗性の増大に伴うインスリンの相対的な欠乏による．

2 型糖尿病の患者では，糖尿病でない人よりもインスリン値は上昇するものの，血糖値を正常化するには十分ではありません．最終的には，多くの 2 型糖尿病患者で膵 β 細胞機能は徐々に減弱し，インスリン治療が必要になります．

》糖尿病性ケトアシドーシス diabetic ketoacidosis；DKA

糖尿病性ケトアシドーシスはインスリンの完全な欠乏時に起こり，通常は 1 型糖尿病でみられる(表 7-1)．

インスリンの枯渇状態では脂肪分解が亢進し*1，肝臓で遊離脂肪酸がケトン体(β-ヒドロキシ酪酸とアセト酢酸)に変換されます．希釈血清とアセテストタブレット(acetest tablet)を用いて*2，アニオンギャップの開大した患者をベッドサイドで簡単に診断することができます．

表 7-1 糖尿病性昏睡

	糖尿病性ケトアシドーシス（内因性インスリンの絶対的欠乏）	高浸透圧性非ケトン性昏睡（内因性インスリンの相対的欠乏）
原因	インスリン治療の中断	感染症や 糖質コルチコイド治療
腎機能	正常	障害
血糖値	中等度上昇 （300〜400 mg/dL）	高度上昇 （800〜1,200 mg/dL）
尿ケトン	多量	ないか，少量
血清ケト酸	高値	ないか，低値
アニオンギャップアシドーシス	高度	なし
体液量	著明に減少	極めて著明に減少
浸透圧	正常または高値	高値〜極めて高値

＊1 ブドウ糖が利用できなくなると，エネルギー源として脂質が利用されるようになる（ただし，脳はブドウ糖しか利用できない）．

＊2 アセテストタブレットとは，血中や尿中のアセト酢酸またはアセトンが，ニトロプルシドと反応し発色することを利用した検査試薬である．わが国では，尿中ケトン体測定のために，ニトロプルシドナトリウムを利用した試験紙が用いられている．これらの検査では，ケトン体（β-ヒドロキシ酪酸，アセト酢酸，アセトン）のなかで，β-ヒドロキシ酪酸の検出ができないことに注意を要する．β-ヒドロキシ酪酸は血中ケトン体の 75% 程度を占め，ケトーシスの状態ではその割合がさらに増加すると考えられている．

単なる絶食でケトアシドーシスになることは決してない．絶食中に利用できるインスリン量はたしかに少ないが，まったくないわけではないため，糖尿病性ケトアシドーシスに特徴的な脂肪分解の亢進は起こらずにすむ．

単なる絶食は，ケトーシスに関連します．しかし，ケトーシスの場合，代謝性アシドーシスを引き起こすほどのケト酸が産生されることはありません．絶食または飢餓状態では，尿ケトンは陽性になることはあっても，血清ケトン体は検出されないか，わずかな濃度しか存在しません．

糖尿病性ケトアシドーシスの最大の原因は，インスリン注射をしないことである.

糖尿病性ケトアシドーシスは，インスリン依存型糖尿病の患者が，たいていは軽症の，何らかの疾患を併発したときによく起こります．患者は食事がとれないかもしれないと考え，低血糖にならないように，インスリンの注射をやめてしまうのです．しかし，併発した疾患によってインスリン抵抗性が増し，インスリンの必要性はむしろ高まります．そのような状況では，より多くのインスリンが必要なのであって，少なくてよいということはありません．これは教育の問題です．患者には，次のことを十分に指導しておくべきです．**「病気になったときも，インスリンをやめてはいけません．やめるのではなく，“シックデイ・ルール(sick day rule)”に従ってください．そして，主治医に連絡をとり，指示を受けてください」**

糖尿病性ケトアシドーシスは，カリウムの著明な減少を伴う．当初は血清カリウム値が上昇し，本当は欠乏していることがマスクされるかもしれない．これは，アシドーシスの状態では，水素イオンの細胞内への移行と，カリウムの細胞外への排出が起こることによる.

アシドーシスを緩衝する機序の 1 つは，酸である水素イオン(H^+)が細胞内に取り込まれることですが，それに伴ってカリウムが細胞外に排出されます．治療によってアシドーシスが改善するにつれ，今度は逆にカリウムの細胞内移行が起こり，血清カリウム値は低下します．カリウム値を頻繁に測定し，低下がみられれば経静脈的にカリウムを投与する必要があります．受診時に，アシドーシスがあるにもかかわらず血清カリウム値が“正常”であれば，最初からカリウム補充をしておかなければなりません.

糖尿病性ケトアシドーシスにおける血清カリウムの状態は，心電図を用いてベッドサイドで簡単に評価できる．当初の高い細胞外カリウム値は，高く尖鋭化した T 波に反映される.

血清カリウム値が低下するにつれ，T 波が平坦化してきます.

それは，カリウム補充が必要なことを示すサインです．ケトアシドーシスが改善するまで，血糖，ほかの電解質，アニオンギャップとともに，カリウム値を1時間毎に測定すべきです．

糖尿病性ケトアシドーシスで注意すべき点は，体液量の減少，アシドーシス，高浸透圧，低血糖，血清カリウム値である．

糖尿病性ケトアシドーシスの患者が受診したときには，尿糖による浸透圧利尿，飲水不良や嘔吐のために，体液量は著しく減少し，脱水状態になっているはずです．

過剰な尿糖による浸透圧利尿は，水と塩分の喪失をもたらす．浸透圧利尿期の尿浸透圧は生理食塩水の1/2であるため，塩分よりも多くの水が失われる．

大量補液が必要だと心得てください．ただちに生理食塩水を投与して構いませんが，同時に急いで浸透圧を計算し*(その後，検査室で直接測定)，補液を適切に変更すべきです．たいていの患者は高浸透圧で，1/2生理食塩水のような希釈液を必要とします．

* 血清浸透圧の予測式：血清浸透圧＝2×Na＋BUN/2.8＋血糖/18

血清浸透圧が340 mOsm/kg以上の場合，エマージェンシー(緊急事態)である．ただちに低張液で治療しなさい．

脳が収縮し，骨膜から引き剥がされることによって起こるびまん性脳出血は，高浸透圧症の恐ろしい合併症です．

糖尿病性ケトアシドーシスにおけるアシドーシスの最も本質的な治療は，インスリンを投与し，ケト酸の産生を止めることである．インスリンは，遊離脂肪酸の肝臓への流入を止め，ケト酸の代わりに中性脂肪の合成を促進する．

インスリンは，ボーラス投与の後，持続注射すべきです．低血糖にならないように，血糖値が250〜300 mg/dLまで下がってきたら，ブドウ糖(5%)を輸液に加えてください．高度のアシドーシス(pH 7未満)や，血圧が補液に反応しない場合を除いて，重炭酸塩は投与すべきでありません．

なぜ，糖尿病性ケトアシドーシスの治療において，重炭酸塩の投与を避けるのでしょうか．実にもっともな理由がいくつかあります．

1. 脳浮腫を起こすことがあるため．

脳浮腫が起こる機序ははっきりしていませんが，脳への酸素運搬が関係しているようです．糖尿病性ケトアシドーシスでは，アシドーシスのため，そしておそらく糖尿病によっても，赤血球 2,3-ジホスホグリセリン酸(2,3-DPG)が減少します．2,3-DPG はヘモグロビンの酸素親和性を変化させることにより，組織への酸素運搬を調整する重要な因子です．2,3-DPG が増加すれば，ヘモグロビンから酸素が解離しやすくなり，組織へ運搬される酸素量は増加します．2,3-DPG が減少すれば，逆のことが起こります．糖尿病性ケトアシドーシスでは 2,3-DPG は減少しますが，その影響は，アシドーシスの存在によって代償されています．アシドーシスはヘモグロビンの酸素親和性を低下させる，すなわち酸素の解離を促進させる，別の独立した因子なのです．ところが，重炭酸塩を投与してアシドーシスを急速に補正すると，減少した 2,3-DPG の回復が間に合わず，結果として組織への酸素運搬が低下してしまう恐れがあるのです(図 2-2，p.19 参照)．これが脳浮腫の原因だと断定することはできませんが，重炭酸塩の投与と脳浮腫のあいだに関連があることはよく知られています．

2. 重炭酸塩によって，血清カリウム値の急速な低下が起こるため．

先述のとおり，アシドーシスの状態では，カリウムは細胞内から細胞外へ移行するため，実際には高度なカリウム不足であるにもかかわらず，当初はしばしば高カリウム血症を呈します．重炭酸塩でアシドーシスを急速に補正すると，カリウムの細胞内移行が促進され，血清カリウム値の急速な低下が起こります．このような急速なカリウムの移行は，重篤な，ときには致死性の不整脈を引き起こしかねません．糖尿病性ケトアシドーシスの治療中に，低カリウム血症を加速させるようなことはすべきではありませんね．

3. 糖尿病性ケトアシドーシスを治療すると，糖の代謝産物から内因性の重炭酸塩が合成されるため．

インスリンに加え，あまりに多くの重炭酸塩を投与すると，かえって代謝性アルカローシスを引き起こすかもしれません．

»高浸透圧性非ケトン性昏睡
hyperosmolar nonketotic coma；HONC

高浸透圧性非ケトン性昏睡は，基本的にインスリン非依存性糖尿病(通常は 2 型糖尿病)でみられる病態である(表 7-1).

高浸透圧性昏睡のリスクがある患者は，1 型糖尿病患者とは異なり，インスリンがまったくないわけではありません．インスリンによる脂肪分解の抑止効果は，筋肉での糖取り込みの促進効果よりも，ずっと鋭敏にあらわれます．そのため 2 型糖尿病患者では，無制限な脂肪分解は起こらず，ケトアシドーシスを発症することはありません．2 型糖尿病患者はむしろ，著しい高血糖に起因する病態，すなわち高度の体液減少や高浸透圧を呈することが多いのです．

高率に合併する腎機能障害が，著しい高血糖を助長する.

浸透圧利尿によって水と塩分の両者が失われますが，水の喪失がより顕著であることから，高浸透圧状態が引き起こされます．低張液の補液とインスリンによる治療を行います．血糖値が 300 mg/dL まで低下したら，補液にブドウ糖を加えることを忘れないでください．

感染症やステロイド治療が，高浸透圧性非ケトン性昏睡の引き金になることが多い．感染症が併発すると，飲水量の減少に加え，インスリン抵抗性が増すためである.

高い死亡率を呈します．

低血糖 hypoglycemia

»病態生理

脳がエネルギー源として利用できるのは，実際のところ，糖に限られます．そのため，低血糖が神経細胞機能に及ぼす影響は，低酸素による影響とまったく同じです．

消化管吸収後の空腹状態では，主に肝臓でのグリコーゲン分解と糖新生によって，血糖が維持される．

肝臓のグリコーゲンは，一晩の空腹状態で，ほぼ完全に枯渇します．そのため，空腹がそれ以上続く場合は，糖新生が血糖値保持の主体となります．

高度の肝不全では，低血糖が起こりうる．ただし，通常は，終末期に近い状態で起こる．

特発性（内因性）低血糖は，空腹時か食後のどちらかで起こる．この区別は臨床的に重要である．なぜなら，食事と低血糖の関係こそ，診断の鍵だからである（表7-2）．

空腹時低血糖と食後低血糖いずれの場合も，血糖値に対して不適切に高いインスリン値を示します．

表7-2 低血糖

	空腹時	反応性（食後）
時期	長期の絶食後に起こる	最終摂食から5時間以内に起こる
症状	神経系糖欠乏徴候が優位（痙攣や昏睡）	アドレナリン作動症状が優位（動悸など）
原因	• インスリノーマ（C-ペプチド，プロインスリンの増加） • 腫瘍性（インスリンは抑制，IGF2の増加） • 外因性インスリン（C-ペプチドは欠如）	• インスリンの過剰反応（胃内容物の早期排出）；早期の2型糖尿病（インスリン放出の遅延）
診断	絶食後のインスリン値と血糖値の乖離	5時間糖負荷試験でのインスリン値と血糖値の乖離

»ブドウ糖の対抗制御

低血糖によって，血糖値を上昇させるようなホルモン反応が惹起される．グルカゴンとエピネフリンが，主な対抗制御ホルモンである．

低血糖になると，内因性インスリンの放出が抑制されるとともに，グルカゴンやエピネフリンの分泌が亢進します．それにより，肝臓でのブドウ糖産生(グリコーゲン分解と糖新生)が刺激され，血糖値は上昇します．エピネフリンにはさらに，筋肉におけるグリコーゲン分解で得られる，糖新生に必要な基質(乳酸)の供給や，脂肪組織における脂肪分解を促進し，非神経組織に対する別のエネルギー源を供給する作用もあります．

血糖値が 50〜60 mg/dL になると，ブドウ糖の対抗制御反応が始まる．

低血糖によってコルチゾールと成長ホルモンが増加しますが，どちらも急性の対抗制御反応には関与しません．しかし，インスリンを経静脈的に投与し，低血糖を誘発したときに起こる下垂体のこの反応は，ACTH と成長ホルモンの分泌能を知る便利な指標として，下垂体機能評価の 1 つとして利用されています(インスリン負荷試験)．

»低血糖の症状

低血糖には 2 種類の症状がある．アドレナリン作動症状と，神経系の糖欠乏症状である．

対抗制御の一環として副腎髄質からエピネフリンが分泌されると，頻脈，脈圧開大，収縮期血圧上昇などの所見とともに，動悸や振戦といった，アドレナリン作動症状が起こる．

このようなエピネフリンがもたらす症状は，低血糖に対する早期の警告システムになります．著明な発汗もみられるでしょう．しかしそれは，後に述べるように，エピネフリンに起因するものではありません．

神経系の糖欠乏徴候として，昏迷，構音障害，認知障害，痙攣，昏睡などの神経細胞機能障害がみられ，ひどい場合には，死に至ることさえある．

発汗は低血糖のよくある徴候だが，これはコリン作動性のエクリン腺からの発汗である．低血糖の最中に生じる体温の低下が原因である．低血糖は，軽度の低体温に関連する．低血糖では深部体温のセットポイントが低下するため，発汗し放熱することで，体温を下げようとするのである．

ひどい低血糖のときは，患者はびっしょりと汗をかいているでしょう．**「この発汗はアドレナリン作動性である」というのは，偽のパールです．**アドレナリン作動性の発汗は，腋窩や，上口唇と鼻のあいだなどにあるアポクリン腺から起こります．低血糖に伴うのは，コリン作動性の交感神経を介した全身性の発汗です．

ウィップル(Whipple)の3徴とは，古典的な低血糖の診断基準であり，① 低血糖に合致する症状，② 有症状時に血糖値が低い，③ ブドウ糖投与による症状の改善の3徴候からなる．

低血糖の症状，とりわけアドレナリン作動症状は，わりと非特異的で，不安症状にも似ています．このような症状があるときの血糖値が正常であれば，低血糖症の診断は完全に除外されますから，別の原因を探すべきです．低血糖であるに違いないと思っても，その大部分はウィップルの3徴を満たさないものです．

低血糖の原因

薬剤(特にインスリンやスルホニル尿素薬)は低血糖の重要な原因である．

外因性インスリンの投与が，低血糖の原因として群を抜いて多い．その場合，血中にC-ペプチドがみられないことから，内因性インスリンの過多とは容易に区別できる．

インスリン分子の結合にかかわるC-ペプチドは，インスリン合成の過程で切り離され，インスリンとともに膵β細胞から血中に放出されます．市販のインスリン製剤には，C-ペプチドは含まれていません．

インスリンによる低血糖は，通常，糖尿病の治療がうまくいかなかった結果である．

特に，強化インスリン療法が行われているときによくみられます．

インスリンによる低血糖は，自殺企図や，人為的疾患としても起こりうる．

医療関係者や，インスリン療法中の患者の家族に低血糖がみられたら，詐病を疑わなければなりません．

エピネフリンによる身体徴候（頻脈，動悸，振戦）は，交感神経コリン作動性発汗とともに，低血糖の早期の警告症状となる．

何らかの自律神経障害によってエピネフリン反応を欠いた場合，患者は前触れもなく神経系の糖欠乏症状に襲われ，痙攣や昏睡といった重篤な症状を起こすかもしれません．

無自覚性低血糖は，長期のインスリン依存性糖尿病患者における重大な問題であり，低血糖発作を繰り返す原因になる．

インスリンが絶対的に欠乏した，長期にわたるインスリン依存性糖尿病患者では，グルカゴンの反応が起こらないことがよくあります．グルカゴン反応を維持するには，膵島中のインスリンが必要なようです．そのため，このような糖尿病患者では，低血糖への対抗制御反応はエピネフリンに大きく依存しています．ここに自律神経障害が加われば，低血糖発作を繰り返すリスクが著しく増すのは，当然のことですね．

空腹時低血糖は，最後の食事から十分に時間が経ち，吸収が終了した状態のときに起こる．インスリノーマ(insulinoma)が代表的な原因である．臨床経過は，神経系の糖欠乏徴候が前面に出る傾向にある．

インスリノーマの診断は，空腹時における血糖値とインスリン値の乖離によってなされる．

朝の空腹時に連続して，または72時間の絶食後に，血糖値とインスリン値を測定することによってインスリノーマを証明することができます．血漿C-ペプチドとプロインスリン値の測定も役立ちます．インスリノーマの患者では，成熟インスリン分子の前駆体であるC-ペプチドやプロインスリンが上昇していることがあるためです．

食後低血糖あるいは“反応性”低血糖は，食後1〜5時間で起こり，その時間は基礎疾患によって異なる．診断は，通常，5時間糖負荷試験と同時にインスリン値を測定することによってなされる．

食事に対するインスリンの反応が，通常より亢進していることが原因だと推測されます．食後の血糖値上昇が減衰してもなお，低血糖を引き起こすのに十分な量のインスリンが血中に存在するのです．そのため，インスリン値と血糖値に乖離が生じます．反応性低血糖によって神経系の糖欠乏症状が生じることは，まったくないわけではありませんが，かなりまれです．胃切除後患者では，胃内容物が早期に排出されてしまうのと同時に，インスリンが過度に上昇するため，食後1〜2時間で低血糖が起こります*．食後5時間での低血糖は，早期の糖尿病患者でみられることがあります．インスリン分泌反応が遅延しているためです．

＊少量頻回食とし，ゆっくりと摂取することを指導する．

空腹時低血糖は，非β細胞腫瘍が原因になることもある(腫瘍性低血糖)．

このタイプの低血糖は，巨大な塊状の間葉系腫瘍で最初に報告され，腫瘍による糖の消費が原因だと考えられていました．しかし，この説明はまったく説得力がありません．なぜなら，腫瘍の存在によって，肝臓からの糖の放出は抑制され，筋肉での糖の取り込みは増加するためです．非β細胞腫瘍からインスリンが産生されているのではないと判明したら，インスリン様効果をもつ別の腫瘍性液性因子が原因でないか，ただちに検査すべきです．

腫瘍性低血糖の大部分は，腫瘍によるインスリン様成長因子(insulin-like growth factor；IGF) 2 の産生が原因である．低血糖は重篤であることが多く，また，それが腫瘍の主症状になることもある．

不完全に合成されたIGF2が，インスリン受容体を刺激し，低血糖を生じます．インスリンそのものは抑制されます．多くの種類の腫瘍が，このまれな低血糖の原因になることが知られています．治療は，腫瘍を可能なかぎり取り除くことです．

アルコール性低血糖は，飢餓状態(血糖値の維持は糖新生に強く依存している)で飲酒したときに起こる．エタノールを代謝すると，肝臓にNADH*(補酵素)が増加するため，糖新生(前駆物質からブドウ糖を合成する反応)が抑制される．それにより，空腹時には糖新生によって維持されるはずの血糖値を保つことが困難になる．

著しい過飲酒の後に昏迷状態に陥るのが，アルコール性低血糖の典型的な臨床像です．大酒を飲んで意識を失っているあいだに，エネルギー源の備蓄は枯渇しているのが普通です．目覚めてすぐに飲酒を再開すれば，その最初のエタノールによって，糖新生を阻害する生化学カスケードが始まり，低血糖が引き起こされるのです．

* NADH：ニコチンアミドアデニンジヌクレオチド(NAD)還元型．さまざまな脱水素酵素の補酵素として機能する．NADは，酸化型(NAD^+)と還元型(NADH)の状態をとる．肝臓でエタノールが代謝されるとき，NAD^+が使用されNADHに変換される結果，NADH / NAD^+は増加する．そのため，NAD^+を使用する糖新生の反応と競合が起こる．

多発性内分泌腫瘍症候群
multiple endocrine neoplasia (MEN) syndrome

多発性内分泌腫瘍症候群には，遺伝的，臨床的に異なる 3 つの家族性の症候群があり，異なる内分泌臓器に腺腫様過形成や悪性腫瘍を生じる（表 7-3）．

臨床徴候は，内分泌腺への浸潤やホルモン分泌のパターンによって異なります．3 つの型すべてが常染色体優性遺伝であり，浸透率（penetrance）*1 は高く，表現度（expressivity）*2 はさまざまです．関連遺伝子は同定されているため，それぞれの症候群で遺伝子検査が利用できます．

*1 浸透率：ある病的遺伝子変異をもつ個体が，その疾患を発症する割合．
*2 表現度：各個体における形質の表現の程度．

》多発性内分泌腫瘍症 1 型（MEN 1）

MEN 1 は，膵臓（pancreas），下垂体（pituitary），副甲状腺（parathyroid）に病変を生じる（3Ps）．

腫瘍の組み合わせはさまざまです．患者にこのうちの 1 つの腫瘍がみられた場合，ほかの腺に腫瘍が発生するリスクは生涯にわたって存在します．そのため，スクリーニングは一生涯継続する必要があります．およそ 40% の患者は，3 腺すべてに腫瘍を生じます．MEN 1 は，“メニン（menin）”と呼ばれる転写因子をコードする腫瘍抑制遺伝子の変異が原因です．

MEN 1 で最もよくみられる徴候は，副甲状腺腫瘍による高カルシウム血症であり，患者の 90% 以上に生じる．

多くは無症候性の高カルシウム血症ですが，腎結石や腎石灰化が生じることもあります．散発性の副甲状腺機能亢進症では 1 腺だけの腺腫であることが多いのに対し，MEN 1 では副甲状腺のびまん性過形成または多発性腺腫がみられることが多いのが特徴です．

表 7-3 多発性内分泌腫瘍(MEN)症候群

	MEN 1	MEN 2A	MEN 2B
	ウェルマー(Wermer)症候群	シップル(Sipple)症候群	粘膜神経腫症候群
	腫瘍抑制遺伝子の変異による転写因子(メニン)の欠損	*RET* 癌原遺伝子の変異による受容体チロシンキナーゼの構造活性化	
副甲状腺機能亢進症(腺腫)	患者の 90% 以上	患者の 25%	まれ
膵島細胞腫瘍	患者の 30〜70%	なし	なし
下垂体腫瘍	患者の 50〜65%	なし	なし
甲状腺髄様癌	なし	患者の 90% 以上	患者の 90% 以上
褐色細胞腫	なし	患者の 50%	患者の 60%
粘膜神経腫・マルファン様体型	なし	なし	患者の 100%

膵島細胞腫瘍は MEN 1 患者の 60〜70% に合併する．インスリン，ガストリン，または血管作動性腸管ペプチド(vasoactive intestinal peptide；VIP)を分泌することがあり，それぞれのホルモン過剰に起因する症状を呈しうる．

ほとんどの場合，膵ポリペプチドも同時に分泌されますが，その臨床的意義は不明です．膵島細胞腫瘍はびまん性過形成または多発性腺腫であることが原則で，ときには膵臓だけでなく十二指腸壁にも病変を形成します．

膵島 β 細胞由来のインスリノーマは，MEN 1 の膵臓腫瘍の約 40% を占め，空腹時低血糖の原因になる．

とはいえ，インスリノーマの患者のごく一部が MEN 1 であるにすぎません．

膵非β細胞または十二指腸壁由来のガストリノーマは，胃酸の著しい分泌過多〔ゾリンジャー エリソン(Zollinger-Ellison)症候群〕の原因になる．その場合，重症で非典型的な消化性潰瘍を生じる．

ガストリノーマの患者のおよそ50%が，MEN 1と診断されます．

膵非β細胞由来の腫瘍が，VIPを分泌することがまれにある(VIPoma)．水様下痢，低カリウム血症，無酸症をきたし，WDHA症候群*，膵性コレラ，バーナー モリソン(Verner-Morrison)症候群ともいわれる．

MEN 1における膵島非β細胞由来の腫瘍には，同じくまれにACTH(クッシング症候群を引き起こす)，カルシトニンやグルカゴンを産生するものもあります．さらにまれですが，前腸由来のカルチノイド腫瘍によって，非典型的なカルチノイド症候群が引き起こされることもあります．

---

*WDHA症候群：watery diarrhea-hypokalemia-achlorhydria syndrome.

MEN 1では，患者の50〜65%に下垂体腫瘍が発生する．プロラクチン，成長ホルモン，また極めてまれにはACTHが分泌される．

腫瘍から分泌されるホルモンの種類に応じて，乳汁漏出，不妊症，インポテンス，末端肥大症や，まれにはクッシング病が引き起こされます．

》多発性内分泌腫瘍症2A型(MEN 2A)

MEN 2Aは，甲状腺髄様癌(患者の90%以上に合併)，褐色細胞腫(同じく50%程度)，および副甲状腺機能亢進症(同じく25%未満)からなる．

第10番染色体にある*RET*癌原遺伝子の変異による，受容体チロシンキナーゼの構造活性化が原因であることがわかっています．患者の家族は全員，この遺伝子変異のスクリーニングを受ける必要があります．

短期的に差し迫った問題となるのは褐色細胞腫です．血縁者の大部分は，発端者の症候性褐色細胞腫をきっかけとして，この病気が見いだされています．

MEN 2A における褐色細胞腫は，必ず副腎内に発生する．副腎髄質過形成が先行し，通常は多中心性発生を示す．発症時には両側性であることが多く，つねにエピネフリン分泌性である．

褐色細胞腫の有無は，尿中エピネフリンとメタネフリンの測定によって，必ず検索すべきです．もしあれば，甲状腺や副甲状腺の手術をする前に，褐色細胞腫を治療する必要があるのです．画像診断で片側性だった場合，病側副腎を外科的に切除したのち，症状や生化学的所見を再評価し，対側副腎に病変が存在しないかどうか確認する必要があります．両側性の場合，一般的には両側の副腎切除が行われます．

甲状腺髄様癌が長期的には最も問題になる．なぜなら，この腫瘍は侵襲性が強く，治療しなければ致死率が高いためである．甲状腺 C 細胞の過形成が先行する．患者はすべて，甲状腺全摘術を受けるべきである．

甲状腺髄様癌は，カルシトニン値の上昇を確認することによって診断できます．ときにはほかのホルモンを産生することもあり，例えば ACTH を産生した場合には，異所性 ACTH 症候群を呈します．繰り返しますが，この遺伝形質をもつ家族はすべて，甲状腺全摘術を受ける必要があります*.

*甲状腺髄様癌は，カルシトニンを分泌する甲状腺 C 細胞由来の腫瘍である．甲状腺髄様癌を発症した患者が甲状腺全摘術を受けるだけでなく，*RET* 癌原遺伝子変異をもつ，甲状腺髄様癌未発症の患者や血縁者はすべて，予防的な甲状腺全摘除が推奨されている．

MEN 2A における副甲状腺病変は，びまん性の過形成または多発腺腫であることが多い．

高カルシウム血症や，高カルシウム血症の合併症に関連する臨床症状を呈します．

》多発性内分泌腫瘍症 2B 型(MEN 2B)

MEN 2B は，*RET* 癌原遺伝子の別の変異が原因であり，甲状腺髄様癌，褐色細胞腫および粘膜神経腫からなる．

MEN 2B には副甲状腺機能亢進症は合併しません．しかし，MEN 2A と比べて，より侵襲性の高い甲状腺髄様癌を発症します*．

*甲状腺髄様癌の発症年齢も，MEN 2A より若年のことが多い．

MEN 2B における粘膜神経腫は，眼瞼や肥大した口唇にみられる，光沢のある腫瘤である．

神経腫はおそらく幼少期から存在しているのですが，MEN 2B が見いだされるのは，甲状腺腫瘤や褐色細胞腫に由来する発作症状が顕在化する若年成人期になってからです．甲状腺髄様癌や褐色細胞腫に対する管理は，MEN 2A と同様です．

MEN 2B では，マルファン様体型が通常みられ，消化管の神経節神経腫(ganglioneuroma)が消化管の蠕動障害に関与することもある．

原因となる遺伝子変異は，孤発例としてみられることも少なくありません．そのため，家族歴がないこともありえます．

甲状腺疾患 thyroid disease

》甲状腺機能の検査

甲状腺刺激ホルモン(thyroid stimulating hormone；TSH)は，甲状腺疾患のスクリーニングに適した検査である．ただし，甲状腺疾患である可能性が高い場合には，血中甲状腺ホルモン値の測定も必要である．

甲状腺機能亢進症を考慮している場合，遊離サイロキシン(T_4)と TSH に加え，トリヨードサイロニン(T_3)値も測定してください．

通常，血中 T_3 の 75～80％は末梢で T_4 から変換されたものである．内因性の甲状腺機能亢進症では，非常に多くの T_3 が甲状腺から分泌される．過活動状態にある甲状腺では，相対的にヨウ素が欠乏しているためである＊．

甲状腺機能亢進症，特にグレーブス(Graves)病(バセドウ病)において，T_4 よりも T_3 が際立って高値を示すのは，このような理由によります．

＊意味がわかるだろうか？ ヨウ素が甲状腺に取り込まれると，サイログロブリンのチロシン残基を 1 つまたは 2 つヨウ素化する〔モノヨードチロシン(MIT)またはジヨードチロシン(DIT)〕．ヨウ素化されたチロシン残基が縮合反応を起こし，チロシン残基中のヨウ素数によって T_3 か T_4 のいずれかが産生される．ヨウ素が 3 つ(MIT＋DIT)のものが T_3，4 つ(DIT＋DIT)のものが T_4 である．甲状腺内で相対的にヨウ素が不足すれば，ヨウ素数の少ない T_3 が産生されやすくなるということだろう．

T_4 値は正常で，T_3 値が上昇している場合，“T_3 中毒症(T_3 toxicosis)”と称される．

TSH 産生下垂体腺腫のような極めてまれな病態を除き，すべての甲状腺中毒症では TSH 値が抑制される．

病因を知るために，甲状腺機能亢進症のほぼすべての患者に対し，放射性ヨウ素による甲状腺シンチグラフィを実施すべきである．

以下に述べる例外的状況を除いて，甲状腺機能亢進症では甲状腺への放射性ヨウ素の取り込みが増加します．例えばグレーブス病では，びまん性に取り込みが亢進します．中毒性甲状腺腫では，結節部位では取り込みが亢進し，それ以外の部位では取り込みが減弱します．また中毒性多結節性甲状腺腫では，取り込みが亢進した領域のなかに，取り込みが減弱した領域が散在します．

放射性ヨウ素の取り込みが減弱する甲状腺機能亢進症は，数少ない，特異的な病態に限られる．それは，ヨウ素過剰，亜急性甲状腺炎や出産後甲状腺炎，人為的な甲状腺中毒症，そして卵巣甲状腺腫(struma ovarii)である(表7-4)．

治療量のヨウ化ナトリウムやアミオダロン(抗不整脈薬)の使用によって，内因性ヨウ素の貯蔵量は増大します．そのような状況では，取り込み能の評価のために投与した放射性ヨウ素が，著しく増加した貯蔵ヨウ素によって薄まるため，甲状腺に取り込まれる放射性ヨウ素の量は過小評価されることに注意してください．

亜急性甲状腺炎は，肉芽腫性甲状腺炎(granulomatous thyroiditis)あるいはドゥ・ケルバン(De Quervain)病としても知られ，おそらくウイルス感染による，疼痛を伴う甲状腺炎である．赤沈の著しい亢進と，甲状腺の圧痛がみられ，しばしば発熱を伴う．痛みは耳へ放散することが多い．

甲状腺ホルモンの反応は，2相性になるのが典型的です．最初に甲状腺ホルモン前駆体の過剰放出が起こり，数週後の甲状腺機能低下期を経て，数か月後に正常化します．甲状腺ホルモンの合成が増加しているわけではないため，抗甲状腺薬は使用しません．甲状腺機能亢進による症状の緩和には，抗炎症薬とともに，β遮断薬が用いられます．

出産後甲状腺炎は無痛性で，出産3～6か月後に起こる．甲状腺機能亢進期から甲状腺機能低下期に移行し，その後は大部分の患者で正常化する．

この場合も，抗甲状腺薬の役割はありません．

表7-4 放射性ヨウ素の取り込みが減弱する甲状腺機能亢進症

- ヨウ素過剰(無機ヨードやヨード造影剤)
- 亜急性甲状腺炎
- リンパ球性(無痛性)または出産後甲状腺炎
- 人為的甲状腺亢進症
- 卵巣甲状腺腫

甲状腺ホルモンの不正摂取による人為的甲状腺機能亢進症は，精神疾患の１つであり，医療従事者に最もよくみられる．甲状腺腫は伴わない．

卵巣甲状腺腫は，卵巣奇形腫に存在する異所性甲状腺を原因とする，極めてまれな疾患です．放射性ヨウ素の取り込みは，卵巣部では亢進しますが，頸部の甲状腺では減弱します．

》甲状腺機能亢進症 hyperthyroidism

グレーブス病は，自己免疫が関与する，最も典型的な甲状腺機能亢進症である．甲状腺刺激抗体（免疫グロブリン）が甲状腺のTSH受容体に結合し，刺激する．その結果，甲状腺はびまん性に腫大する．

甲状腺部の血管雑音（血流の増大を反映している）が聴こえれば，診断はグレーブス病だといっても過言ではない．

グレーブス病は圧倒的に女性に多くみられます．血液中の甲状腺刺激抗体を証明することによって，診断が確定します．

グレーブス病は，自己免疫が原因であるにもかかわらず，強い精神的ショックによって誘発されることがある．

グレーブス病患者が，甲状腺機能亢進症を起こすきっかけとなった精神的ストレスとして，自動車事故，自宅の火災，家族の死などが知られています．それには，おそらく交感神経系の賦活が関与しています．甲状腺濾胞上皮細胞は交感神経支配を受けていて，交感神経の刺激により甲状腺ホルモンの分泌が増加することが知られています．

グレーブス眼症（甲状腺眼症）は，線維組織，脂肪組織や炎症細胞の浸潤によって，外眼筋を含む眼窩内容物が腫脹するために起こる．その結果生じる眼球突出は，片側性のことも，両側性のこともある．

眼瞼後退，眼瞼裂の開大，見開いた眼などの症状は，どのような甲状腺機能亢進症でもみられるかもしれませんが，それらに加えて真の眼球突出症が生じるのは，グレーブス病に限られます．

グレーブス眼症の所見には，眼球突出のほかに，上方外側注視時に最も顕著な複視，結膜充血や，重症例ではさらに，視力障害の恐れのある網膜出血や乳頭浮腫などがある．

重度の眼症は，喫煙者にずっと多くみられます．

グレーブス病は，成人における片側の眼球突出症の最大の原因である．

腫瘍の眼窩内浸潤，眼偽性腫瘍，海綿静脈洞血栓との鑑別には，CT スキャンが有用です．

まれに片側の眼球突出症の原因となる頸動脈海綿静脈洞瘻の場合は，眼窩部に血管雑音を聴取する．

甲状腺機能亢進症でみられる臨床所見の多くは，甲状腺ホルモンの過剰による代謝の亢進を反映している．そのほか，甲状腺ホルモンの過剰によって引き起こされる，交感神経系の活性化に伴う症状もある．

体重減少，発汗，熱不耐症などがよい例ですが，心血管症状もまた，代謝率の亢進を反映したものです．なぜなら，いかなる酸素消費量の増加も，心拍出量の増加を伴うからです．そのため，脈拍や脈圧は亢進し，特に後者は心拍出量の良い指標になります．末梢血管抵抗と平均血圧は減少します．**「甲状腺機能亢進症は高血圧と関連する」というのは，偽のパールになりますね．**

近位筋の筋力低下もまた，異化亢進状態をあらわしています．眼瞼裂の開大，振戦，腱反射弛緩相の短縮などの症状は，すべてではないにせよ，甲状腺ホルモン過剰状態での交感神経系の活性化によって増悪し，β 遮断薬によって改善します．

“無気力性(apathetic)”甲状腺機能亢進症は，多結節性甲状腺腫またはグレーブス病によって甲状腺中毒症をきたした高齢患者でときにみられる．通常の亢進症状を欠き，体重減少や筋萎縮などの症状が前面に立つ*.

このようなグレーブス病の患者では，甲状腺腫はないか，あってもわかりにくいかもしれません．心房細動や心不全がみられることがあります．標準治療は放射性ヨウ素の内用による甲状腺アブレーションであり，患者本人や親戚たちが驚くほど症状が改善します．

* apathetic hyperthyroidism は甲状腺機能亢進症の非典型的な表現型の 1 つだが，決してまれではないとされている．典型的な甲状腺機能亢進症と異なり，無気力(apathy)，不活発，うつ状態などの症状が目立つ．

》甲状腺機能低下症 hypothyroidism

橋本病は，自己免疫性に甲状腺が破壊される慢性甲状腺炎で，米国における甲状腺機能低下症の主な原因である．甲状腺は，腫大することも，萎縮することもある．

自己免疫性甲状腺炎の別の一端にあるのが橋本病です．甲状腺刺激抗体が甲状腺を刺激するグレーブス病と違い，橋本病では自己免疫機序による甲状腺の破壊が起こります．甲状腺ペルオキシダーゼ(thyroid peroxidase；TPO)に対する抗体が診断に有用ですが，実際には主としてリンパ球の浸潤によって，自己免疫性に甲状腺が破壊されています．

TSH の上昇と TPO 抗体の陽性がみられれば，橋本病の診断が確定する．

ほかの甲状腺機能低下症の原因には，ヨウ素欠乏(甲状腺腫が起こる)や，甲状腺機能亢進症に対する放射性ヨウ素によるアブレーション後などがある．ヨウ素欠乏は，世界の内陸部に住む人々によくみられる*.

上記のほか，亜急性甲状腺炎や出産後甲状腺炎の経過中にも，一過性の甲状腺機能低下期があります．

* わが国ではそのようなことはないが，世界的には，特に海から離れた地域(大陸の内

陸部)や山岳地域において，ヨウ素欠乏症が多くみられる．そのため，ヨウ素が食用塩に添加されている地域もある．

甲状腺機能低下症患者の皮膚は，乾燥し，魚鱗癬のような外観を呈することが多い．β-カロテン代謝の低下による高カロテン血症のため，皮膚(特に手掌)が黄色がかってみえることもある．極端な場合，とりわけ冬季に，低体温や傾眠を起こすこともある．

甲状腺機能低下症では，ほとんどの活動は低下しますが，交感神経系の活動は亢進します．おそらく，熱産生の減少や心拍出量の低下を代償するためでしょう．そのため，血圧は上昇し，末梢血管抵抗は増加します．甲状腺機能低下症の治療によって，これらの症状は改善します．

低 T_3 症候群(low T_3 syndrome または "sick euthyroid syndrome")は，重症患者や消耗した患者でよくみられる．集中治療を要する患者には特に多い．末梢での T_4 から T_3 への変換が障害されるため，血中 T_3 は低値を示す．

低 T_3 症候群は甲状腺疾患ではなく，特異的な治療は必要ありません．これは，重篤な疾病や外傷によって異化の亢進状態に陥ったときに，エネルギー消費を減らすための防御的反応の一種なのでしょう．

甲状腺疾患の患者には，ヨウ素は有害に作用するため，使用すべきではない．

ヨウ素欠乏による甲状腺腫は，ヨウ素がほとんど含まれていない食物から，何とかすべてのヨウ素を抽出しようと，甲状腺が腫大してきたものです．そこに過剰なヨウ素を供給すると，はなはだしい甲状腺機能亢進症を起こします．これを，ヨードバセドウ(Jod-Basedow)効果といいます．ヨウ素欠乏性甲状腺腫の治療薬は，ヨウ素ではなく，サイロキシンです．同じ現象は，多結節性甲状腺腫でも起こりえますが，ヨウ素欠乏のときほど劇的なものではありません．造影剤に含まれるヨウ素は，甲状腺機能亢進症を引き起こすのに十分であることが多いです．橋本病の患者では，ヨウ素の過量摂取が甲状腺機能低下の原因になっていることがあります．正常な甲状腺と異なり，ウォルフ–チャイコフ(Wolff–Chaikoff)効果と呼ばれる，多量のヨウ素による甲状腺ホルモンの分泌抑制効果を回避することができないためです*.

* 多量のヨウ素が存在すると，甲状腺ホルモンの合成が一時的に抑制される．正常な甲状腺では，蓄積したヨウ素は甲状腺から排泄されていくが，自己免疫性甲状腺炎ではこの適応がうまくできず，甲状腺機能低下の一因になると考えられている．

カルシウム

同時にアルブミン値を測定しなければ，カルシウム値の解釈はできないため，カルシウム単独の測定には意味がありません．アルブミン値が 1 g/dL 低下すると，総カルシウム値は 1 mg/dL 低下します*．ルーチンの検査では測定されていないイオン化カルシウムは，副甲状腺ホルモンによって厳密に調整されています．

* 血清アルブミン値が 4 g/dL 未満の場合に用いる補正カルシウム値の計算式：補正カルシウム値(mg/dL) = 血清(総)カルシウム値(mg/dL)＋[4－血清アルブミン値(g/dL)]

高カルシウム血症 hypercalcemia

「外来患者でみられる高カルシウム血症は副甲状腺機能亢進症であり，入院患者で見いだされる高カルシウム血症は悪性腫瘍によるものである」――これは常套句だが，しばしば正しい．

スクリーニング検査で偶然発見された高カルシウム血症は，特にこれが当てはまります．副甲状腺ホルモン値を測定すれば，診断が確定します．ただし，家族性低カルシウム尿性高カルシウム血症の除外のため(高カルシウム血症の家族歴がある場合には特に)，24 時間尿中カルシウム量を測定すべきです．

家族性低カルシウム尿性高カルシウム血症では，副甲状腺や腎臓によるカルシウムの検知障害が原因で，軽度の高カルシウム血症と，24 時間尿中カルシウム排泄量の著しい低下がみられる．

これは良性の家族性疾患(常染色体優性遺伝)で，治療の必要はありません.

悪性腫瘍に伴う高カルシウム血症は，腫瘍随伴症候群の 1 つで，さまざまな腫瘍性疾患に合併する.

すべてではありませんが，多くの場合，年齢に応じた臨床評価を型のごとく行えば，責任腫瘍が見いだされるでしょう．腫瘍随伴性高カルシウム血症のメカニズムはよく解明されていて，固形腫瘍と液性(血液)腫瘍とで異なることもわかっています.

固形腫瘍による高カルシウム血症は，液性因子が原理である(腫瘍随伴液性高カルシウム血症)．すなわち，副甲状腺ホルモン受容体を刺激する，副甲状腺ホルモン関連蛋白(parathyroid hormone-related protein；PTHrP)の産生による.

腫瘍随伴液性高カルシウム血症では，骨転移はあることも，ないこともあります．高カルシウム血症は，腫瘍による直接的な骨溶解よりむしろ，PTHrP の作用によります．多くの腫瘍が PTHrP を産生しますが，肺扁平上皮癌と腎細胞癌で最もよく腫瘍随伴液性高カルシウム血症がみられます．健常者では血清中に PTHrP は存在しないため，高カルシウム血症の患者で PTHrP が検出されれば，腫瘍随伴液性高カルシウム血症と診断されます.

骨に転移した腫瘍が著しい骨溶解を引き起こしている場合には，それも高カルシウム血症に関与していることがあります.

血液腫瘍では，局所で産生されるサイトカイン(破骨細胞活性化因子)の作用によって直接的な骨溶解が起こり，高カルシウム血症を呈する．血液腫瘍のなかでは，多発性骨髄腫が最も典型的である.

破骨細胞活性化因子によって生じる骨病変は，完全に溶骨性であるため，アルカリホスファターゼ値や通常の骨シンチグラフィに異常はみられません．なぜなら，これらの検査は骨芽細胞活性を計測しているものだからです*．固形腫瘍の骨転移では，通常の X 線写真で完全に溶骨性変化がみられたとしても，溶骨部位の周囲にはわずかな骨芽細胞活性化部位が存在します．アルカリホスファターゼの上昇や骨シンチグラフィの異常が示しているのは，この造骨反応なのです．

＊骨型アルカリホスファターゼは，骨形成マーカーである．

ビタミンDやビタミンAの過剰症でも，高カルシウム血症が生じる．

健康食品として販売されているサプリメントには，どの程度のビタミンが含まれているかわかりませんし，食に固執する人ならそれらを大量に摂取するかもしれません．

ビタミンAの過剰は，頭蓋内圧亢進にも関与する．

》低カルシウム血症 hypocalcemia

低カルシウム血症の重要かつよく知られた原因として，副甲状腺機能低下症（術後性または自己免疫性），ビタミンD欠乏症，慢性腎不全（1,25-ジヒドロキシビタミンDの合成障害）や，高リン血症（カルシウムの沈着）があります．

まれだが潜在的に重要な低カルシウム血症の原因には，急性膵炎（鹸化を伴う脂肪壊死：カルシウム石鹸の形でカルシウムが沈着する）や，高度の造骨性骨転移（前立腺癌）などがある．

低マグネシウム血症は，低カルシウム血症や低リン血症に関与する．低カルシウム血症と低リン血症が同時にみられたら，低マグネシウム血症を想起しなさい．

アルコール多飲者や，利尿薬を長期間使用している患者に最もよくみられます．血清カルシウム値をもとに戻すには，マグネシウムの補充が本質的です．

低カルシウム血症の症状は，テタニーを含む，神経や筋の興奮性に関連するものが主であり，痙攣，喉頭痙攣から，死に至ることまである．

潜在性テタニーは，クボステック徴候やトルソー徴候によって誘発できることがあります．前者は，耳下腺部で顔面神経を軽く叩打すると，顔面筋にひきつれが生じる現象を，後者は，血圧計のカフで収縮期圧を超えて上腕部を圧迫し続けると，手の攣縮が生じる現象を指します*.

---

* トルソー徴候における手の攣縮は，母指は内転，中手指節関節は屈曲，指節間関節は伸展，手関節は屈曲位をとる．トルソーについては第13章　悪性腫瘍と腫瘍随伴症候群，肺腺癌，p.253 訳注参照.

過換気症候群では，しばしば潜在性テタニーを伴うが，血清カルシウム値の低下はみられない．呼吸性アルカローシスでは，血清蛋白とカルシウムの結合が亢進する結果，イオン化カルシウムが減少するためである*.

* 第10章　呼吸器，過換気症候群，p.199 参照.

副甲状腺機能低下症では，基底核の石灰化を生じることがあり，それによる錐体外路症状を伴うことがある.

低リン血症 hypophosphatemia

入院患者では，低リン血症はまれではありません．さまざまな原因があり，場合によっては重大な合併症をもたらすこともあります．低リン血症のよくある原因には，リン酸の細胞内取り込みの亢進，尿中排泄の亢進や，消化管吸収の低下があります．

飢餓状態が続いた後の栄養再開時や，コントロール不良の糖尿病のインスリン治療時には，リン酸の細胞内への取り込みが顕著に起こる．細胞内のリン酸は，細胞内での糖代謝やグリコーゲン合成に利用される.

糖尿病性ケトアシドーシスの回復期には，著明なリン酸の減少がみられます．なにしろ，糖尿病性ケトアシドーシスになった時点で，浸透圧利尿による尿中への喪失や，摂取量の減少によってリン酸が低下しているところへ，さらにリン酸の細胞内への取り込みが加わるのですから.

よくある低リン血症の原因の1つに，呼吸性アルカローシスがある．細胞内がアルカリ化すると，解糖およびリン酸の利用が促進されるためである．

アルコール多飲者や肝硬変患者に生じる低リン血症には，このメカニズムが関与しています．過換気症候群でみられる低リン血症は，まさにこれが原因で，さらにクボステック徴候があれば診断は確実です*.

---

*第10章　呼吸器，過換気症候群，p.199参照.

過度なリン酸尿は，副甲状腺機能亢進症(原発性または二次性)，ビタミンD欠乏症または不応症，腎のリン酸喪失性障害，腫瘍性骨軟化症でみられる．

PTHはリン酸排泄を直接的に促進します．ビタミンD欠乏症では，消化管からのリン酸の吸収障害に伴って，二次性副甲状腺機能亢進症が生じます．腎のリン酸喪失性障害は，多くの必須物質が尿中に喪失する，全般性の尿細管障害〔ファンコニ(Fanconi)症候群〕の一部であることもあります．その場合，結果としてくる病(rickets)がよく起こります．

X染色体連鎖性ビタミンD抵抗性くる病と腫瘍性骨軟化症では，リン酸塩だけが喪失し，ほかの物質やミネラルの喪失を伴わない．いずれの疾患も，リン酸の尿中排泄を促進させる蛋白質である，線維芽細胞増殖因子(fibroblast growth factor；FGF)23が原因である．

X染色体連鎖性優性遺伝のくる病では，変異型のFGF23が過剰に産生され，リン酸排泄が過度に亢進します．腫瘍性骨軟化症では，腫瘍随伴ホルモンとしてFGF23が産生されることにより，リン酸排泄の亢進が起こります．

FGF23を分泌する腫瘍は，小さく，間葉系由来の，非悪性の腫瘍であることが多く，ときに骨に発生しますが，原発巣の特定は困難であるのが通常です．腫瘍が取り除かれれば，リン酸尿は治癒します．

低リン血症の臨床症状は，低リン血症の程度と，体内総リン酸量の減少の有無によって決まる．重篤な症状には，代謝性脳症や筋力低下がある．赤血球 2,3-DPG が減少し，ヘモグロビン酸素解離曲線が右方移動することによって，組織への酸素運搬が障害される（図2-2，p.19 参照）．

重症例，特にアルコール多飲者では，横紋筋融解症を引き起こすことがあります．集中治療の場では，低リン血症が人工呼吸器のウィーニングの妨げになることもあるでしょう．

多尿 polyuria

多尿を主訴として受診する患者は多く，鑑別疾患は多岐にわたります．まず，夜間尿が存在するかどうか，次いで，1 回の排尿量は多いか，それとも少ないかを聴取すべきです．

夜間尿は，排尿過多の訴えの実証である．少量ずつ頻繁に排尿する場合は尿路の問題（膀胱炎や前立腺症状）が，1 回の排尿量が多い場合は腎臓や内分泌の問題が原因である可能性が高い．

腎臓の尿濃縮能が，腎疾患によって失われていることも，加齢によって徐々に失われてきていることもあります．

多尿の内分泌的原因には，高カルシウム血症や低カリウム血症（これらは腎の濃縮能を障害する），糖尿病（尿糖による浸透圧利尿）や，尿崩症〔抗利尿ホルモン（ADH）の欠乏〕がある．

》下垂体後葉（尿崩症 diabetes insipidus；DI）

多尿症や多飲症の評価では，中枢性尿崩症の除外が主要な課題の 1 つです．糖尿病は，体重減少がないことや，尿糖検査によって簡単に除外できるためです．

中枢性尿崩症は，視床下部や下垂体後葉におけるADHの合成・分泌不全が原因で，腎遠位尿細管や集合管での自由水の再吸収が妨げられる．特発性が最多だが，二次性の可能性を除外すべきである．

ADHは，アルギニンバソプレシン(AVP)と同義で，遠位ネフロンでの自由水の再吸収に必要なホルモンです．ADHが欠如すると，遠位尿細管や髄質集合管での水の透過性が失われます．

ADHは，視床下部の視索上核と脳室周囲核の神経細胞で合成されます．これらの神経細胞の軸索は下垂体柄に至り，下垂体後葉(神経性下垂体)を形成しています．特発性尿崩症で，ADHが突然産生されなくなる理由はわかっていません．

特発性中枢性尿崩症は，通常，突然発症する．患者はしばしば，尿崩症の症状が始まった瞬間を正確に覚えている(「そのとき，私は軒先のベンチに座っていて…」)．

尿崩症の患者は，冷たい水を飲みたがり，それ以外の飲み物は欲しない．そして尿からの水分喪失に負けないよう，大量の水を飲む．

主な鑑別疾患は，心因性多飲症による多尿です．心因性多飲症は，自発的に大量の水分を摂取するもので，多くの場合，何らかの精神疾患が関与しています．水制限試験によって，これらは十分に区別できます．ただし，尿崩症の患者は尿量が減らず，高度の脱水に陥る危険があるため，水制限試験は十分な監視下で行う必要があります．心因性多飲症の場合，飲水制限によって尿浸透圧は血漿浸透圧を上回りますが，ときには心因性多飲者の濃縮能が制限されていることもあります．それは，長期間の多飲による髄質の浸透圧勾配の洗い出し(washout)により，ADHの存在下で自由水の逆拡散が促されるためです*．

* ADHによって集合管の水チャネルが開くと，集合管内の自由水は浸透圧の高い腎髄質に向かって拡散する．髄質との浸透圧勾配が洗い出される(浸透圧勾配がなくなる)と，自由水が集合管側へ逆拡散し，尿の濃縮制限が起こることがある．

中枢性尿崩症は，外因性 ADH に対する反応性によって，腎性尿崩症と容易に区別できる．

中枢性尿崩症では，水制限試験の最後に ADH を投与すると，尿量の急峻な減少とともに尿の濃縮がみられます．一方，ADH に対する腎臓の反応性が障害されている腎性尿崩症では，ADH を投与しても十分な反応がみられません．

ADH の血中半減期は，ないに等しいほど短い．そのため，合成アナログであるデスモプレシン(1-desamino-8-D-arginine vasopressin；DDAVP)が治療や検査に用いられる．

デスモプレシンの開発によって，多尿を長時間コントロールできるようになり，中枢性尿崩症の治療はとても進歩しました．デスモプレシンは，いわゆるデザイナードラッグの先駆けで，天然のアルギニンバソプレシンがもつ 2 つの特性(短い半減期と血管収縮作用)をなくすように設計して創薬されました．

尿崩症の患者は，口渇機構が正常であるかぎり，体液量の減少や高ナトリウム血症をきたすことはない．血清ナトリウム値では，心因性多飲症と尿崩症とを区別できない．

口渇機構が正常なら，尿崩症の患者は多尿に見合った量の水を飲みます．どのような理由であれ，意識障害のあるときには，水分の in-out バランスを注意深くモニタリングするとともに，血清ナトリウム値を頻回に測定する必要があります．

妊娠中に起こる尿崩症は，一過性の尿崩症で，妊娠第 3 三半期に発症することが多い．胎盤性アミノペプチダーゼによって，内因性アルギニンバソプレシンの代謝が亢進することによる．

この疾患は，おそらく既存の潜在性中枢性尿崩症が関与すると考えられ，分娩後短期間(数日～数週)で寛解します．デスモプレシンは影響を受けないため，治療に有用です．

二次性中枢性尿崩症は，腫瘍，浸潤性疾患，下垂体手術や頭部外傷によって，下垂体後葉，下垂体柄や視床下部漏斗部が破壊されることによって起こる．

下垂体前葉の腫瘍は，よほど大きく，下垂体柄に浸潤しないかぎり，中枢性尿崩症をきたすことは通常ありません．本格的な尿崩症の発症を防ぐため，視床下部-神経性下垂体路には十分な ADH が蓄えられています．一方，頭蓋咽頭腫(craniopharyngioma)は，下垂体柄に好発するため，しばしば尿崩症を合併します．

下垂体内または頭蓋底の転移性腫瘍が，中枢性尿崩症の原因になることもある．その場合の原発部位は，典型的には乳癌で，肺癌もよくある．

サルコイドーシスやランゲルハンス細胞組織球症(Langerhans cell histiocytosis)*のような浸潤性疾患が，中枢性尿崩症の原因になることもあります．

* ハンド シュラー クリスチャン(Hand-Schüller-Christian)病，好酸球性肉芽腫症(eosinophilic granuloma)，レテラー ジーベ(Letterer-Siwe)病はいずれも，組織球の浸潤・増殖を特徴とすることから，ヒスチオサイトーシス X (histiocytosis X)と総称されるようになった(1953 年)．その組織球はランゲルハンス細胞であることが判明したため，1987 年以降，ランゲルハンス細胞組織球症と呼ばれている．

中枢性尿崩症の患者に特発性気胸がみられたら，原因は間違いなく肺のランゲルハンス細胞組織球症である．

下垂体前葉

》プロラクチン

高プロラクチン血症は，男女ともに性腺機能低下症と関連します．女性の場合，乳房が内分泌的に適切に成熟していれば，乳汁漏出が起こります．

高プロラクチン血症は，腫瘍(プロラクチノーマ)，下垂体柄を障害する病変，または薬剤によって引き起こされる．

最も高い血中プロラクチン値(100 μg/L以上)を呈するのは，下垂体前葉の腺腫によるものです．薬剤が原因の場合，ドパミン拮抗作用を有する向精神薬が最多ですが，薬剤性の多くは比較的わずかなプロラクチンの上昇にとどまります．

甲状腺機能低下症もプロラクチン値の上昇に関与することがあり，甲状腺機能低下症の治療によって正常化する．

プロラクチンは下垂体前葉ホルモンのなかで唯一，持続性抑制(tonic inhibition)を受けています．視床下部の調節ニューロンで産生されるドパミンが，下垂体前葉のプロラクチン産生細胞からのプロラクチン分泌をつねに抑制しています．

下垂体柄に病変が生じると，ドパミンによる持続性抑制が遮断され，プロラクチンの分泌亢進が起こる．

ドパミンの作用を阻害する薬剤は，高プロラクチン血症を引き起こします．逆に，ドパミン作動薬は，下垂体腺腫による高プロラクチン血症の治療に有効です．

カルマン(Kallmann)症候群は，低ゴナドトロピン性性腺機能低下症と無嗅覚症(嗅覚脱失)を呈する，特定の疾患を指す．

黄体形成ホルモン(luteinizing hormone；LH)と卵胞刺激ホルモン(follicle stimulating hormone；FSH)の分泌は，通常，ゴナドトロピン放出ホルモンによって調節されています．カルマン症候群では，視床下部でのゴナドトロピン放出ホルモンの産生不全によって，LH と FSH が欠乏します．男女どちらにも起こりうる疾患ですが，男性に極端に多くみられます．無嗅覚症は，嗅球の形成不全が原因です．低ゴナドトロピン性性腺機能低下症は嗅覚が正常な人にも起こりますが，嗅覚障害を合併したものを特にカルマン症候群と呼びます．

無嗅覚症の存在は，この質問によって引き出すことができる：「ベーコン料理の匂いを嗅いだことは？」(ほぼすべての人があるはず)

カルマン症候群は，LH と FSH の低下を伴う，混合性の性腺機能低下を呈します．思春期は遅発かつ不完全で，精巣は極端に小さく，二次性徴は欠くか，わずかにしかみられません．女性では，原発性無月経をしばしば伴います．

成長ホルモン

先端巨大症(acromegaly)は，長管骨の骨端線が閉鎖した後(成人期)に発生した，成長ホルモン産生腫瘍によって引き起こされる．成長ホルモンの過剰が骨端線閉鎖前に起これば，巨人症(giantism)になる．

成長ホルモンの効果の大部分は，インスリン様成長因子(IGF)1を介して発現します．IGF1は，成長ホルモンの刺激によって主に肝臓で産生されます．以前はソマトメジン-Cと呼ばれていました．血漿IGF1値の測定は，成長ホルモン過剰症の診断に有用です．

成人の場合，顔面の扁平骨が成長すると，鼻部や額部の拡大，顎の前突，歯間の開大がみられる．歯間開大は，先端巨大症を示唆する最も有用で特異的な徴候である．

単に鼻幅の広い，粗造な感じの顔にすぎないのか，それとも先端巨大症なのか？ 歯間が開大していれば，それは先端巨大症です．

成長ホルモン過剰症では，長管骨端の成長により関節表面が変形するため，変形性関節症の合併がよくみられます．末端が過成長する結果，手袋や靴のサイズも大きくなります．また，踵部の厚さが増します．

成長ホルモン過剰症の患者は，大腸ポリープや大腸癌の発生率が高い．それはおそらく，IGF1の細胞増殖作用のためと考えられる．

先端巨大症の患者では，心血管疾患(主な死因)や糖尿病の合併率も高いのです．

》下垂体梗塞 pituitary infarction

"下垂体卒中"とは，トルコ鞍内容物の腫脹を伴う，下垂体の壊滅的な急性出血性梗塞を指し，内分泌系と神経系の後遺症を呈する．

発症前には，眼窩後部痛や眼筋麻痺などの前駆症状があることが多く，重症例では昏睡に至ります．通常は下垂体腫瘍内の出血が原因で，よほど軽症でないかぎり，血腫除去術を要します．眼筋麻痺は，トルコ鞍の側壁をなす海綿静脈洞の内圧上昇を意味し，海綿静脈洞を走行する動眼神経(III)，滑車神経(IV)，外転神経(VI)が圧迫される結果生じます*．

＊海綿静脈洞の外側壁を動眼神経，滑車神経，三叉神経の第1枝と第2枝が，海綿静脈洞内を内頸動脈，外転神経が走行する．

妊娠中は，下垂体は腫大するのが通常で，血流も増している．この状況では，トルコ鞍という強固な構造内にある下垂体は，産科的エマージェンシーに直面した際などに梗塞を起こしやすい．特に，分娩時の大量出血に伴う下垂体の梗塞・壊死は，シーハン(Sheehan)症候群として知られている．

下垂体卒中と異なり，下垂体梗塞自体は無症状であることが多いが，数週から数年後に，汎下垂体機能低下症を起こす．

多くの場合，乳汁分泌不全が出産後下垂体不全の初発症状である．

さらに，無月経，甲状腺機能低下症や副腎不全がみられるようになるのが，臨床像のすべてです．画像所見は，"トルコ鞍空虚(empty sella)"を呈します．

》髄液鼻漏 cerebrospinal fluid rhinorrhea

感染やアレルギーがないにもかかわらず，大量の，透明な漿液性の鼻漏がみられる場合，髄液漏を想起しなさい．髄液鼻漏の原因には，侵襲性下垂体腫瘍，外傷，トルコ鞍部の術後合併症や頭蓋内圧亢進などがある．

ベッドサイドですぐにできる検査法は，グルコースオキシダーゼ試験紙*1を用いて，鼻漏中の糖が陽性であることを示すことである.

残念ながら，この簡便な検査法は，血液の混入による偽陽性や，髄液糖値が低い場合の偽陰性がありうることから，あまり好まれなくなりました．髄液の蛋白質成分であるβ-2 トランスフェリン(血中には存在しない)の検出が，より特異的な検査として推奨されています*2．とはいえ，実際に大量の透明な鼻漏をみたときには，糖試験紙はとても有用で，結果もすぐにわかります.

---

*1 尿糖を検査するときに用いられる試験紙(ディップスティック)である．通常の鼻汁には糖は含まれないが，髄液には糖が含まれることを利用する.

*2 β-2 トランスフェリンは，髄液に含まれているが，通常の鼻汁や血液には含まれない.

副腎皮質

》副腎機能の検査

副腎皮質の機能低下は，ACTH 刺激試験に反応しないことによって診断される．副腎皮質の機能亢進は，糖質コルチコイドの投与に対しステロイド産生が抑制されないことによって診断される．刺激試験には合成 ACTH を，抑制試験には強力な合成ステロイドであるデキサメタゾンを用いる.

ACTH 刺激試験には，全分子 ACTH ポリペプチドの最初の 24 アミノ酸残基からなる，合成 ATCH〔コシントロピン(cosyntropin)〕0.25 mg が用いられます．この試験は，1 日のどの時間帯に実施してもよく，0，30，60 分の時点で血液検体を採取します．コルチゾール値が，前値(0 分)より 7 μg/dL 以上増加し，かつ，絶対値が 18 μg/dL を超えるのが，正常反応の基準です．この試験は，下垂体の ACTH 貯蔵量を測定しているわけではないですが，正常な反応がみられた場合，重篤な疾患や手術に対しても副腎皮質は適切に反応するとみなすのが通常です．あくまで，臨床経験に裏づけられた仮定ではありますが.

»副腎不全 adrenal insufficiency

原発性副腎機能低下症(アジソン病)の主な原因は，自己免疫機序，感染，出血，あるいは転移性腫瘍によって，副腎が破壊されることによる．原発性副腎機能低下症では，鉱質コルチコイドと糖質コルチコイドのいずれもの機能が失われる．

特発性アジソン病は，原発性副腎機能低下症の最多を占め，自己抗体やT細胞によって副腎が障害されることが原因です．以前は，結核が最も多い原因でした．結核以外の感染症でも(とりわけ肉芽腫性疾患)，またAIDS患者では特に，副腎が障害されることがあります．

副腎は転移性沈着物がよくみられる場所ではあるが，転移性腫瘍によって副腎不全をきたすことはまれである．大部分の副腎が破壊または置換されないかぎり，顕性の副腎不全は起こらないためである．

転移性副腎腫瘍の原発巣として最も多いのは肺で，組織型では腺癌が最多である．

両側副腎出血は，まれな病態だが，急性の(後に慢性の)副腎不全をきたすことが多い．副腎出血は，抗凝固療法を受けている患者や，凝固異常症の患者に最もよくみられる．

副腎出血の多くは，術中または侵襲的な疾患の最中に起こります．

副腎出血の症状は，ショックを伴う側腹部痛または背部痛である．画像所見は，両側の副腎腫瘤がみられる．

救命のため，ストレス量のステロイド補充と生理食塩水の補液を，迅速に行う必要があります．

慢性原発性副腎不全の臨床症状には，体重減少，倦怠感，筋力低下，悪心や嘔吐，腹痛，低血圧，過剰な色素沈着などがある．

高カリウム血症(アルドステロン欠乏)，低ナトリウム血症

(体液量減少)，好酸球増多(コルチゾール欠乏)，胸部X線写真の心陰影の縮小(体液量減少)やカルシウム値の上昇をしばしば伴います．イオン化カルシウムではなく，結合カルシウムが増加するため，生理作用を呈することはありません．ACTH値の上昇がみられ，これは診断に有用であるとともに，過剰な色素沈着の原因になります．

下垂体不全に伴う続発性副腎機能低下症では，アルドステロンは影響を受けないため，体液量の減少は起こらない．また，ACTHは低値のため，過剰な色素沈着も生じない．

続発性副腎機能低下症でみられる低ナトリウム血症は希釈性であり，糖質コルチコイドの欠乏を反映しています．一定量のコルチゾールがなければ，ADH非存在下であっても，遠位尿細管および集合管における水の透過性(再吸収)が保持されるのです．

続発性副腎機能低下症では，カリウム値は正常です．鉱質コルチコイドの補充は必要ありません．原発性副腎機能低下症では，コルチゾール(またはプレドニゾン)に加え，合成鉱質コルチコイド(フルドロコルチゾン)が必要になるのとは対照的ですね．

副腎不全が，家族性の自己免疫性多腺性内分泌不全症〔シュミット(Schmidt)症候群〕の部分症であることがある．この症候群では，副腎のほか，下垂体，卵巣，甲状腺，膵内分泌腺などが障害されうる．

多腺性自己免疫症候群(polyglandular autoimmune syndrome；PAS) 2型としても知られています．遺伝形式は複雑で，完全には解明されていません．PAS 1型は小児期に発症し，原発性副腎不全のほか，皮膚粘膜カンジダ症や副甲状腺機能低下症が含まれます．シュミット症候群に関連するほかの自己免疫疾患には，白斑症，脱毛症，若年性白髪，重症筋無力症，悪性貧血などがあります．

»副腎の抑制

日常臨床で最もよく遭遇する副腎不全は，外因性の糖質コルチコイドの投与に伴って起こる，臨床的に有意な副腎抑制である．抑制効果を発揮するだけのステロイド(プレドニゾン換算で 20 mg/日以上)が，14 日以上投与されている場合には，その患者の副腎は抑制されていると考えるべきである．副腎機能の抑制は，糖質コルチコイドが中止された後も，1 年程度は続くとみなしなさい．

さまざまな意見がありますが，もし患者が十分量のステロイドを 2 週以上，この 1 年以内に使用したことがあれば，ストレス量のステロイドを投与するのが賢明です．一般的には，ステロイド治療が 14 日未満であれば，副腎は抑制されていないとみなします．また，ステロイドを用いずに 1 年が過ぎれば，もはや副腎は抑制されていないと考えて構いません．

ストレス量のステロイドとは，生理的状況下で分泌されうる最大量に匹敵すべきである．

分泌されるステロイドの最大量は，1 日あたり，ヒドロコルチゾン換算で 300 mg 程度ですが，重症疾患や手術の際に補充する場合，経静脈的にヒドロコルチゾン 200～250 mg/日程度(または，それに相当するステロイド)を用いれば，通常は十分です．

アルドステロンの分泌は，アンジオテンシン II とカリウムによって調節されるのであって，ACTH によるのではない．そのため，副腎の抑制状態や下垂体不全の場合には，鉱質コルチコイドを補充する必要はない．

血漿アルドステロン値は，ACTH に反応して急峻に増加しますが，その増加は持続しません．また，ACTH のない状態でも，アルドステロンの調節は正常に保たれることがわかっています．

》副腎皮質機能の亢進

クッシング症候群とは，糖質コルチコイドの過剰を指す，一般的な用語である．クッシング病は，下垂体からACTHが過剰に産生されることによる，二次性のコルチゾール過剰症を指す．クッシング病は，通常，下垂体のACTH分泌細胞由来の微小腺腫が原因である（表7-5）．

クッシング病は，内因性コルチゾール過剰の最も一般的な原因で，症例の2/3以上を占めます．クッシング症候群全体の原因としては，抗炎症薬や免疫抑制薬として用いた糖質コルチコイドの副反応，すなわち医原性クッシング症候群が最多です．

少量デキサメタゾン抑制試験（0.5 mg，6時間毎，2日間）は，クッシング症候群の診断のために行う．高用量デキサメタゾン抑制試験（2.0 mg，6時間毎，2日間）は，クッシング病と，それ以外のクッシング症候群との鑑別のために行う．24時間尿中遊離コルチゾールと血漿コルチゾールが極めて低値に抑制されれば，抑制ありと判断する．

表7-5 クッシング症候群

原因	ACTH値	診断	臨床的特徴
下垂体微小腺腫（クッシング病）	↑	少量デキサメタゾンで抑制なし；高用量デキサメタゾンで抑制あり	典型徴候（満月様顔貌，バッファローハンプ，幅広い紫色の皮膚伸展線条，高血圧）
異所性ACTH症候群	↑↑	高用量デキサメタゾンで抑制なし	低カリウム性アルカローシス；過剰な色素沈着；高血圧；筋力低下；糖尿病
副腎腺腫	↓↓	高用量デキサメタゾンで抑制なし；画像診断	典型徴候
副腎癌	↓↓	高用量デキサメタゾンで抑制なし；副腎性アンドロゲン↑；画像診断	巨大腫瘤；典型徴候＋アンドロゲン作用
外因性糖質コルチコイド	↓↓	ACTH刺激試験で反応なし	典型徴候；筋力低下；ステロイド精神病

オーバーナイト・デキサメタゾン抑制試験は，優れたスクリーニング検査法である．深夜11〜12時に1 mgを内服し，朝8時に血漿コルチゾール値を測定すると，通常は極めて低い値に抑制されている．

もし血漿コルチゾール値が利用できない場合，注意深く採取した唾液中のコルチゾール値で代用することがあります．オーバーナイト・デキサメタゾン抑制試験で正常な反応がみられれば，臨床的に疑われた患者の大部分で，クッシング症候群を除外することができます．24時間尿中遊離コルチゾール値が正常である（抑制されていない）ことが，クッシング症候群の確証になるでしょう．

このスクリーニング検査で誤った結果を示す（クッシング症候群でないが，コルチゾールの抑制がみられない）ことがあるのは，肥満者，うつ病，アルコール多飲者*，デキサメタゾンの代謝を亢進させる薬（フェニトイン，リファンピシン，カルバマゼピン，バルビツール酸など）を使用している患者である．

このような患者では，2日間の少量デキサメタゾン抑制試験によって，クッシング症候群であるか否かを識別します．デキサメタゾンの代謝を亢進させる薬剤を使用している患者の場合，ほかの検査法を選択するか，当該薬剤またはデキサメタゾンの用量を調整し，デキサメタゾン値を測定してから検査を実施することが必要になります．

---

*これらの患者では，ATCHの分泌がやや過多になっているためと考えられる．

少量抑制試験で抑制がみられなかった（クッシング症候群の存在が確定した）患者には，高用量抑制試験を行い，クッシング病（抑制される）と異所性ACTH症候群（抑制されない）を鑑別しなさい．

MRIで下垂体腺腫を確認するか，画像所見ではっきりしない場合には，錐体静脈血サンプリングによって確定することがときにあります．

副腎腺腫や副腎癌は，ACTH 非依存性のクッシング症候群を呈する．原因が副腎にあるこれらの疾患では，ATCH 値は抑制されている．

画像所見では，副腎に腫瘤がみられます．副腎癌の場合，巨大な腫瘤として発見されることがほとんどです．対側の副腎は抑制されているため，副腎腫瘤の摘除後は，対側の副腎機能が回復するまでのあいだ，ステロイドの補充を要します．回復のためには，生理量以下のコルチゾール値になる期間を設けることが必要で，長期にわたることが通常です．

大部分の副腎癌は，クッシング症候群を呈さない．その場合，腫瘍だけの問題になる．副腎癌がコルチゾールを過剰産生している場合には，副腎性アンドロゲンもまた，しかも著明に，増加している．

副腎性アンドロゲンは，24 時間尿中の 17-ケトステロイド (17-KS) を測定することによって，最も適切に評価できます．副腎癌とは対照的に，副腎腺腫が副腎性アンドロゲンを過剰産生することはありません．

クッシング症候群の身体徴候には，幅広い紫色の皮膚伸展線条や，近位筋の筋力低下などがあり，診断に極めて有用である．

例えば，肥満や多毛がみられる多嚢胞性卵巣症候群 (polycystic ovarian syndrome) の女性では，皮膚伸展線条は桃色で幅が狭く，筋力は良好に保たれています．

クッシング症候群の典型的な身体徴候は，異所性 ACTH 症候群ではみられないことがしばしばある．異所性 ACTH 症候群では，皮膚伸展線条を伴う体重増加や中心性肥満の代わりに，低カリウム性アルカローシスと過剰な色素沈着が最も典型的な所見である．

典型的な異所性 ACTH 症候群では，ACTH は極めて高値を示します．ACTH には α-メラノサイト刺激ホルモン活性があるため，過剰な色素沈着をきたします．低カリウム性アルカローシスもACTHの過剰によって二次性に起こるもので，ACTHが副腎を刺激し，さまざまな非アルドステロン性鉱質コルチコイドが産生されることによります．糖質コルチコイド誘発性インスリン抵抗性によって，2型糖尿病を合併することもあります．

異所性ACTH症候群においてクッシング症候群の典型徴候がみられないのは，体重増加ではなく体重減少が起こることと，クッシング症候群を呈するほかの疾患と比較して徴候の発現が著しく速いことが理由です．

小さな気管支カルチノイド腫瘍による異所性ACTH症候群では，腫瘍の成長が遅く，典型的な下垂体性クッシング症候群（クッシング病）と同程度のACTH値を呈するため，その臨床徴候は，異所性ACTH症候群よりむしろ，クッシング病に類似します．

異所性ACTH症候群は，神経内分泌腫瘍に関連することが多く，肺小細胞癌によるのが典型的である．

多くの腫瘍がACTHを産生するようですが，異所性ACTH症候群を呈するほど過剰に産生するのは，神経内分泌細胞由来の腫瘍です．そのため，肺小細胞癌（最多），気管支や胸腺のカルチノイド，甲状腺髄様癌，膵島細胞腫瘍，褐色細胞腫などはすべて，異所性ACTH症候群に関与します．

»バーター症候群 Bartter's syndrome

1962年に，フレデリック・バーター（Frederick Bartter：1914～1983）らが，低カリウム血症，アルカローシス，高レニン血症，傍糸球体装置の過形成を伴い，正常血圧を示す患者群を報告しました．当初，その病態生理は，アンジオテンシンIIの昇圧効果に対する反応性の減弱か，腎のナトリウム保持機能の減弱の問題だと考えられていました．遺伝子解析を含むその後の研究により，尿細管の機能不全が原因であることが明らかにされました．

バーター症候群および類縁疾患である〔ギッテルマン（Gitelman）症候群〕は，常染色体劣性遺伝形式を示し，腎におけるナトリウム再吸収の障害による体液量減少と，二次性アルドステロン症に伴う低カリウム性アルカローシスを呈する．

バーター症候群は，ヘンレ(Henle)のループの太い上行脚におけるナトリウム(Na)の再吸収障害が原因です．この異常は，クロライド(Cl^-)チャネルの遺伝子変異に基づいています．ギッテルマン症候群は，実際にはバーター症候群よりずっと高頻度にみられ，遠位尿細管のNa–Cl共輸送体の機能不全が原因です．そのため，バーター症候群はループ利尿薬のような，ギッテルマン症候群はサイアザイドのような振る舞いをみせます．どちらの疾患も，濃縮能の障害に関連します．また，ギッテルマン症候群ではマグネシウムの喪失も起こるため，低マグネシウム血症を伴います．

バーター症候群か，それとも利尿薬の乱用か？ 答えは，ほとんどつねに，利尿薬の乱用である．

バーター症候群は極めてまれな疾患です．低カリウム性アルカローシスを呈する，バーター症候群が疑われるような患者の大部分は，結局のところ，隠れて利尿薬を使っていることが判明します．

低カリウム性アルカローシスの鑑別診断には，バーター症候群やギッテルマン症候群のほかに，原発性アルドステロン症，二次性アルドステロン症，異所性ACTH症候群，利尿薬の乱用，反復性嘔吐(胃酸喪失による代謝性アルカローシス)などがある．

病態生理を理解すると，これらの疾患のほとんどが明確に区別できます．原発性アルドステロン症では血圧は上昇し，血漿レニン活性は抑制されています．二次性アルドステロン症ではレニン活性は亢進し，基礎疾患によって血圧は正常または高値を示します(肝硬変では低〜正常値，悪性高血圧では高値)．異所性ACTH症候群ではレニン活性は抑制され，過剰なACTHの作用によってアルドステロンは減少，アルドステロン以外の鉱質コルチコイドは増加します．また，高血圧と，高率に糖尿病を伴います．嘔吐や胃管吸引による胃酸喪失に伴うアルカローシスでは，尿中クロライド濃度の低下がみられます．

摂食障害の若年女性や，医療従事者の場合，利尿薬の乱用を疑いなさい．

尿中の薬物（利尿薬）分析によって確定診断します．BMI（body mass index）が極端に低い，過度な運動，病院でもアイメイクや口紅を使用するなどの点が，診断の手がかりです．

》神経性食欲不振症 anorexia nervosa

神経性食欲不振症は，過食症（bulimia）を伴うことも，そうでないこともありますが，基本的に重篤な精神疾患であり，食欲の制御やボディ・イメージに関する障害があります．重症例では，交感神経活動の低下による低血圧や徐脈を呈します．

神経性食欲不振症は，若年女性に最もよくみられる．身体診察では，極度のるい痩にもかかわらず乳房サイズは比較的保たれていること，細いうぶ毛が体全体に目立つことなどが診断の鍵になる．もし，過食症の合併があれば，ステンセン（Stensen）管の炎症による耳下腺腫大や，歯のエナメル質の侵蝕（酸蝕症）がみられることがある．

利尿薬を乱用していることもありますから，電解質異常がみられる場合には，そのことを疑う必要があります．

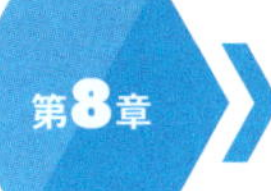

発熱・体温調節・熱産生

深部体温の中枢による調節

ヒトの体温は，視床下部の働きによって，およそ37℃のセットポイント（設定温度）に調節されている．それには，熱の産生・保持・放散からなる一連の複雑なメカニズムがかかわっている．

恒温性は，熱産生，熱保持，そして熱放散のバランスの上に成り立っています．これは，視床下部の指揮のもとで，心血管系と代謝系一連の絶妙な協調反応によってなされ，さらに末梢の効果器において細かく調整されます．これらの反応には，自律神経系，骨格筋，動静脈，汗腺や褐色脂肪細胞が関与しています．

発熱 fever と高体温 hyperthermia

発熱は，体温のセットポイントが上方修正されたことをあらわします．解熱薬は上昇したセットポイントを下げる作用を有します．

発熱と高体温とを区別しなさい．

高体温は熱放散機序の障害か，熱放散能力を超える熱産生が起こることが原因です．体温調節中枢のセットポイントが上昇するためではありません．

感染症で発熱するのは，炎症細胞からサイトカインが放出されることによる．

実際，最初に報告されたサイトカインは，細菌への曝露後に宿主の白血球から放出されたものであったことから，“内因性発熱物質”と呼ばれました．それまでは，細菌性物質そのものが発熱の原因と考えられていたのです．腫瘍細胞から放出されるサイトカインも同様に，悪性腫瘍に関連する発熱を引き起こします．

熱産生

熱産生と発熱とは同義ではない．

恒温動物では，基礎熱産生（または基礎代謝率）は全身のミトコンドリアによって安静時に産生される熱を意味します．基礎代謝率は甲状腺ホルモンによって調整されています．

過度の発汗は，体温の上昇はなくても熱産生が増加していることを示す臨床徴候である．

甲状腺機能亢進症では基礎代謝率（熱産生）は増加しますが，増加した熱産生が熱放散能を上回らないかぎり，体温の上昇はみられません．

熱産生と熱放散

熱放散機序には発汗と血管拡張がある．

血管拡張は皮膚を介する放熱によって，発汗は気化熱によって体を冷やします．後者は汗腺に分布するコリン作動性交感神経により制御されています．

体温が 1℃ 上昇すると，代謝率は 10〜13% 増加する．これは，遷延する発熱性疾患で体重減少が起こる一因である．

外気の条件によらず正常の体温を保つ（恒温性）には，非常に多くのエネルギーを消費します（通常の成人なら総エネルギー産生量の約 50%）．

悪寒は体温の上昇が急峻であることを反映している．これは，特定の原因の発熱を意味するものではない．

ガタガタと震えること(筋運動)によって熱が産生されます．発熱性疾患で体温が上昇する際に，震えは悪寒として自覚されます．**「悪寒は主にグラム陰性菌感染症の際にみられる」というのは，偽のパールになりますね．**

褐色脂肪細胞は熱産生器官である．

熱産生における褐色脂肪細胞の生理的な役割は，小型哺乳類やヒトの新生児ではよく理解されていますが，成人においては長いあいだ意味のないものとみなされてきました．しかしいまでは復権を果たし，褐色脂肪細胞は多くの成人で機能していると一般に考えられています．**「褐色脂肪細胞が成人では存在しない，あるいは機能していない」というのは，偽のパールです．**肥満の病態における褐色脂肪細胞(またはその欠如)の本質的な役割については，研究が進められているところです．

褐色脂肪細胞における代謝熱の産生は，交感神経系が $\beta3$ 受容体を介して褐色脂肪細胞の代謝を活性化することによって調節されています．脱共役蛋白質を介し，褐色脂肪細胞のミトコンドリアで脱共役が起こると，基質の酸化反応で生じたエネルギーは，アデノシン三リン酸(ATP)の合成ではなく熱の産生をもたらします．胸部の大血管の周囲には褐色脂肪細胞が豊富に分布し，産生された熱を循環を介して全身に届けるのに一役買っています．褐色脂肪細胞での熱産生は慢性的な寒冷刺激によって著しく亢進し，寒冷順応として知られています．寒冷順応状態では，寒冷曝露の際に，震えによる熱産生の必要性が代謝熱によって補われます．

ヒトでは，四肢が体温調節に重要な役割を果たす．

四肢の動脈や表在静脈の収縮によって熱が保持されます．静脈収縮，特に四肢の表在静脈の収縮は $\alpha2$ アドレナリン受容体を介して行われます．一方，四肢の動脈周囲で静脈叢を形成する深部静脈は，$\alpha1$ 受容体による支配をより強く受けています．外部からの寒冷刺激は，深部静脈における $\alpha1$ 受容体のノルアドレナリンに対する親和性を低下させるとともに，表在静脈の $\alpha2$ 受容体の親和性を増加させることによって，深部静脈系への血液の流入を促進します．深部静脈は，四肢に血流を供給する動脈の周囲で静脈叢を形成し，対向流による熱交換機序の解剖学的な基盤になっています．このような血管系の変化によって，四肢を灌流する動脈系から中心部の大血管系に熱を効率的に移動させます．温暖な環境や，運動時に熱の喪失が必要な場合には，逆の血管系の変化によって熱放散が促進されます．

解熱薬を処方する場合，発熱時に頓用するよりも，定期的（等間隔）に投与するほうがよい．解熱薬の効果が低下した後に再び頓用することによって，熱産生と発汗とが繰り返されることを避けるためである．

発熱反応の際は，熱の産生と保持とのいずれもが起こるため，深部体温が上昇します．深部体温が新たな（発熱時の）セットポイントを下回っているうちは，患者は逆説的に寒気を感じます．感染の鎮静化や解熱薬の投与によって発熱が途絶えると，血管拡張や発汗により熱が放散されます．すると今度は，深部体温が正常のセットポイントを上回る状態になるため，患者は逆に暖かく感じます．

体温の日内変動

典型的な発熱は，夕方にピークがあり朝には下がる，1日1回のスパイクを形成する．

しかし，非典型的な熱型を特徴とする疾患もあります．

成人スティル病や若年性特発性関節炎*では，1日2回の発熱のスパイクがしばしばみられる．

これらの疾患は，成人における診断のつかない発熱性疾患の原因として重要です．症状は非特異的（関節痛，発熱，咽頭痛）で，残念ながら特徴的な皮疹は一過性であるため，診断を確定するのは困難です．炎症マーカー（白血球，血小板，フェリチン）は極めて高値を示すのが典型的です．

* 以前は若年性関節リウマチと呼ばれていた．

マラリアの病初期には，典型的な 2 日毎または 3 日毎の熱型にはならない．そのため受診時には，発熱のスパイクが連日みられるのが通常である．

流行地域から帰国した患者にスパイク状の高熱，頭痛と倦怠感がみられたら，特に予防薬を適切に使用していなかった場合には，必ずマラリアを想起すべきです．

遷延する発熱性疾患のうち，なかなか診断のつかないものは，往々にして悪性疾患が原因である．

培養や画像検査を繰り返しても診断のつかない発熱のために入院した患者には，潜在性感染症よりむしろ，潜在性悪性腫瘍が見つかることが多いのです．

寝汗

なぜ発熱している患者は(発熱していなくても)，夜間に汗をかくのでしょうか？*

*病的な寝汗とは，夜間に衣類を取り換える必要があるほど，びっしょりと汗をかくことを指すことが多い．

睡眠中，深部体温はおよそ 0.5℃ 低下する．セットポイントの低下に応じて熱放散機序が活性化し，発汗や血管拡張をきたす．

実際の体温は低下したセットポイントを上回るため，体温は下がっても患者は逆説的に暑いと感じます．

第9章

感染症

発熱患者を前にしたとき，しばしばこのような臨床問答が交わされます．「感染症は存在するのか？」「もしそうなら罹患臓器はどこで，可能性の高い起因微生物は何か？」「感染症でないのなら，原因は何なのか？」

不明熱 fever of unknown origin

最新の検査を駆使してもなお診断のつかない遷延性の発熱(>38.3℃が2〜3週)は，この数十年のあいだにずいぶん少なくなりました．画像診断や微生物学的技術の発達によって，潜在感染症がよりきちんと見いだされるようになったことが主な理由です．しかし，興味深いことに，不明熱の基本的な原因は驚くほど変化がありません．感染症(結核を含む)，悪性腫瘍(特にリンパ増殖性疾患)，そして膠原病・血管炎(自己免疫疾患)です．

徹底的に検査して感染症が除外されたなら，多くの場合，診断のつかない遷延性発熱の原因は潜在性の悪性腫瘍である．

ただし，原因がわからないまま完全によくなってしまう患者もいれば，まったく診断がつかないまま発熱を繰り返す患者もいることを覚えておいてください．診断困難な遷延性発熱では，肺外結核はやはり考慮すべきでしょう．

特定部位の感染症

》尿路および腎臓

下部尿路感染症(膀胱炎)では，頻尿や排尿障害がみられるが，発熱することはない．発熱は腎盂腎炎を示唆する．

急性腎盂腎炎が抗菌薬治療に反応するには72時間ほどかか

るかもしれません．しかし，とりわけ若い女性にとっては，さほど重篤な疾患ではありません．腸内細菌，特に大腸菌(*Escherichia coli*)やクレブシエラ(*Klebsiella*)が通常の起因菌です．

腎盂腎炎を繰り返す場合には，尿路の解剖学的異常を精査すべきである．

男性の腎盂腎炎は，閉塞機転(たいていは前立腺肥大)の存在を示唆します．

尿培養で黄色ブドウ球菌(*Staphylococcus aureus*)が陽性になった場合，黄色ブドウ球菌菌血症を意味している．つまり，血液培養陽性と同じ意味をもつものと考えるべきである．

尿から黄色ブドウ球菌が培養された場合，二次的(血行性)に腎臓に感染を生じた結果である可能性があります．黄色ブドウ球菌による一次性の腎盂腎炎だとみなすべきではありません．

無菌性膿尿をみたら，尿路・生殖器結核を想起しなさい．

肺外結核のなかで，尿路結核はよくみられます．尿路・生殖器結核では血尿を伴うことが多く，また X 線写真で腎盂・集合管系に石灰化がみられることもあります．

肝臓

肝膿瘍には細菌性とアメーバ性の 2 つの主要な病型がある．胸膜炎や右下の胸膜腔への浸潤がある場合，アメーバ性が強く示唆される．

古典的には診断が難しく，不明熱の重要な原因とされていた肝膿瘍ですが，画像診断の進歩によってその診断は比較的容易なものになりました．ただし，早期の肝膿瘍の場合，画像診断でとらえられないこともあることに注意してください．また，胸部 X 線写真における右横隔膜の挙上が，肝膿瘍の存在を示してくれていることがあります．

細菌性肝膿瘍は通常，腹腔内または胆道系の感染巣に起因する．そのため，嫌気性菌がしばしば関与する．

アメーバ性肝膿瘍は，アメーバの腸管感染(特に盲腸)に起因する．アメーバ性肝炎の徴候を呈することもある．

盲腸からの門脈血流は主に肝右葉後面に流入することから，アメーバ性肝膿瘍は肝右葉後区域に好発すると考えられます．アメーバ性肝膿瘍に嫌気性菌などの二次感染が生じることは，決してまれではありません．その場合，適切な抗菌薬治療に加え，膿瘍ドレナージを速やかに行う必要があります．

上行性胆管炎(胆道閉塞の化膿性合併症)では，急速に進行する黄疸がみられる．

総胆管結石が化膿性胆管炎の原因であることが多いですが，胆道狭窄や癌(十二指腸乳頭部癌，膵癌や胆管癌)によることもあります．閉塞機転の存在下で腸管から細菌が侵入することによって，通常は無菌的である胆道に感染を生じることから，胆管炎は“上行性”と称されます．起因微生物は腸に常在する細菌であることが一般的で，大腸菌やクレブシエラなどのグラム陰性桿菌が特によくみられます．シャルコーの3徴，すなわち右季肋部痛・発熱・黄疸の存在は急性胆管炎の診断を示唆しますが，ポイントは急速に進行する黄疸だということを知っておいてください．肝膿瘍と異なり，胆管炎では嫌気性菌の関与はさほど多くありません．

急性ウイルス性肝炎の症状として，倦怠感，食欲不振，悪心，微熱，皮膚や眼の黄染，濃い色の尿や右季肋部痛などがある．白血球増多がみられることは決してなく(通常7,000/μL程度)，分画は多核球と単核球が50%ずつである．

喫煙者が「タバコの味がしなくなった」といったら，それはウイルス性肝炎の初期症状かもしれない．

A型肝炎ウイルス(hepatitis A virus；HAV)は糞便汚染された水や貝によって点源流行(point-source epidemic)しま

す*．A 型肝炎が慢性化することはありませんが，劇症化はまれにみられ，肝移植を要するほどの肝不全を引き起こすことがあります．B 型肝炎ウイルス(HBV)と C 型肝炎ウイルス(HCV)はいずれも血液媒介病原体であり，通常は汚染された血液製剤や針，または性行為によって感染します．HBV と HCV は慢性肝炎，肝硬変，そして肝細胞癌の原因になりえます．門脈三つ組を結ぶ壊死による正常肝門脈構造の破壊が強いほど，肝硬変へと進展しやすくなります．

*点源流行：1 つの発生源に基づく流行のこと．汚染された食品の喫食によるアウトブレイクが代表例であり，比較的短期間に発生が集中する傾向にある．

HBV や HCV(特に HCV)に対する免疫反応が，混合型クリオグロブリン血症(mixed cryoglobulinemia)*の原因になることがある．

A 型肝炎や B 型肝炎の予防にはワクチン接種が有効です．

*以前は本態性混合型クリオグロブリン血症と呼ばれたが，基礎疾患のないものと，自己免疫性疾患・悪性腫瘍・感染症に関連するものとを合わせ，混合型クリオグロブリン血症と称するのが正確である．混合型クリオグロブリン血症は，II 型クリオグロブリン(多クローン性 IgG と単クローン性 IgM リウマトイド因子)または III 型クリオグロブリン(多クローン性 IgG と多クローン性 IgM リウマトイド因子)による．なお，I 型クリオグロブリンは単クローン性の免疫グロブリンであり，多くの場合，多発性骨髄腫やワルデンストレームマクログロブリン血症が原因である．

エプスタイン バー(Epstein-Barr；EB)ウイルスやサイトメガロウイルス(cytomegalovirus；CMV)もウイルス性肝炎の原因になる．

EB ウイルスや CMV による肝炎は軽症のことが多いですが，CMV 感染症の症状は免疫健常者であっても遷延することがあります．

脊椎と硬膜外腔

背部痛と発熱の存在は，脊髄硬膜外膿瘍の診断を強く示唆する．

硬膜外膿瘍による脊髄圧迫の恐れがあるため，発熱とともに背部痛がみられるすべての患者において，必ず脊髄硬膜外膿瘍を除外すべきです．MRI が最適な診断ツールです．

脊髄硬膜外膿瘍の起因菌の 2/3〜3/4 は黄色ブドウ球菌である．

脊髄硬膜外膿瘍は血行性播種によって生じるのが通常ですが，隣接する感染巣（椎体や椎間板）からの直接進展によることもあります．皮膚や軟部組織の感染が菌の侵入門戸になることが多いと考えられていますが，侵入門戸がはっきりしないことも決して少なくありません．

黄色ブドウ球菌のほか，連鎖球菌（特に B 群 β 溶血性連鎖球菌），グラム陰性桿菌，ノカルジア，真菌や結核菌などが硬膜外膿瘍の起因菌になる．

菌を髄腔内に広げる恐れがあるため，腰椎穿刺は禁忌です．硬膜外膿瘍は胸腰髄領域に好発します．高齢男性に多くみられ，糖尿病は発症リスクを増します．つねにあるとはかぎりませんが，通常は触診すると圧痛がみられます．

脊髄圧迫症状（下肢脱力，失禁や脊髄性感覚障害）がみられれば，椎弓切除やデブリドマンによって，ただちに除圧しなければならない．

MRI で硬膜外膿瘍の診断がついたらすぐに抗菌薬の投与を開始しなければなりません．脊髄圧迫の最初の症状がでた時点で，外科的介入が必要になります．

脊椎炎や椎間板炎も発熱と背部痛を呈する．

感染性脊椎炎・椎間板炎の病態は硬膜外膿瘍のそれと似ていて，黄色ブドウ球菌が原因の最多を占めます．硬膜外膿瘍と異なり，抗菌薬治療だけで十分なことが多く，画像所見や臨床症状から脊髄圧迫が疑われないかぎり，外科的デブリドマンは必要ありません．

結核性脊椎炎では，隣接する 2 つの椎体と，そのあいだの椎間板がしばしば侵される．

脊椎や硬膜外腔の感染では，結核性または化膿性のどちらであっても，腸腰筋膿瘍を合併することがある．腸腰筋徴候(psoas sign)の存在は診断的価値が高い．

腸腰筋徴候は，患側を上にした側臥位で，足を伸ばしたまま股関節を過伸展することによって検査します*．それで患側臀部に痛みが誘発されれば，腸腰筋徴候は陽性です．また，虫垂の炎症が隣接する腸腰筋に波及することから，腸腰筋徴候は盲腸後部虫垂炎の検出にも利用できます．

＊この手技では，炎症のある筋を伸展させることで疼痛を誘発する．同様に，仰臥位で腸腰筋の徒手筋力テストを行うと(炎症のある筋を収縮させる)，患側に疼痛を誘発することができる．

咽頭炎 pharyngitis

A 群 β 溶血性連鎖球菌と EB ウイルス〔伝染性単核(球)症〕はいずれも，圧痛のある頸部リンパ節腫大と発熱を伴う急性咽頭炎の原因になる．身体所見からこの 2 つを区別することは難しいかもしれないが，関連する症状や検査所見によって容易に区別することができる．A 群 β 溶血性連鎖球菌と EB ウイルスが共感染することもときにはある．

A 群 β 溶血性連鎖球菌と EB ウイルスのいずれでも，滲出物を伴う扁桃腫大や，咽頭粘膜の著明な発赤がみられることがあります．口蓋の点状出血や口蓋垂の浮腫状変化は伝染性単核(球)症のときによくみられる所見です．

嘔吐は連鎖球菌性咽頭炎で，脾腫は伝染性単核(球)症でよくみられる．

白血球数と分画検査によってこの 2 つは簡単に区別できる：連鎖球菌性咽頭炎では好中球優位の白血球増多がみられる．伝染性単核(球)症では白血球数は正常または増加し，しばしば異型リンパ球〔ダウニー(Downey)細胞〕を含む単核球の増多を伴う．この異型リンパ球は，ウイルスが感染した B リンパ球に反応して増加した細胞傷害性 T リンパ球である．

ポール バンネル(Paul-Bunnell)反応の原理を改良した異好抗体検査("monospot")は，EB ウイルスの伝染性単核(球)症に極めて特異度の高い検査です．しかし感度(特に病初期)は劣り，また月単位の潜伏期間中に陽性化することはありません．連鎖球菌性咽頭炎と伝染性単核(球)症は同時に起こりうるということはぜひ覚えておいてください．そのため，伝染性単核(球)症の患者に A 群 β 溶血性連鎖球菌のスクリーニング検査を行う閾値を下げることは，理にかなっています．

伝染性単核(球)症の患者にアンピシリン(またはアモキシシリン)を投与したら，まず間違いなく皮疹が生じる．ただしこの皮疹は，薬剤アレルギーによるものと考える必要はない．

免疫健常者に生じる EB ウイルスによる肝炎は，通常軽症で，慢性化することはない．

》肺膿瘍 lung abscess

肺膿瘍にはいくつかの種類がある．微生物によって引き起こされる肺実質の壊死が典型的な特徴である．

壊死を伴う肺の感染症は主として，① 口腔内(特に歯性)常在菌の嚥下，② 急性細菌性肺炎の膿瘍・壊死化，③ 気管支腫瘍のために壊死した肺の領域への二次感染，膠原病・血管炎(特に多発血管炎性肉芽腫症)や，梗塞を伴う肺塞栓，④ 感染性肺塞栓(ほかの感染巣からの血行播種による転移性肺感染症)が原因です．

典型的な肺膿瘍は，口腔内常在菌の嚥下によって生じる，緩徐進行性の嫌気性感染症である．飲酒による昏迷は重要な発症要因の 1 つである．

症状は数週〜数か月にわたって生じます．発熱，咳嗽，悪臭を伴う喀痰がみられ，患者は慢性的に具合がよくありません．喀痰の悪臭は嫌気性菌（特に嫌気性連鎖球菌）の感染を示唆します．

ばち指は肺膿瘍の患者でもみられることがある*．

肺膿瘍の胸部 X 線像は，鏡面形成（air fluid level）を伴う空洞影を呈します．嫌気性菌にも効力を有する抗菌薬によって，長期間（数か月）の治療を必要とします．多くの場合，外科的ドレナージは必要ありません．それは，① 気道と交通することにより，内容物が自然に排出されること，② 肺組織は柔軟性に富むため空洞内圧が高まることはなく，抗菌薬が適切に移行することが理由です．

* ばち指を認めたときは，肺癌の除外を要する．

歯が 1 本も残っていない患者に肺膿瘍が生じることはほとんどない．そのような場合，癌による気管支閉塞が存在する可能性を考慮しなさい．

細菌性肺炎で膿瘍形成がみられるのは，黄色ブドウ球菌によることが最も多いが，クレブシエラ，いくつかの血清型の肺炎球菌やノカルジアによることもある．

消化管感染症

消化管感染症の原因は多岐にわたり，細菌，ウイルス，寄生虫が含まれます．これらのほとんどは，糞口感染や，汚染された食物や水を介して広がります．

衛生に注意を払うこと（手洗いや下着の着用）により，入院患者間での消化管感染症の広がりを減らすことができる．

ウイルス性胃腸炎

ウイルス性胃腸炎は嘔吐や非血性下痢を引き起こすが，通常は軽症で，短期間で治癒する．消化管感染症のなかで最多を占める．胃腸炎の原因ウイルスで最もよくみられるのはノロウイルス(norovirus)である．

症状の持続期間は1～2日ほどですが，重症のノロウイルス感染症では長く続くこともあります．米国オハイオ州ノーウォーク(Norwalk)での急性胃腸炎の流行に由来して，ノロウイルスと名づけられました．それがウイルスと同定される前は，濾過性病原体である(すなわち細菌ではない)ことがわかっていたことから，“ノーウォーク病原体”と呼ばれていました．

細菌性胃腸炎

カンピロバクター，ある種の大腸菌，サルモネラ，そして赤痢菌(すべてグラム陰性桿菌)が細菌性胃腸炎の代表的な起因菌です．便培養でこれらの菌を証明することによって診断します．一方，クロストリジオイデス・ディフィシル(*Clostridioides difficile*)，黄色ブドウ球菌，ある種のグラム陽性桿菌は，それらが産生するトキシンによって腸管の炎症や下痢を引き起こします．

サルモネラ *Salmonella*

ヒトにおけるサルモネラ症には，急性胃腸炎から腸チフスまで，さまざまな病態がある．

サルモネラ腸炎の最も軽症な病型は，発熱や血便を伴わず，短期間で自然治癒する下痢症であるのが通常です．一方で，発熱，中毒症，腸管合併症を伴う小腸や大腸の侵襲性感染症を呈することもあります．実際のところ，軽症の腸炎と腸チフスとの区別は比較的あいまいなものです．サルモネラ症とは，これらの範疇にあるどのような症状をも呈しうる疾患なのでしょう．

非チフス性サルモネラ属菌が恒温動物，変温動物いずれにもみられるのに対し，チフス菌(*Salmonella* Typhi)はヒトにだけ感染する．そのため腸チフスは，発病患者または慢性保菌者から感染する．

腸チフス(typhoid fever)は腸熱(enteric fever)とも呼ばれます．現在，米国ではあまりみられなくなりましたが，世界中で発生しています．流行地域(東南アジア，中東，アフリカ，ラテンアメリカ)への渡航者の発熱性疾患をみたときは，腸チフスを必ず想起すべきです．

米国では腸チフスがまれであるのに対し，サルモネラ腸炎はいわゆる食中毒としてよくみられる．

重症度はさまざまですが，多くの場合，発熱，腹痛や下痢(ときに血性)が症状の主体です．非チフス性サルモネラは不適切に取り扱われた鶏肉や卵から感染することが多く，催しものなどで汚染食品を喫食することによって，さまざまな規模のアウトブレイクを生じることがあります．便培養だけでなく，血液培養が陽性になることもあります．放出されるエンドトキシンの程度に応じた全身症状を呈しますが，その最たるものが腸チフス様の病態です．

発熱，血便と便中白血球の存在は侵襲性感染症であることを示唆し，抗菌薬治療の適応である．

侵襲性サルモネラ感染症はしばしば菌血症を伴い，適切な抗菌薬(セフトリアキリンなど)で治療する必要があります．**「抗菌薬を使用すると保菌期間が長引く可能性があるため，非チフス性サルモネラ腸炎には抗菌薬を使用すべきでない」という意見があります(しばしば感染症の専門家がそういいます)．しかし，それは偽のパールです．**そもそも非チフス性サルモネラは長期間の保菌とは関連がないため，意味がありません．また，腸チフスは(これは長期間保菌が起こりえますが)，必ず抗菌薬で治療するものなのです．

腸チフスの早期には，下痢がみられるとはかぎらない．

早期の腸チフスは，発熱と腹痛が主たる臨床像です．脾腫や特徴的な皮疹(バラ疹)が，白血球減少や比較的徐脈とともにみられることもあります．また，腸穿孔は恐ろしい合併症です．これは，チフス菌が回腸のパイエル板で増殖するために起こります．症状が改善するまで絶食にし，食事の再開はゆっくりと，注意深く行う必要があります(アレキサンダー大王は，インドからバビロンに帰還したところで，腸穿孔によって死亡したという説があります．おそらくは腸チフスと考えられる病の回復期に，早々と食事を与えられたことが原因らしいのです)．

非チフス性サルモネラ菌血症は，アテローム硬化のある動脈に二次感染を起こしやすい．

既存の大動脈瘤に二次感染することも，感染性動脈瘤を形成することもあります．

サルモネラ菌血症の再発や持続菌血症では，血管内感染を想起しなさい．

》カンピロバクター *Campylobacter*

カンピロバクター・ジェジュニ(*Campylobacter jejuni*)は，成人の細菌性胃腸炎の起因菌として最多であり，急性の下痢症(ときに血性下痢)を引き起こす．さらに，反応性関節炎〔ライター(Reiter)症候群〕や，免疫機序の多発根神経炎〔ギラン バレー(Guillain-Barre)症候群〕を続発することがある．

カンピロバクター感染症の臨床的特徴や感染素因はいずれも，サルモネラ胃腸炎のそれと類似しています．カンピロバクターも動物での保菌がみられ，特に加熱不十分な鶏肉の喫食による感染が多数を占めます．ギラン バレー症候群との関連については，いわゆる“分子相同性”がもっともらしい説明で，カンピロバクター抗原に対する抗体がミエリンに存在するエピトープに交差反応を示すことによります．

》赤痢菌 *Shigella*

細菌性赤痢(shigellosis または bacillary dysentery)は，遠位結腸と直腸の感染症である．病巣が大腸遠位に限局することを反映して，便意切迫，テネスムス，粘血便や，締めつけられるような腹痛などの症状が主としてみられる．

細菌性赤痢の病態には，粘膜への直接侵入と，大腸粘膜上皮を障害する志賀(Shiga)毒素の産生があります．培養率を上げるために，便培養とともに直腸スワブも行うべきです．

》病原性大腸菌 pathogenic *E. coli*

長いあいだ，大腸菌は腸管の正常細菌叢と考えられていましたが，最近の数十年で，いくつかの型の大腸菌には病原性をもつものがあることが理解されるようになりました．現在，これらは細菌性腸炎の重要な原因であることがわかっています．

大腸菌による腸炎の臨床的な特徴は，特定の型の大腸菌がもつ病原因子によって決まっている．日常臨床でルーチンに同定することができる唯一の型は，志賀毒素を産生するO157である．

大腸菌の志賀毒素産生株，特に血清型O157：H7は，溶血性尿毒症症候群(HUS)の病態に深くかかわっています．これらの株は重篤な血性下痢を引き起こすことから，腸管出血性大腸菌(enterohemorrhagic *E. coli*)として知られています．腸管毒素性大腸菌(enterotoxigenic *E. coli*)は，粘膜非侵襲性ですが水様下痢(非血性)を引き起こします．これがいわゆる“旅行者下痢症”の代表です．この菌が産生するトキシンは，アデニル酸シクラーゼ / 環状アデノシン一リン酸の作用により，腸管分泌を刺激します．志賀毒素が高度の粘膜侵襲性を有するのとは対照的です．腸管侵襲性大腸菌(enteroinvasive *E. coli*)は，細菌性赤痢に類似した，より重篤な腸炎を引き起こします．

»クロストリジオイデス・ディフィシル *Clostridioides difficile*

クロストリジオイデス・ディフィシル*は，芽胞形成性の嫌気性グラム陽性桿菌です．これが産生するトキシン(CD トキシン)は，下痢や，ときに偽膜形成を伴う重篤な腸炎の原因になります．クロストリジオイデス・ディフィシル自体は非侵襲性で，トキシン非産生株は下痢症を起こしません．抗菌薬の使用によってクロストリジオイデス・ディフィシルの腸管内定着が促進され，抗菌薬関連下痢症の主要な原因になります．

* 以前はクロストリジウム・ディフィシル(*Clostridium difficile*)と呼ばれた．

クロストリジオイデス・ディフィシル感染症は，抗菌薬を使用している入院患者に生じるのが典型的である．侵襲性感染症ではないにもかかわらず，発熱，腹痛，白血球増多がしばしばみられる．

確定診断は，便培養ではなく，便中に CD トキシンを証明することによってなされます．

クリンダマイシンは，クロストリジオイデス・ディフィシル腸炎との関連が示された最初の抗菌薬であり，いまなお重要な原因である．しかしいまでは，フルオロキノロンや β-ラクタム薬を含むさまざまな種類の抗菌薬が，クロストリジオイデス・ディフィシル感染症に大きくかかわっていることが知られている．

抗癌剤もまた，クロストリジオイデス・ディフィシル感染症の原因になります．

抗菌薬使用とともに，入院がクロストリジオイデス・ディフィシル感染症の必要条件だと以前は考えられていた．しかしいまでは，市中で感染することもまれでなく，なかには抗菌薬の使用歴がない場合もあることがわかっている．

極めて重篤で，治療にも反応しない症例がときにみられます．そのような場合，結腸全摘術が最後の手段でした．しかし最近は，正常な腸の細菌叢を回復させる糞便移植が，有望な治療法であることが示されています．

》黄色ブドウ球菌毒素による腸炎

黄色ブドウ球菌の産生する外毒素（エンテロトキシン B）は，いわゆる食中毒の重要な原因の 1 つです．

黄色ブドウ球菌による毒素性食中毒は，汚染された食物の喫食後 1～8 時間で発症し，嘔吐と下痢（どちらもかなり激しい）が症状である．この症状は長くは続かず，通常 12 時間以内におさまる．

冷蔵不十分な食物中で黄色ブドウ球菌が増殖し，それが産生した毒素を摂取することが原因です．例えば，高温下に放置した（あるいはピクニックに持参した）マヨネーズ入りのチキンやツナサラダを食べた，などというのが典型です．黄色ブドウ球菌性エンテロトキシン B は，一部の非月経関連ブドウ球菌性トキシックショック（toxic shock）症候群に関与することもあります．

特異的病原微生物

》淋菌 gonococci

播種性淋菌感染症は，発熱を伴う多関節炎・腱鞘炎を呈し，特徴的な皮膚病変（水疱性病変で，後に膿疱化．数はわずかで，主として四肢にみられる）を伴うことがしばしばある．

これは，この疾患の菌血症の時期に起こります．

播種性淋菌感染症の菌血症期の後，1 つか 2 つの大関節に，定型的な化膿性関節炎を発症することがある．

この定型的な化膿性関節炎の時期に関節穿刺を行うと，多数の多核白血球がみられるとともに，関節液から淋菌が培養される可能性があります．

播種性淋菌感染症は女性にずっと多く，典型的には，正常な子宮内膜によるバリアが障害されている月経周辺期や妊娠早期に起こる．

無症候性キャリア(播種の源になります)は女性ではまれではありませんが，男性にはみられません．

播種性淋菌感染症の早期相では，経静脈抗菌薬に対する反応は迅速で，発熱や腱鞘炎は速やかに改善する．

治療に対する反応の速さも，この診断をより確からしいものにします．

髄膜炎菌 meningococci

髄膜炎菌による急性感染症，髄膜炎菌菌血症，髄膜炎菌性髄膜炎はいずれもよく知られた重篤な疾患で，サハラ以南のアフリカで大きな流行がみられます．米国ではしばしば散発的に流行し，特に人口の密集した地域や集団(軍の新規入隊者など)で多く発生します．

慢性髄膜炎菌菌血症は非常にまれな病態で，繰り返す熱発作，頭痛，悪寒，関節痛，食欲不振や，ときに下痢または嘔吐がみられる．主として四肢(ときに体幹)に紅斑性丘疹または点状出血疹を伴う．

ほぼすべての髄膜炎菌菌血症の臨床像は，極めて経過の速い，ショックを伴う劇症感染症で，点状出血から紫斑に進展する皮疹や播種性血管内凝固症候群(DIC)を伴い，さらにショックに関連する副腎出血〔ウォーターハウス フリードリヒセン(Waterhouse-Friderichsen)症候群〕を合併することもまれではありません．これらの典型的な急性症状は，エンドトキシンが放出された結果として起こり，全身性シュワルツマン(Schwartzman)反応を思わせるような血栓性出血状態(DIC)を呈します．髄膜炎の合併も高頻度です．それを考えると，慢性髄膜炎菌菌血症というのはとても興味深い病態といえます．一部の患者に慢性型の病態が生じる理由はよくわかっていません．また，髄膜炎菌の慢性鼻咽頭保菌者のほうが，急性感染症をより高頻度に起こすわけではない理由も不明です．とはいえ，慢性髄膜炎菌菌血症が急性敗血症型の病態や髄膜炎に進展する可能性はあるため，見つけ出して治療することは極めて重要です．

慢性髄膜炎菌菌血症の患者は，発熱，皮疹，頭痛，倦怠感，食欲不振を呈して救急外来を受診するのが典型的である．最近にも同様のエピソードの既往を有することが多い．

局所症状に乏しいため，患者は外来でフォローする方針として，いったん帰宅するでしょう．しかし，患者の具合は決してよくはみえませんから，発熱評価のための血液培養は採取されるはずです．後に救急外来のスタッフが，“多形性のグラム陰性双球菌が血液培養で陽性になった”と報告を受けると，その患者は呼び戻され，入院し適切な治療が開始されることになるでしょう．

ブドウ球菌感染症 staphylococcal infection

ブドウ球菌菌血症は，関節，心臓弁，椎体や硬膜外腔の感染を高率に引き起こす．

菌血症の侵入門戸は皮膚や軟部組織と考えられますが，感染巣を見いだせないことはよくあります．菌血症そのものが，おそらくブドウ球菌トキシンに関連する下痢症を起こす可能性もあります．また，血中のブドウ球菌が腎臓で濾過されることによって，尿培養でブドウ球菌が陽性になるかもしれません．さまざまな長期的合併症を抑止するため，速やかに治療しなければなりません．

黄色ブドウ球菌は急性細菌性心内膜炎の起因菌として重要である．黄色ブドウ球菌による心内膜炎は，しばしば急速な弁破壊，塞栓症やうっ血性心不全を生じる．

通常，迅速な外科的介入を要します．興味深いことに，静脈内薬物乱用者（汚染された針が菌の侵入門戸となる）のほうが，そうでない患者よりも，予後がよいようにみえます．

黄色ブドウ球菌感染症の重篤な合併症の 1 つであるトキシックショック症候群は，産生されたトキシンによって，発熱，びまん性紅斑，低血圧や，さらに重症例では多臓器不全を起こす．

この病態が最初に知られたのは，超吸収性タンポンを使用した月経中の女性においてでした．現在では，ほかの部位の黄色ブドウ球菌感染症であっても，トキシン産生およびトキシックショック症候群の発症に関与しうることがわかっています．タンポン使用に伴う腟の感染だけでなく，インフルエンザ後の黄色ブドウ球菌の二次感染，分娩，副鼻腔炎などでもトキシックショック症候群を生じることがあります．低血圧に対する集学的治療と感染巣の除去が治療の目標です．

A 群 β 溶血性連鎖球菌が産生する，似たようなトキシンによって引き起こされる連鎖球菌性トキシックショック症候群は，古典的なブドウ球菌性トキシックショック症候群よりも腎不全の合併率や死亡率の高い，より重篤なものである．

皮膚感染症あるいは壊死性筋膜炎が通常の侵入門戸です．

梅毒 syphilis

梅毒は性行為で感染するスピロヘータ症で，特徴的な無痛性の硬い潰瘍性病変を陰茎や子宮頸管に形成することから始まります．もし治療しなければ，初期症状の 2 週～3 か月後に 2 期梅毒の症状があらわれます．

2 期梅毒を見抜くことが肝要である．なぜなら，初期症状を欠くことはよくあり，またこの時期(2 期)は感染性が高いためである．

2 期梅毒では，発疹，倦怠感，リンパ節腫大や，ときに発熱や関節痛がみられるのが典型的です．皮膚病変(ときに粘膜病変)が診断の鍵になることもありますが，それらの所見はとても多様です．体の部位や患者の肌の色によっても異なりますが，青紫～茶色の斑丘疹，鱗屑，ときに落屑を伴う皮疹が，体幹，四肢，あるいは手掌と足底にみられます．

皮疹が手掌や足底にある場合，梅毒を強く疑いなさい．この所見はしばしば診断の鍵になる．

手掌や足底の皮疹をみたら，梅毒を疑うことが肝要です*．

* 手掌に発疹がみられるのは，2 期梅毒，手足口病，多形紅斑，薬疹，トキシックショック症候群，川崎病，掌蹠膿疱症，感染性心内膜炎など，比較的限られた疾患においてである．

2 期梅毒の病変部位，特に粘膜表面の湿潤な病変には，多数のスピロヘータが存在する．そのため感染性が極めて高い．

どのような性感染症の患者であっても，梅毒の血清検査を行うべきである*．

* 逆もまた然りで，梅毒をみたら，ほかの性感染症（HIV など）をスクリーニングすべきである．

2 期梅毒をペニシリンで治療すると，ヤーリッシュ ヘルクスハイマー（Jarisch-Herxheimer）反応が起こることがある．これは，大量のトレポネーマが急速に死滅し，炎症誘発性サイトカインが放出されることによる．

発熱，悪寒，低血圧などの症状（そして患者の不安）は，補液や，ときにはステロイドが必要になるほど強くあらわれることがあります．

梅毒性動脈炎は 3 期梅毒の 1 つであり，感染から何年も経った後に発症し，主として上行大動脈を侵す．動脈瘤性の大動脈拡張が生じ，大動脈弁逆流を伴うことがある．

梅毒性大動脈瘤に伴う大動脈弁逆流の心雑音*は第 2 肋間胸骨右縁に最強点があり，“dadadada”という低音の（小太鼓の音のような）大動脈弁の閉鎖音とともに聴取できます．

* 大動脈基部の拡張によって起こる大動脈弁逆流は，弁膜疾患によるそれとは聴診所見が異なる（第 4 章　心臓と循環，大動脈弁逆流症，p.80 参照）．

梅毒性大動脈瘤は大動脈解離には関連しない．なぜなら，中膜の炎症によって血管壁構造物の剥離がさまたげられるからである．

ただし，動脈瘤は巨大になることがあります．

脊髄癆は梅毒性ミエロパチーで，第３期の神経梅毒の１つである．脊髄の後索が侵される．

異常感覚（電撃痛）がみられるほか，深部感覚が強く障害されます．そのため，膝の破壊性関節炎（シャルコー関節*）を起こすことがあります．

---

* 神経病性関節症ともいわれる（第３章　リウマチ学：関節炎・自己免疫性疾患，変形性関節症，p.40 参照）．

》帯状疱疹 herpes zoster

帯状疱疹は，英語圏では“shingles”という一般用語で広く知られており，感覚神経の後根神経節に潜伏感染していた水痘・帯状疱疹ウイルス（varicella-zoster virus；VZV）の再活性化によって生じる．

小児期に水痘（varicella）に罹患した後，水痘・帯状疱疹ウイルスは感覚神経の後根神経節に潜伏します．加齢，免疫抑制薬の使用，免疫不全をきたす疾患などによって免疫が減弱すると，潜伏感染していたウイルスの再活性化が起こります．水痘の小児に曝露した後に帯状疱疹を発症する成人がときにいます．これは大変興味深い現象ですが，理由はほとんどわかっていません．帯状疱疹は潜伏感染の再活性化のはずなのに，なぜこのようなことが起こるのでしょうか？ おそらくですが，気道経由でウイルスの再曝露を受けると，その局所に水痘抗体が引き寄せられる結果，後根神経節に閉じ込められていたウイルスが解放され，感覚神経に沿って帯状疱疹があらわれるのかもしれません．

帯状疱疹はデルマトームに一致した部位の疼痛から始まり，2～3 日後に水疱を伴う紅斑が出現する．水疱は後に膿疱化および膿痂疹化する．

抗ウイルス薬によって早期に治療を行うと，このような通常の進行過程の途中で治癒するかもしれません．

帯状疱疹に伴って，発熱や髄液細胞数増多(無菌性髄膜炎はあってもなくてもよい)が起こりうる．

初回の帯状疱疹なら，病歴や身体所見から疑われないかぎり，年齢に応じたスクリーニング検査以上の悪性疾患検索を行う必要はありません*．

*帯状疱疹を繰り返す，若年発症，リスクがある場合などは，免疫不全をきたす疾患(HIV を含む)のスクリーニングを行うことが望ましい．

顔面神経(第 VII 脳神経)の膝神経節が障害されると，ラムゼイ・ハント(Ramsay Hunt)症候群(すなわち耳性帯状疱疹)が生じる．耳痛に続き，外耳道に典型的な皮膚病変がみられ，しばしば顔面神経麻痺を伴う．

この顔面神経麻痺の予後は，通常のベル(Bell)麻痺よりもよくありません．舌の前 2/3 の味覚障害が起こることもあります．

三叉神経第 1 枝(眼神経)が障害されると，眼部帯状疱疹が生じる．

しばしば鼻の先から痛みが始まります．眼球の前方構造に痛みや炎症がある場合，視力障害の恐れがあるため，迅速な治療を要します．

ツァンク(Tzanck)塗抹試験は，水疱病変が帯状疱疹や単純ヘルペス(herpes simplex)によるものかどうかを示すのに役立つ．水疱底の擦過物中に多核巨細胞がみられる*．

*ツァンク塗抹試験：水疱の擦過物をライト染色またはギムザ染色で観察する．ヘルペスウイルス病変では，特徴的な多核巨細胞がみられる．HSV1 型，HSV2 型，VZV の区別はできない．

»単純ヘルペスウイルス herpes simplex virus；HSV

単純ヘルペスウイルスはよく知られた口唇ヘルペスだけでなく，歯肉口内炎，性器ヘルペス，脳炎，無菌性髄膜炎，角膜炎，ベル麻痺，多形紅斑〔スティーブンス ジョンソン(Stevens-Johnson)症候群〕[*1]，ヘルペス性ひょう疽(指先の感染)や，まれにはカポジ(Kaposi)水痘様発疹症として知られる広範な全身性ワクチニア様の皮疹[*2]などを生じる．

＊1 多形紅斑は，微生物(特にHSVやマイコプラズマ)や薬剤などに対する免疫的な反応が原因である．スティーブンス ジョンソン症候群も似たような皮疹を呈する．
＊2 全身性ワクチニアは，種痘(いわゆる天然痘ワクチン)に用いられていたワクチニアウイルスの血行性播種による全身性の皮疹である．

口唇ヘルペスは“熱の花(fever blister または cold sore[*])”とも呼ばれる．以前にHSV1型の感染を受けた証しであり，潜伏感染していたHSV1型の再活性化によって発症する．

口唇ヘルペスは上口唇または下口唇の縁にできるのが典型的です．硬口蓋や歯肉にできることはまれです．

＊“発熱したときにできるもの”，“風邪をひいたときに痛むもの”といったニュアンスである．

HSV1型の初感染は小児期または若年期に起こり，歯肉，咽頭，頬粘膜にびらんや潰瘍を形成する．病変はとてもひどいが自然治癒する．

発熱や倦怠感を伴います．

性器ヘルペスは性感染症であり，通常はHSV2型が原因だが，HSV1型によることもある．

典型的には痛みのあるびらんや水疱の集簇が性器にみられますが，無症状のこともあります．しばしば再発します(特にHSV2型)．

ヘルペス脳炎は重篤な中枢神経感染症で，HSV1型の初感染または再活性化による．

側頭葉病変がみられることが通常で，MRI でこの領域に微細な出血巣を確認できることがよくあります．髄液中にこのウイルスを証明できるでしょう．ただちにアシクロビルの経静脈投与による治療を開始しなければなりません．

HSV はウイルス性(“無菌性”)髄膜炎の原因として重要である．モラレ(Mollaret)症候群として知られる再発性無菌性髄膜炎は通常，HSV2 型が原因である．

良性再発性リンパ球性髄膜炎ともいわれ，本来自然治癒しますが，たいていはアシクロビルによる治療がなされます．

HSV1 型による角膜炎は重篤で，視力を脅かす．疑われれば，ただちに眼科にコンサルトすべきである．

ヘルペス性ひょう疽は，痛みのある紅斑，水疱または膿疱病変が指尖部に生じ，HSV1 型を原因とする．例えば AIDS などの免疫抑制患者では，患部が壊死しているようにみえ，壊疽に似た病変を呈することがある．

診断をつけることが重要です．なぜなら，アシクロビルによって速やかに，劇的に改善するためです．手術などをしてはなりません．

ヒトヘルペスウイルス(human herpes virus；HHV) 8 型はカポジ(Kaposi)肉腫の原因である．

カポジ肉腫の病変は，若年成人の HIV 感染者では顔面・上半身・内臓に好発し，一方，より高齢の HIV 非感染者では下肢に最もよくみられます．

カポジ水痘様発疹は播種性の水疱・膿疱性の皮膚感染症で，既存の皮膚疾患(特にアトピー性皮膚炎)のある領域に起こる．通常，HSV が原因であることから，“ヘルペス性湿疹”の別名がある．

これはときに致死的な，重篤な疾患です．天然痘ワクチン(ワクチニアウイルス)が，アトピー性皮膚炎の小児にカポジ水痘様発疹を引き起こしたこともありました．ツァンク塗抹試験は陽性になりますが，それではHSVかVZV（あるいはワクチニアウイルス）かを区別することはできません．いずれにせよ，アシクロビルで治療します．水疱内容物からヘルペスウイルスが証明されれば，診断が確定します．尋常性天疱瘡などアトピー性皮膚炎以外の皮膚疾患が発症素因になることもあります．

CMVはヘルペスウイルス科に属し，免疫不全者における播種性の日和見感染症の原因としてよく知られている．免疫健常者に対しては，発熱や倦怠感を伴う伝染性単核（球）症様症候群を引き起こすことがある．

EBウイルスと異なり，CMVによる伝染性単核（球）症では咽頭炎はみられません．免疫健常者では症状は数週続きます．発熱と白血球分画で単核球が優位になることに加え，肝機能障害（肝炎を反映）がしばしばみられます．

グローバル化と感染症

発熱患者の評価において，旅行歴は欠くことができません．その患者が旅行した，あるいは移住してきた国や地域で，どのような感染症が流行しているかに関する知識は必須のものです．

》マラリア malaria

ラテンアメリカ，中東，アフリカ，東南アジアなどが流行地域です．これらの地域を訪れた旅行者には，予防薬の使用と蚊に刺された経験について，詳細に聴取する必要があります．

流行地域への渡航歴がある患者に，スパイク状の高熱，頭痛，悪寒戦慄がみられれば，たいていは熱帯熱マラリアという結果になる．

どのマラリアでも，発病当初は連日発熱がみられます．この点を誤解してはいけません．多くの場合，予防薬を使用していなかった，あるいは（帰国後の対応を含めて）使用方法が不適切だったということが明らかになります．

東南アジアからの移住者では，結核が大きな問題になる.

≫地域の枠を越えて広がる感染症

グローバル化によって，多くの疾患でその分布様式が変化しました．最近では，中東からのウエストナイルウイルス(West Nile virus)が米国などで流行するようになったのがよい例でしょう．デング熱(dengue fever)もまた，もともと限られた地域でしかみられなかった熱帯病でしたが，過去50年のあいだに世界中で発生がみられるようになりました．近年，チクングニヤ熱(chikungunya fever)がアフリカや南アジアなどの流行地から西側半球に広がりをみせ，さらにカリブ諸国での発生を皮切りに米国へ広がったのはつい最近のことです．米国国内発生例(米国固有例)がフロリダで報告され，もっと多くの患者が出てくることが予想されています．ウイルスを保有する動物が広がり，ベクターである蚊もより北へと広がっているためです．

チクングニヤ熱はアルボウイルス感染症*であり(ヤブカ属の2種がベクターになる)，発熱，関節痛(強い痛み)と関節炎，倦怠感，麻疹様の斑丘疹などが特徴である.

関節症状が強いのがチクングニヤ熱の特徴で，デング熱との鑑別点になります．デング熱ではよくある白血球減少が，チクングニヤ熱ではみられないことも，もう1つのポイントです．チクングニヤという言葉は，“腰をかがめる”という意味のアフリカの方言に由来し，強い関節痛によって体を曲げて歩く様子をあらわしています．手と足が最も強く侵されます．通常は1週ほどで自然軽快しますが，関節痛は長期間持続することがあります．

---

*アルボウイルスとは，節足動物によって媒介されるウイルスを指す．ここに出てくるウエストナイルウイルス，デングウイルス，チクングニヤウイルスはすべてアルボウイルスであり，前二者はフラビウイルス科に，後者はトガウイルス科に属する．

第10章 呼吸器

血液ガス

ガス交換は肺の最も基本的な機能です．中枢神経系の制御を受け，動脈血酸素分圧(PaO_2)をおよそ 90 mmHg に，二酸化炭素分圧($PaCO_2$)をおよそ 40 mmHg に保ちます．

》低酸素血症 hypoxemia と高二酸化炭素血症 hypercapnia

低酸素血症のもたらす有害事象ははなはだ大きい．肺高血圧症や右心不全(肺性心)に陥らないよう，十分に治療しなさい．動脈血酸素分圧が 60 mmHg 未満になると，ヘモグロビンの酸素飽和度は著しく低下し，組織への酸素運搬が障害される．

酸素分圧が低下すると，肺血管系の収縮が起こります．すると，換気は少なく血流の多い肺の領域，すなわち換気血流比不均衡(V/Q ミスマッチ)の存在する領域の血流が減少します．これは極めて根本的な反応で，有効に作用します．つまり，肺血管が収縮することで，換気が悪く酸素分圧の低い肺領域に向かう血流を減らし，V/Q ミスマッチが全身の酸素分圧に与える影響を最小限にするのです．

しかし，どのような代償機能にもいえることですが，それなりの対価は必要です．全身的な低酸素血症に対して肺動脈が収縮し続ければ，肺高血圧や，いずれは右心不全(肺性心)が生じます．右室は圧負荷に対して脆弱だからです．酸素投与によって，動脈血酸素分圧を 60 mmHg 以上に保つようにしなければなりません．

組織の酸素化は，ヘモグロビンの酸素解離曲線が影響する．曲線が左方移動すると，それぞれの酸素分圧における酸素の解離量は減少するため，低酸素症(組織レベルでの酸素欠乏)[*1]が生じることがある(図2-2，p.19 参照)．

酸素解離曲線が右方移動すると酸素が解離しやすくなるた

め，組織の酸素化にとって好都合です．赤血球 2,3-ジホスホグリセリン酸（2,3-DPG）や全身性のアシドーシスは，曲線を右方移動させる因子です．これらの点は，糖尿病性ケトアシドーシスの治療と密接にかかわることを覚えておいてください[*2]．

＊1 低酸素症（hypoxia）と低酸素血症（hypoxemia）を区別すること．低酸素血症は，動脈血中の酸素量が低下することを指す．

＊2 糖尿病性ケトアシドーシスの治療の際，アシドーシス自体を急速に補正すると，組織の低酸素症を引き起こすことがある（第 7 章　内分泌と代謝，糖尿病性ケトアシドーシス，p.122 参照）．

二酸化炭素の貯留（高炭酸ガス血症または高二酸化炭素血症）は，肺胞低換気を意味する．

特定の神経筋疾患や高度の肥満がなければ，通常は慢性閉塞性肺疾患（chronic obstructive pulmonary disease；COPD）が原因です．肺胞低換気によって，呼吸性アシドーシスと代償性の血清重炭酸塩（HCO_3^-）の上昇が生じます．

重度の高二酸化炭素血症が遷延すると，傾眠，羽ばたき振戦，うっ血乳頭に特徴づけられる代謝性脳症を呈することがある．うっ血乳頭は，頭蓋内の血管拡張をあらわしている．

肺胞低換気による低酸素血症も治療が不可欠です．ただし，不用意な酸素投与は禁物です．酸素投与によって，さらに呼吸が抑制され，呼吸停止をきたすことがあるため，動脈血酸素分圧 60 mmHg を保つ必要最低限の酸素流量を用いてください．いうまでもなく，鎮静薬の使用は避けるべきです．

呼吸中枢の障害による原発性肺胞低換気症候群は，オンディーヌの呪い（Ondine’s curse）ともいわれる．これは特に睡眠中に悪化し，高二酸化炭素血症，低酸素血症，そして呼吸不全による死を招く．

オンディーヌはドイツの伝説に登場する精霊です．“起きているあいだのすべての呼吸を愛情の証しにする”と誓ったはずの夫に裏切られたオンディーヌは，夫に呪いをかけました．眠ったら呼吸が止まるようにと．原発性肺胞低換気症候群は，呼吸不全によって死に至る原因不明の疾患であり，人工呼吸器による治療を生涯必要とします.

》閉塞性睡眠時無呼吸症候群 obstructive sleep apnea

閉塞性睡眠時無呼吸症候群は，高血圧と日中の眠気の重要な原因である.

上気道がつぶれて閉塞することが原因で，いびき呼吸と，それに続く無呼吸を一晩に何百回も繰り返します．無呼吸から窒息状態になると，繰り返し覚醒し，正常な睡眠が障害されます．日中の眠気だけでなく，交感神経系のかなりの活動亢進がもたらされることも問題です．交感神経の緊張は日中も持続し，閉塞性睡眠時無呼吸症候群患者における高血圧の重要な原因になっていることを覚えておいてください．閉塞性睡眠時無呼吸症候群を適切に治療すれば，交感神経系の機能亢進と高血圧のいずれもが改善します.

いびきと閉塞性睡眠時無呼吸症候群はどちらも，オトガイ舌筋の機能不全が原因だということは，あまり知られていないがとても重要である．オトガイ舌筋は舌根部を顎に向かって引き上げ，気道を開く.

オトガイ舌筋は呼吸周期の最初に収縮する呼吸筋で，下顎先端に起始し舌根部に停止します．この筋肉の機能が障害されると，特に仰臥位での睡眠中に，舌根部で上気道が塞がれます．その結果，いびきが生じるのです．閉塞性睡眠時無呼吸症候群の患者のほとんどは大きないびきをかきますが，いびきをかく人のすべてが睡眠時無呼吸症候群とはかぎりません．飲酒，催眠鎮静薬，仰臥位によって症状は悪化します.

すべてではないにせよ，ほとんどの閉塞性睡眠時無呼吸症候群の患者は肥満である．おそらく複合要因によるのだろうが，気道を塞いだりオトガイ舌筋に入り込んだりしている脂肪沈着が関与していることは間違いない.

たとえわずかでも減量すれば，閉塞性睡眠時無呼吸症候群が著しく改善するというのは，興味深い事実です．このような原因を除去したり，上気道に陽圧をかける装置を用いたりすることによって，気道を開存させておく治療を行います．顎を前方に保持し舌根部の虚脱を防ぐマウスピースを使用することもありますが，効果は限定的です．舌下神経を電気刺激し，オトガイ舌筋を収縮させる装置の臨床試験が実施されています*．

* 閉塞性睡眠時無呼吸症候群患者に対してオトガイ舌筋刺激装置を用いた 126 人のコホート研究では，ポリソムノグラフィの指標や眠気などの自覚症状が有意に改善したことが示された〔Strollo PJ Jr, et al.：N Engl J Med. 370(2)：139–149, 2014〕.

》過換気症候群 hyperventilation syndrome

心因性の過呼吸は，健康な若年成人で最も多い呼吸困難の原因である．頻繁なため息はよくみられる徴候で，過換気症候群を示唆する．

不安を抱える若い健常女性に最もよくみられ，多くの場合，過呼吸は呼吸困難として表現されます．呼吸性アルカローシスを呈し，それは潜在性のテタニーと関連します．潜在性テタニーの診断には，クボステック徴候*などの誘発試験が有用です．口周囲の知覚異常もよくみられます．

* クボステック徴候：第 6 章　腎臓，体液と酸塩基平衡の異常，呼吸性アルカローシス，p.116 訳注参照.

過換気症候群の症状は，患者に自発的に過呼吸をさせることによって再現できる．

低リン酸血症と血中カルシウム値の軽度の上昇（アルカローシスではカルシウムとアルブミンとの結合が促進される）を伴うことがよくあります*．だからといって，副甲状腺機能亢進症の検査を始める必要はありません．過換気症候群は，パニック発作のよく知られた 1 つの部分症でもあるのです．

* アルカローシスでは水素イオン(H^+)が減少するため，アルブミン（陰性荷電）は別の陽イオンであるカルシウムイオン(Ca^{2+})と結合するようになる．その結果，筋収縮など生理作用に関与するイオン化カルシウムが減少するため，テタニーなどの症状を生じる．しかし，血液検査では総カルシウム値（イオン化カルシウムと蛋白結合したカルシウムの和）が測定されるため，アルカローシスであっても総カルシウム値は必ずしも低下しない．

呼吸機能検査

肺気量と呼気流率を測定し，拘束性(間質性)肺疾患か閉塞性肺疾患かを区別しなさい.

呼吸困難のある患者の評価は，胸部X線写真と呼吸機能検査から始めましょう．肺活量は，閉塞性・拘束性どちらの肺疾患でも減少します．しかし，全肺気量は，間質性肺疾患では減少しますが，閉塞性肺疾患では増加します*.

* 全肺気量は肺活量と残気量の和である．閉塞性肺疾患では残気量が増加するため，全肺気量は増加する(過膨張).

拡散能(DL_{CO})の測定は，ヘモグロビンと一酸化炭素(CO)の親和性を利用して，肺胞膜を介する酸素拡散能の障害を調べるために行う.

DL_{CO}は，拘束性，閉塞性にかかわらず，ほとんどの肺障害で低下します．一方，肺胞出血ではDL_{CO}は上昇します.

肺陰影の変化があり，DL_{CO}の上昇，特に著しい上昇がみられれば，診断は肺胞出血である.

肺炎 pneumonia

肺炎を“定型”または“非定型”に分類することは，いまだに意義深い．なぜなら，推定すべき起因微生物と適切な治療法を示してくれるからである(表10-1).

肺炎が院内感染に起因するかどうかを理解することは極めて重要です．しかし，現在広く用いられている“院内肺炎”または“市中肺炎”の分類は，さほど役に立つとは思いません．入院中の，あるいは最近そうであった患者には，病院やナーシングホームで獲得する可能性の高い微生物に対する広域抗菌薬が必要だというのは，自明のことですから．基礎疾患や薬剤による免疫不全患者に対しても，同じことがいえますね.

表 10-1 肺炎

"定型"肺炎	"非定型"肺炎
定型細菌 肺炎球菌(*Streptococcus pneumoniae*) ヘモフィルス(*Haemophilus influenzae*) 黄色ブドウ球菌(*Staphylococcus aureus*) クレブシエラ(*Klebsiella*)	**非定型細菌・その他** マイコプラズマ(*Mycoplasma*) クラミドフィラ(*Chlamydophila*) アデノウイルス(adenovirus)
発熱, 悪寒戦慄, 湿性咳嗽, 胸膜痛	発熱, 呼吸困難, 倦怠感, 頭痛, 乾性咳嗽
身体所見:ラ音, 濁音界, ヤギ声, 声音振盪の亢進	身体所見:乏しい
胸部X線写真:大葉性の濃い浸潤影, エアーブロンコグラム, 胸水, ときに壊死・空洞	胸部X線写真:斑状の浸潤影
レジオネラ(*Legionella*)肺炎は定型・非定型両方の特徴を有する: 発熱, 濃い浸潤影, 胸水, 低ナトリウム血症, 消化器症状	

››"定型"肺炎

"定型"肺炎といえば, 一般的な細菌が原因であるものを指す. 大葉性の浸潤影や胸膜痛が特徴的である.

肺炎球菌性肺炎が"定型"肺炎の最多を占める.

"定型"肺炎は通常, 戦慄(一度だけ), 咳嗽, 胸膜痛, 持続的な発熱(解熱薬を用いなければスパイク状にはなりません)で始まります. 血液の混ざった, または"さび色"の喀痰がよくみられます. 身体診察では, 濁音界, 声音振盪の亢進, ラ音, 病変部位の気管支呼吸音といった所見が得られるでしょう. これらはすべて, 肺の浸潤を示唆する所見です. 胸部X線写真は, エアーブロンコグラムを伴う大葉性の濃い浸潤影を呈するのが典型的です. 反応性胸水を伴うこともありますが, その場合, 必ず膿胸を除外すべきです. 血液培養はときに陽性になります. 意外に思うかもしれませんが, 喀痰培養で肺炎球菌が陽性になるのは肺炎球菌性肺炎の半分程度にすぎません. 原因はよくわかっていません.

肺炎球菌性肺炎では，重篤で致死的な播種性感染を合併することがときにある．それは髄膜，大血管や心臓弁，そして関節などに生じる*．

*肺炎球菌性肺炎＋髄膜炎＋感染性心内膜炎をオーストリアン(Austrian)症候群という．

肺炎球菌は胸鎖関節や肩鎖関節に感染しやすいという，奇妙な法則がある．

肺炎球菌による肺炎や髄膜炎の患者が肩の痛みを訴えたら，ただちに胸鎖関節や肩鎖関節を評価すべきです．

いくつかの血清型の肺炎球菌は，壊死性肺病変を形成し，著明な血痰を伴うことがある．

肺炎球菌性肺炎の発症には，肺炎球菌が下気道に侵入する必要がある．

健常者が鼻咽頭に肺炎球菌を保菌していることは，特に温帯の冬季にはよくあります．そのため，発病要因が通常あるはずです．普段は病原体の下気道への侵入に対する防御機能が作用していますから，その機能が破綻したときに肺炎球菌が肺胞腔に侵入し，肺炎を発症するのです．

肺の防御機能を障害する代表的な原因は，先行するウイルス性上気道炎である．そのほか，喫煙，飲酒，麻痺や意識障害も，肺炎を発症しやすくする．

肺炎球菌性肺炎は通常，ペニシリン治療にとても速やかに反応します(数日以内)．解熱後 2〜3 日経ち，患者の状態がよくなったころに，2 度目の発熱期が起こることがあります．これは，宿主免疫による肺陰影の吸収を反映している可能性があります．

ヘモフィルス・インフルエンザ(*Haemophilus influenzae*)も定型肺炎の起因菌である．ヘモフィルス肺炎患者の喀痰は，さび色ではなく青みがかった黄緑色を呈する．

黄色ブドウ球菌による肺炎は，インフルエンザのあとにみられる重要な合併症である．

黄色ブドウ球菌による肺炎は，斑状の気管支肺炎像を呈し，壊死や空洞形成を伴いやすいのが特徴です．速やかな抗菌薬治療を要します．

クレブシエラ肺炎は，院内肺炎としてよくみられ，糖尿病やアルコール多飲など防御機能が障害されている患者に多い．胸部X線写真は，斑状の濃い気管支肺炎像を呈し，しばしば胸水を伴う．

レジオネラ肺炎は，定型肺炎と非定型肺炎の特徴を併せもつ．低ナトリウム血症が目立ち，消化器症状や頭痛を伴う場合には，とりわけこの疾患を考慮しなさい（表10-1）．

レジオネラ肺炎の診断は，尿中抗原で行います．やや感度は劣りますが，気道分泌物の直接蛍光抗体染色法* も選択肢です．いずれも特異度は高いですが，感度が十分ではありません．

＊気道分泌物の直接蛍光抗体染色はわが国では一般的ではない．

»インフルエンザ influenza

インフルエンザでは気管や気管支粘膜が激しく損傷され，これが後の細菌性肺炎の素因となる．そのためインフルエンザの流行時には，細菌性肺炎が死因の多くを占める．

肺炎球菌はインフルエンザ後肺炎の最大の起因菌である．しかしながら，インフルエンザ後には黄色ブドウ球菌による肺炎が有意に増加する．

黄色ブドウ球菌性肺炎は重篤な感染症で，わずか半日の治療の遅れが，問題なく回復するか，広範な壊死性肺炎や呼吸不全に陥るかの違いにかかわるほどです．黄色ブドウ球菌性肺炎は通常，濃厚な大葉性浸潤影より，むしろ斑状の気管支肺炎像を呈します．

インフルエンザウイルス肺炎は，二次性細菌性肺炎とは別の，ウイルス自体による重篤な肺臓炎であり，致死的な呼吸不全を惹起する．

この場合，広範な浸潤影や血性・漿液性喀痰を伴う咳嗽がみられるでしょう．

インフルエンザでは戦慄(shaking chill)や筋痛がよくみられる．そのためか，ひどいときには横紋筋融解症を生じる．

重症のインフルエンザでは，CPK が上昇しているかもしれませんね．

非定型肺炎 atypical pneumonia

非定型肺炎の代表はマイコプラズマ肺炎です．マイコプラズマ以外の非定型微生物には，クラミドフィラ，アデノウイルス，そのほかの呼吸器ウイルス*などがあります．喀痰を伴わない咳嗽以外には臨床所見に乏しいことが多いのですが，その割に胸部 X 線所見は目立ち，非区域性の斑状陰影がみられます．

* ライノウイルス，パラインフルエンザウイルス，コロナウイルス，RS ウイルス，ヒトメタニューモウイルスなどを指す．これらは市中非定型肺炎の原因として案外少なくないことが知られてきた．

非定型肺炎では，胸膜炎や胸水はあまりみられない．息切れや倦怠感のほか，とりわけ頭痛をよく伴う．

好酸球増多と肺への浸潤

慢性好酸球性肺炎は中年女性に多くみられる再発性の急性肺臓炎で，好酸球浸潤が肺の末梢側に起こるのが特徴である*．

末梢血好酸球増多がよくみられ，また多くの患者は気管支喘息の既往を有します．ステロイド治療によって寛解が得られます．

* 肺の末梢(胸膜)側優位に非区域性の浸潤影がみられることから，典型像は photographic negative of pulmonary edema〔肺水腫のネガフィルム(反転)像〕と形容される．

肺浸潤影を伴う好酸球増多症は，薬剤性や好酸球性多発血管炎性肉芽腫症*が原因であることもある．

* 以前はチャーグ ストラウス症候群やアレルギー性肉芽腫性血管炎と呼ばれた．

サルコイドーシス sarcoidosis

サルコイドーシスは何らかの抗原に対する免疫反応に起因する全身性疾患で，肺病変が最もよくみられます（表 10-2）．

》肺病変

サルコイドーシスの患者の 90%以上に肺病変が存在する．

多数の多核巨細胞を伴う非乾酪性肉芽腫が特徴的な病理所見です．経気管支肺生検によって確認できることが多いため，診断にとても役立ちます．

胸部 X 線所見は，最も典型的な両側肺門リンパ節腫脹，傍気管リンパ節腫脹や，進行度に応じたさまざまな程度の肺線維化がみられる．

肺病変が進行すると，肺門リンパ節腫脹はむしろ縮小し，肺線維化が臨床像の主体になります．米国では，サルコイドーシスはアフリカ系米国人の特に女性に多くみられます*．

* わが国でも，女性の罹患率は男性の 1.7〜2 倍である．

》肺外病変

サルコイドーシスが多臓器病変を呈することはめずらしくない．

サルコイドーシスの肺外病変は，眼，下垂体，視床下部，末梢神経，皮膚，関節，肝臓，脾臓，リンパ節，耳下腺など多臓器にわたり，高カルシウム血症・高カルシウム尿症，発熱，高ガンマグロブリン血症，皮膚アネルギー（anergy）があらわれることもあります．結果的に，ブドウ膜炎，尿崩症，内分泌異常，多発ニューロパチー，脳神経麻痺（主として第 VII 脳神

表 10-2 サルコイドーシス

病態：多臓器における非乾酪性肉芽腫症
肺病変（>90%）
肺門・傍気管リンパ節腫脹 肺線維化への進行
肺外病変
皮膚アネルギー（ツベルクリン反応の陰性化） ブドウ膜炎 多発ニューロパチー，脳神経麻痺（顔面神経），中枢神経（視床下部・下垂体） IgG 上昇 肝腫大，脾腫，リンパ節腫脹 関節炎 皮膚（丘疹，斑，結節性紅斑，凍瘡様皮疹） 高カルシウム尿症 発熱
急性症状
レフグレン症候群：肺門リンパ節腫脹，関節炎，結節性紅斑，発熱 ヘールフォルト症候群：ブドウ膜炎，耳下腺・涙腺腫脹，発熱

経，すなわちベル麻痺），脾腫，リンパ節腫脹などをきたします．肉芽腫形成を伴う肝病変もよくみられますが，通常は無症候です．ただし，アルカリホスファターゼは上昇しているかもしれません．

ツベルクリン反応は必ず陰性である*.

* サルコイドーシスは，ステロイド投与がアネルギーを逆転させる唯一の疾患である．

サルコイドーシスの肉芽腫は，25-ヒドロキシビタミン D を 1,25-ジヒドロキシビタミン D（カルシトリオール）に変換する．

活性型ビタミン D（カルシトリオール）が制限なく産生され，腸管からのカルシウム吸収が亢進します．高カルシウム血症が生じることは多くありませんが（5～10%），高カルシウム尿症はよくみられます（50%）．リンパ腫や結核など，ほかの肉芽腫性疾患でも同じことが起こりますが，サルコイドーシスほど合併頻度は高くありません．

両側肺門リンパ節腫脹，結節性紅斑，関節炎と発熱を呈する，レフグレン(Löfgren)症候群と呼ばれるサルコイドーシスの急性症状は，若い白人女性に最もよくみられ，自然治癒することの多い予後良好な病態である.

サルコイドーシスのそのほかの皮膚病変には，紅斑を伴う鼻部軟部組織の著しい腫脹(lupus pernio*)や，しばしば関節炎と関連する非特異的な丘疹落屑性病変などがあります．lupus pernio は長期的な予後不良因子です．

＊全身性エリテマトーデスでみられることのある手指，足趾，耳介，鼻尖部の凍瘡(しもやけ)様の病変と同様の皮疹で，“lupus pernio”といわれる．

ブドウ膜炎に加え，耳下腺や涙腺の腫脹と発熱を伴うサルコイドーシスの急性症状は，ヘールフォルト(Heerfordt)症候群として知られている.

結核 tuberculosis

》肺結核の上葉病変

結核菌は初感染した後〔ゴーン(Ghon)の初期変化群：典型的には中肺野胸膜直下の病変と肺門リンパ節腫脹〕，肺尖部(上葉の後区)に局在し生きたまま休眠状態になる．そのため，そこが再活性化巣となりやすい.

結核菌は偏性好気性菌であることから，酸素濃度が最も高い肺上葉への局在がみられます．ヒポクラテスの時代から，やせ型で背の高い人のことを“結核体型”と呼ぶのは，おそらく同じ理由(上葉の通気性がよい)によるのでしょう．ただし，いわゆる結核体型と結核の発病との関連については，疑問視されています．

瘢痕化や線維化による上葉の容量減少は，慢性の肺結核での典型的な胸部X線像である.

潜在結核の再活性化はいつでも起こりえますが，さまざまな原因による免疫不全によって再活性化のリスクが高まります．とくに，ステロイドや抗腫瘍壊死因子（TNF）抗体の投与を受けている場合は，注意してください．

上葉の気管支拡張をみたら，結核の可能性を想起しなさい．

上葉の気管支拡張は，結核のほかに，インフルエンザ後，嚢胞性線維症（cystic fibrosis），サルコイドーシス，アレルギー性気管支肺アスペルギルス症（allergic bronchopulmonary aspergillosis；ABPA）などでみられます．

»結核に伴う胸水

結核性胸水は，滲出性，リンパ球優位，片側性の少～中等量の胸水であり，発熱，咳嗽，胸膜性胸痛を伴うことがある．初感染結核（一次結核）に続発する肺外病変の1つとしてみられるのが典型的である．

結核の初感染に合併する胸水では，胸部X線写真で胸水以外の所見がみられません．胸膜下の乾酪巣が破裂し，胸膜腔にこぼれおちることが病態に関与しています．その結果生じる滲出性胸水は，結核菌蛋白質に対する過敏反応をあらわしたものだと考えられています．

胸水を伴う結核性胸膜炎では，ツベルクリン反応は必ず陽性になる．つまり，皮膚アネルギーの状態であることはない*．

＊アネルギー（抗原に対する免疫反応の不応答）の状態では，ツベルクリン反応は陰性になる．しかし，結核性胸水はアレルギー反応の結果であると考えられるため，アネルギー状態にはないはずである．

胸水の塗抹検査はほぼつねに陰性で，培養検査は約半数で陽性になる．胸膜生検（組織学的な肉芽腫や菌体の証明と，培養検体の採取）が，長らく行われている診断法である．

結核性胸水は自然に消失するかもしれないが，その胸水は初感染結核（一次結核）の徴候だと理解することが重要である．なぜなら，もし治療しなければ，数か月ないし数年以内に肺結核や肺外結核を発症する恐れが高いためである．

結核性胸水は，結核の再活性化によって生じることもある．

この場合には，肺実質の病変がみられることが通常です．

肺外結核

肺外結核は，肺病変を伴わないことがしばしばある．

結核菌が血行性に播種することによって，骨・関節，髄膜，椎体・硬膜外腔〔ポット（Pott）病*〕，腸腰筋，乳房（乳癌に類似），心外膜，そして泌尿生殖器系（最多）など，さまざまな部位に病変を生じます．

* ポット病は結核性脊椎炎を指し，整形外科学の創始者の 1 人として知られる英国の外科医，パーシヴァル・ポット（Percivall Pott：1714～1788）の名に由来している．

無菌性膿尿は尿路・生殖器結核の典型的な徴候である．さまざまな程度の血尿を伴うこともよくあるが，それは腎盂・腎杯の病変が高度であることを示している．

尿の抗酸菌染色はしばしば陽性になります．男性では，精巣上体の石灰化が尿路・生殖器結核の徴候としてとらえられることが多く，特にハイチ出身の患者によくみられます*．

* ハイチは結核罹患率が著しく高い．WHO の推計（2017 年）では，ハイチの結核罹患率は人口 10 万人あたり 181 であるのに対し，わが国は 15，米国は 3.1 である．

重篤な敗血症型結核では，肝臓にも結核菌の血行性感染を生じることがある．

最初の報告者にちなみ，“ランドウジーの結核性敗血症（typhobacillosis of Landouzy）”といわれます．

アスペルギルス症 aspergillosis

肺を侵すアスペルギルス症には3つの病型がある：アレルギー性気管支肺アスペルギルス症(ABPA)，アスペルギローマ(菌球)，侵襲性肺アスペルギルス症である．

ABPAはアスペルギルス抗原に対する過敏反応であり，喘鳴，咳嗽，茶色がかった喀痰がみられる．

ABPAは気管支喘息や，頻度は下がりますが嚢胞性線維症を基礎にもつ患者に生じます．IgEの著明な高値と，アスペルギルスに対するアレルギー検査が陽性を示すことが特徴です．胸部X線写真の一過性陰影(しばしば上葉に存在)や末梢血好酸球増多もよくみられます．上葉の気管支拡張を呈することもあります．急性期はステロイドによく反応します．不応性の場合，抗真菌薬が必要になることもあります．

アスペルギローマは，既存の空洞病変のなかに生じた真菌の塊(菌腫)である．通常は偶発的に見つかるが，空洞壁に浸潤し著明な喀血を引き起こすこともある．

侵襲性肺アスペルギルス症は免疫不全者に生じる疾患である．特に，化学療法による好中球減少患者で高頻度にみられる．

アスペルギルスは肺動脈系への血管侵襲性を強くもつため，肺梗塞や壊死性肺炎を起こしやすいのです．

免疫健常者の肺炎で，抗菌薬治療後の喀痰からアスペルギルスが培養されたとしても，それは侵襲性肺アスペルギルス症ではない．

そのような状況では，アスペルギルスは病的意義のない，単なる定着菌にすぎません．

肺血栓塞栓症 pulmonary thromboembolic disease

肺塞栓症(pulmonary embolism)と肺梗塞(pulmonary infarction)は同義ではない.

肺塞栓症では,塞栓子の大きさや閉塞血管の範囲に応じて,肺血管系の塞栓症状が生じる.

肺塞栓は無症状のことも,呼吸困難を生じることもあります.塞栓が非常に大きい場合には,右心負荷やショックをきたすことさえあるのです.

肺梗塞は,壁側胸膜を含む肺組織の壊死である.そのため胸膜炎症状は必発で,少量の胸水を伴うことが多い.

中型動脈が閉塞した場合,特にうっ血性心不全などのため肺循環が障害されている場合には,塞栓に引き続き肺梗塞が生じます.CT 血管撮影のほか,肺シンチグラフィや心エコーによって肺塞栓の評価を行います.

肺シンチグラフィが完全に正常なら,肺塞栓は除外される.また,ショックの評価中に右室拡張がみられたら,肺塞栓の可能性を考えなさい.

慢性静脈血栓塞栓症は肺高血圧症の重要な原因の 1 つである.原発性肺高血圧症とは必ず区別しなければならない.

この区別は必ずしも容易ではありません.原発性肺高血圧症は若年女性に最もよくみられます.慢性静脈血栓塞栓症では,新鮮な,あるいは器質化した肺動脈内の血栓が画像診断で証明されるかもしれません.しかし,高度な肺高血圧症の存在自体が肺動脈血栓の原因になることから,区別が難しいこともあるのです.

肺動脈系のアテローム性動脈硬化による慢性肺高血圧症〔アイエルザ(Ayerza)病〕では,肺動脈血栓が生じやすい.

肺動脈に生じたアテローム性動脈硬化性血栓は，塞栓症との鑑別が(不可能とはいわないまでも)とても難しいものです．いずれにせよ，抗凝固療法が適用されます．

第11章 消化管・膵臓・肝臓

消化管

機能性消化管疾患 functional gastrointestinal disease

消化器症状が，いわゆる“機能性”(非病的)と，“器質的”(構造的または病的)なもののどちらに由来するかを見分けることは，臨床上の1つの難題である．なぜなら，患者のなかには，正常な消化管機能に対して過敏であることが，さまざまな症状の原因となる人がいるためである．

さまざまな機能的症状の一部は，心理的要因が関与しています．

朝食前の嘔吐は，ほぼすべて機能性である．夜間の睡眠を妨げない下痢は，重篤な疾患でない可能性が高い．

下痢の評価において，便意切迫，しぶり腹(tenesmus)，便失禁がある場合は，遠位S状結腸や直腸に病変があることが示唆される．

これらの症状を伴わない大量の下痢は，小腸側の障害が示唆されます．

過敏性腸症候群 irritable bowel syndrome

過敏性腸症候群は機能性障害の1つで，炎症性腸疾患とは区別される，特徴的な症状のパターンがある．過敏性腸症候群では，消化管出血はなく，腹部疝痛はしばしば排便に関連して起こる．

下痢が主な症状ですが，発作的な便秘も間欠的に起こります．

朝に 4～5 回の下痢があり，昼までにおさまるというのが，過敏性腸症候群の特徴的なパターンである．

消化管出血や夜間の下痢がみられる場合は，炎症性腸疾患を精査すべきです．

炎症性腸疾患 inflammatory bowel disease

炎症性腸疾患であるクローン病と潰瘍性大腸炎(ulcerative colitis)には，いくつかの類似点と，多くの相違点があります．潰瘍性大腸炎は大腸に限局しますが，クローン病では小腸，大腸，またはその両者が侵されます．

クローン病の特徴は，腹痛と，(大腸病変があれば)消化管出血である．

いいようのない倦怠感は，中等度～重度のクローン病でみられ，患者をとりわけ消耗させる症状である．

潰瘍性大腸炎は粘膜疾患であるため，出血は必発である．

潰瘍性大腸炎の炎症は，直腸・S 状結腸から連続的に進展する．一方，クローン病では，回腸や右側結腸を侵す多数の非連続性(スキップ)病変がみられる．

クローン病の炎症は腸管壁全層に及び(貫壁性)，しばしば肉芽腫を，ときに瘻孔を形成する．クローン病の小腸病変は，しばしば腸閉塞の原因になる．

潰瘍性大腸炎で小腸病変がみられるのは，逆流性回腸炎(“backwash” ileitis)に限られます．

潰瘍性大腸炎は大腸全摘によって完治する．クローン病では，外科的に切除しても，正常だった残存腸に病変が再発するのが通常である．

経過の長い潰瘍性大腸炎(全大腸炎)では，発癌の頻度が高いことも大腸切除が好まれる理由の 1 つです．クローン病でも大腸癌のリスクは増しますが，潰瘍性大腸炎ほどでは到底ありません．

炎症性腸疾患では，腸管外合併症がよくみられる．おそらく免疫学的機序によるものと考えられ，関節炎，結節性紅斑，上強膜炎やブドウ膜炎などがある．クローン病では，粘膜びらんがみられることもある．

クローン病の全身症状(発熱，倦怠感，貧血，炎症反応の上昇)は腫瘍壊死因子(tumor necrosis factor；TNF)阻害薬によく反応する．

クローン病で炎症が長期に及ぶと，続発性(AA)アミロイドーシスをきたすことがある．

発熱，関節炎，虹彩炎(または上強膜炎)，粘膜潰瘍を呈するクローン病の患者は，ベーチェット病と誤って診断されることがときにある．

クローン病の患者では，このような腸管外症状が消化器症状に先行することがあり，混乱のもとになります．米国では，中東にルーツをもつ患者を除けば，ベーチェット病ではなくクローン病であることが通例です*．

* ベーチェット病は，東アジアから地中海にかけての古代シルクロード地域に多発する．なかでも，トルコ(人口 10 万人あたり 370 人)やイラン(同 80 人)が特に多く，中国(同 14 人)やわが国(同 12 人)はやや少ない．米国(同 5 人)や北欧諸国(同 0.6～7 人)はずっと少ない〔Yazici H, et al.：Nat Rev Rheumatol. 14(2)：107–119, 2018〕．

炎症性腸疾患に関連する関節炎(enteropathic arthritis)では，股関節，膝関節，手の小関節が侵されうる．

関節の変形や骨びらんが生じることは極めてまれです．関節炎は，おそらく自己免疫機序が関与し，しばしば消化管病変の悪化とともに起こります．

炎症性腸疾患では，仙腸関節や脊椎関節の障害（脊椎関節症）が起こることもあり*，しばしばHLA-B27組織適合抗原と関連する．

消化器症状の出現より，脊椎関節症が数年先行することもあります．

* 脊椎関節炎は体軸性と末梢性に分類され，末梢性脊椎関節炎には乾癬，先行する感染症，または炎症性腸疾患を伴うものと，そのほかのものがある〔Taurog JD, et al.：N Engl J Med. 374(2)：2563–2574, 2016〕.

消化性潰瘍による消化管出血

上部消化管出血〔トライツ（Treitz）靱帯より口側に起こるもの〕は，それより下部で起こるものよりもずっと頻度が高い．上部消化管出血の原因はいまだに消化性潰瘍が最多で，門脈圧亢進症に伴う食道・胃静脈瘤がそれに次ぐ．

ヘリコバクター・ピロリ（*Helicobacter pylori*）が消化性潰瘍の重要な原因であることがわかり，強力なプロトンポンプ阻害薬とともに効果的なピロリ菌の除菌法が開発されました．その後，消化性潰瘍とその合併症の発生率は低下しました．とはいえ，消化性潰瘍は依然として上部消化管出血の最も重要な原因です．

胃酸分泌のピークは午前2時ごろのため，夜間に目を覚ますような心窩部痛は，消化性潰瘍に極めて特徴的である．

朝は胃酸分泌が少ないため，消化性潰瘍が起床時の痛みを引き起こすことは決してない．

消化性潰瘍による上部消化管出血で受診する多くの患者は，それまで消化性潰瘍による症状が何もないかもしれない．

消化性潰瘍による急性消化管穿孔の身体所見は際立っている．古典的な腹壁の“板状硬（board-like rigidity）”に加え，右肩の関連痛や肝臓上の共鳴音（resonance）は特徴的である．

肩の痛みは横隔膜の刺激によるもので，それが第3〜5頸髄領域の皮膚の痛みに感じられるために起こります*．本来，打診で濁音を呈する肝臓上が鼓音になるのは，際立った特徴です．

* 関連痛が起こるメカニズムとしてわかりやすいのは，収束-投射(convergence-projection)仮説である．臓器からの疼痛シグナルを伝達する臓性求心性神経線維は，皮膚からの疼痛を伝える体性求心性神経線維と同じレベルの脊髄後核に入る．疼痛シグナルは対側の脊髄視床路を上行し，脳の体性感覚野にシグナルを投射する．脳は臓性求心性神経と体性求心性神経の分布領域を分けて認識できず，臓性領域ではなく体性領域(皮膚)の痛みと誤って解釈する．

クレアチニンに比べ尿素窒素(BUN)の上昇が大きければ，上部消化管出血の部位の特定にとても役立つ．

上部消化管出血でBUNが上昇するのには2つの要素があります．1つは，血液量と血圧の低下によって腎動脈の収縮が起こり，クレアチニンクリアランスの低下を上回る腎血流の低下が引き起こされることです．遠位尿細管における尿素の逆拡散は腎血流に強く依存しているため，腎血流が低下すると尿素クリアランスが著しく減少するのです．もう1つは，消化管内の血液が小腸で消化され蛋白質負荷となり，尿素の産生が増加することです．腎の血行動態の変化と，消化管での蛋白質負荷の増加とが相まって，クレアチニンに比べてBUNが大きく増加するのです．

遺伝性出血性毛細血管拡張症
hereditary hemorrhagic telangiectasia (Osler-Weber-Rendu 病)

遺伝性出血性毛細血管拡張症は，まれだが重要な消化管出血の原因である．常染色体優性遺伝で，主として粘膜表面に毛細血管拡張(微小動静脈の吻合)が生じる．成人早期に消化管出血で発症することが多い．

口唇の毛細血管拡張は視認可能だが，しばしば見落とされる．特に，貧血の患者や消化管出血を起こしたばかりの患者ではそうである．

毛細血管拡張は，正方形または長方形の小さな赤色斑で，わずかに隆起していることもあります．輸血後に(入院翌朝，指導医の回診にちょうど間に合うかのように)，はっきり見えるようになることもまれではありません．出血は，少量またはそれなりの量で，慢性的に起こります．通常，鉄欠乏性貧血を伴います．

鼻出血の存在(特に小児期における)は，鼻粘膜に毛細血管拡張があることを示唆し，成人期に消化管出血で受診した患者の診断において，病歴上の重要な手がかりとなる．

病変は肺に起こることもあり，もし十分な大きさがあれば，右左シャントの原因になりえます．まれには，中枢神経系の病変が，くも膜下出血，脳出血や，脳膿瘍(動静脈シャントが脳血管関門を局所的に破綻させる)を引き起こすかもしれません．

下部消化管出血

大腸内視鏡検査で“所見なし”とされる下部消化管出血は，血管腫(血管異形成)または憩室血管のいずれかが原因である．これらの部位からの出血は，内視鏡検査で同定することが難しいことが多いためである．

憩室出血は多量のこともありますが，通常は自然に止まります．

吸収不良

成人における吸収不良の原因には，セリアック病(非熱帯性スプルー)，細菌の過剰増殖，熱帯性スプルー，膵酵素欠乏症，そして感染症があります(表11-1)．

吸収不良の主な症状は，脂肪便，体重減少，下痢，ビタミン欠乏症である．

吸収不良は，便中に脂肪を証明することによって診断します．脂肪便は，通常，軽くて脂っぽく，悪臭がします．

表 11-1 吸収不良

疾患	病因	診断	治療
セリアック病	グルテン過敏	IgA 抗体(tTG-IgA・EMA-IgA)，小腸生検	グルテン除去食
熱帯性スプルー	感染＋葉酸欠乏	臨床症状＋流行地域での滞在歴	抗菌薬＋葉酸
細菌の過剰増殖	胆汁酸塩の脱抱合(外科的盲端，小腸憩室，腸管浸潤性病変によるうっ滞や蠕動不全に伴う)	病歴＋消化管画像検査	抗菌薬
膵外分泌機能不全	慢性膵炎，外科手術	病歴，慢性アルコール依存症	経口膵酵素薬
ゾリンジャー-エリソン症候群	胃酸過多による膵リパーゼの不活化	消化性潰瘍，胃酸過多	プロトンポンプ阻害薬，手術

ビタミン欠乏は，吸収不良の特徴的な症状である．脂溶性ビタミンは脂肪便で失われ，粘膜異常によって葉酸とビタミン B_{12} の吸収が障害される．

欠乏したビタミンの機能に応じた臨床症状を呈します．

重度のビタミン D 欠乏は，小児のくる病や成人の骨軟化症(osteomalacia)に関連する．アルカリホスファターゼ(骨芽細胞に由来)は必ず上昇し，ビタミン D による治療効果判定の有用な指標である．

アルカリホスファターゼ値の正常化は，ビタミン D による治療が適切であることを意味します．

»セリアック病 celiac disease/celiac sprue

セリアック病(セリアックスプルー，グルテン腸症，非熱帯性スプルーとしても知られる)は，小麦に含まれる蛋白質であるグルテンに対する過敏反応が原因である．小児期だけでなく，どの年齢の成人にも発症しうる．

セリアック病の症状ははっきりしなくとも，鉄と葉酸は通常欠乏している.

セリアック病の粘膜異常は近位小腸で最も顕著なため，そこで吸収される鉄と葉酸の欠乏が起こります.

成人で予想されるより身長が低い場合，セリアック病の診断の有用な手がかりとなる.

両親や同胞の身長と比較することも，低身長かどうかの判断材料になるでしょう．吸収不良の特徴的な症状を欠く場合でも，おそらく栄養障害が低身長の原因です.

セリアック病は，血清学的検査，小腸生検，グルテン除去食への反応によって診断する.

抗組織トランスグルタミナーゼ(tissue transglutaminase；tTG)-IgA 抗体と抗筋内膜抗体(endomysial IgA antibodies；EMA-IgA)は，セリアック病に対する感度と特異度が高い．現在のところ，抗 tTG-IgA 抗体が最初によく行われる検査である.

小腸生検によって，絨毛の平坦化・萎縮や，リンパ球の浸潤といった特徴的な所見がみられれば，診断が確定します．臨床症状や組織学的異常は，グルテン除去食によって改善します.

腸管リンパ腫は，まれだが厄介なセリアック病の合併症である.

セリアック病は，多数の水疱病変を伴うことから疱疹状皮膚炎(dermatitis herpetiformis)と呼ばれる，まれだが特徴的な皮膚疾患と関連している.

疱疹状皮膚炎の患者のほとんどは，少なくとも何らかのセリアック病の徴候を有しますが，セリアック病患者の大部分は疱疹状皮膚炎を呈しません.

セリアック病でないにもかかわらず，グルテン過敏を訴える患者は多くいる．

理由は不明ですが，こういった患者ではグルテン除去食で症状が改善します．この“グルテン過敏”に対して，多くのグルテン除去食が食品業界から販売されてきました．

熱帯性スプルー tropical sprue

熱帯性スプルーは，セリアック病（非熱帯性スプルー）とは異なり，熱帯地域で流行する吸収不良症候群で，おそらく細菌感染とビタミン欠乏（特に葉酸欠乏）が原因である．

熱帯性スプルーは熱帯地域（特に，カリブ海諸国，東南アジア，南インド）で流行し，それらの地域に長期間滞在する旅行者にも起こります．しばしば発熱と下痢で発症し，続いて慢性下痢や吸収不良を呈します．

熱帯性スプルーでは，葉酸欠乏と，ときにビタミンB_{12}欠乏の併発による巨赤芽球性貧血がよくみられる．ビタミンB_{12}が欠乏する理由は，葉酸欠乏が回腸粘膜に影響を及ぼし，ビタミンB_{12}の吸収を障害するためである．

熱帯性スプルーの治療は，長期にわたる抗菌薬と葉酸の投与です．

細菌の過剰増殖

小腸における細菌の過剰増殖は，以下の状況で起こることがある．① 自律神経障害や腸管浸潤性病変によって蠕動運動が障害されたとき，② 手術によって盲端が形成されたとき，③ 十二指腸や空腸に大きな憩室があるとき，④ 大腸と小腸の間に瘻孔が形成されたとき．

通常，小腸には大腸でみられる細菌のごく一部しか存在しません．小腸で細菌が増殖すると，粘膜に影響を与え，胆汁酸塩の代謝を変化させます．

- 細菌の過剰増殖が起こると，細菌が胆汁酸塩を脱抱合するため，通常の脂肪吸収に欠かせないミセル形成が障害され，脂肪便となる．

- 細菌が過剰増殖すると，下痢を起こす．非抱合胆汁酸が大腸粘膜を刺激するためである．

- 細菌が宿主とシアノコバラミン(ビタミンB_{12})を取り合うため，ビタミンB_{12}欠乏を起こすことがある．過増殖した細菌が葉酸を産生するため，葉酸欠乏は起こらない．

治療には，可能なかぎり，消化管の異常部位を外科的に修復することが必要です．糖尿病性神経障害，強皮症，アミロイド浸潤など，責任病変の外科的治療ができない場合には，広域抗菌薬によって治療します．

》膵外分泌機能不全

- 慢性アルコール性膵炎による膵腺房細胞の破壊，またはガストリノーマでの胃酸過多による膵リパーゼの不活化は，膵性吸収不良のよくある原因である．

多くの場合，膵酵素の経口投与と，胃酸過多に対する治療によって効果が得られます．

》感染症と吸収不良

- 2つの感染症が重大な吸収不良と関連する可能性がある．それは，ウィップル(Whipple)病とジアルジア症である．

- ウィップル病は，グラム陽性，PAS染色陽性の細菌であるトロフェリマ・ウィッペリ(*Tropheryma whipplei*)が，小腸やほかの多くの臓器に感染して起こる．慢性に経過する感染症で，世界の広い地域でみられる．

ウィップル病による吸収不良は，疾患の後期に起こります．中年の白人男性に好発し，初期には関節炎がみられます．腸の生検組織で，PAS 染色陽性のマクロファージが多数みられれば，診断の確定に役立ちます．

ジアルジア症は，ジアルジア・ランブリア（*Giardia lamblia*）*による原虫感染症で，世界中でみられる．ジアルジアの嚢子（cyst）は冷水中でも生存可能で，糞口経路によりヒト-ヒト感染を起こす．

キャンプをする人たちが河川の水から感染したり，デイケア施設の利用者が，便の処理が不十分である場合に感染したりします．水系感染による流行が起こることもあります．急性胃腸炎を起こすことがありますが，侵襲性感染症は呈しません．無症状であることも多くみられます．ごく一部の患者では，長期にわたって感染が持続し，体重減少を伴う著明な吸収不良を起こすことがあります．

* ランブル鞭毛虫とも呼ばれる．

ガストリノーマ
ゾリンジャー エリソン（Zollinger−Ellison）症候群

胃酸分泌過多によって十二指腸の酸性度が高まると，膵リパーゼが不活化され，吸収不良が起こることがある．

膵臓

急性膵炎 acute pancreatitis

急性膵炎の原因には，アルコール，胆石，高トリグリセリド血症，多くの薬剤，胆道系の処置，先天的な膵管の解剖学的異常などがある．

圧倒的に多いのは，アルコールと胆石によるものです．膵炎が起こる機序は共通で，膵管の閉塞による内圧上昇，またはアルコールによる細胞傷害や十二指腸の炎症によって，膵酵素が分泌・活性化され，膵腺組織の自己消化が起こることによります．適切な臨床状況のもとでアミラーゼやリパーゼが上昇していれば，膵炎と診断できます．アミラーゼは膵以外の組織でも産生されるため，膵炎以外の疾患でも上昇することがあります．そのため，リパーゼのほうが膵炎により特異的です．

嘔吐を伴って背部に放散する心窩部痛が古典的（かつ，よくみられる）症状である．嘔吐はほぼ全例にみられるが，たいていは軽度である．ごく少量の水を飲むだけで吐き気をもよおすため，何も口にできないことが多い．

急性膵炎の治療においてよくある間違いは，経口摂取を始めるのが早すぎることです．経口摂取により膵酵素の分泌が刺激され，炎症を長引かせます．痛みが治まれば，経口摂取を再開できます．

痛みに対し麻薬性鎮痛薬をいまだ必要としている急性膵炎の患者に，経口摂取を開始することは，まったくナンセンスである．

重度の膵炎では，腹腔内に激しい滲出が起こり，局所の脂肪壊死や，多房性の大量の液体貯留を伴う．

血液濃縮の結果，ヘマトクリットは著しく上昇（60%）するかもしれません．適切な循環動態を維持するために，治療初期から大量の補液を要します．

炎症を起こした膵組織から，臍部や側腹部に血液が漏出することによって，それぞれカレン（Cullen）徴候やグレイ・ターナー（Grey Turner）徴候を呈する*．

* 暗赤色の皮膚着色が，臍周囲にみられることをカレン徴候，左側腹部にみられることをグレイ・ターナー徴候という．

胸膜炎や左下葉無気肺を伴う左側胸水がみられることがある．

急性膵炎の脂肪壊死は，腹腔内だけでなく，血流中の膵リパーゼによって腹腔外で起こることもある．トリグリセリドが遊離脂肪酸に加水分解され，カルシウムとともに鹸化が起こることによって，重度の場合には低カルシウム血症をきたす．

低カルシウム血症は予後不良の徴候です．膵の炎症に伴ってインスリン分泌が障害され，高血糖をきたすことも当然あります．

通常，長年の大量飲酒の後に最初の膵炎発作を起こす．特に飲酒を継続している場合，膵炎は何度も再発する．

アルコール性膵炎における膵障害は，最初の急性膵炎の発作時には，すでにかなり進行しています．

膵管を閉塞させる胆道結石が，急性膵炎の別の主要な原因である．

総胆管内を結石が通過すると，軽症から最重症まで，さまざまな程度の急性膵炎が起こりえます．この場合，結石が通過する前の膵臓は正常なため，アミラーゼやリパーゼがはなはだしく上昇することがあります．そのような状況では，膵酵素の上昇の程度が，重症度を直接反映するわけではありません．

高トリグリセリド血症は，まれだがよく知られた急性膵炎の原因である．通常，トリグリセリド値は 1,000 mg/dL を超え，血清は白濁(乳び)する．

高トリグリセリド血症による急性膵炎の患者では，網膜脂血症(lipemia retinalis)がしばしばみられる．皮膚に発疹状黄色腫(eruptive xanthoma)がみられることもある．

眼底の血管を流れる血液は，あたかもトマトスープにのったクリームのようにみえます[*1]．発疹状黄色腫は黄色の小丘疹で，基部は紅斑状です[*2]．全身にみられますが，特に臀部に好発します．

---

*1 Park YH, et al.：N Engl J Med. 357(10)：e11, 2007.
*2 Kala J, et al.：N Engl J Med. 366(9)：835, 2012.

トリグリセリド値が著しく高いと，アミラーゼの測定に干渉し，アミラーゼ値が実際よりも低く測定される．そのため，膵炎の診断を不明瞭にすることがある．

リパーゼ値はおそらく影響を受けません．

高トリグリセリド血症は，通常，リポ蛋白リパーゼの障害をあらわし，カイロミクロン，またはカイロミクロンと超低比重リポ蛋白(VLDL)の上昇がみられる〔フレドリクソン(Fredrickson)分類のⅠ型またはⅤ型〕．

リポ蛋白リパーゼの障害はしばしば先天性ですが，アルコールやエストロゲンなどの薬剤，もしくは妊娠に伴って新たに起こることがあります．

高トリグリセリド血症は，妊娠中に起こる膵炎の原因として最も多い．

妊娠中にエストロゲンが増加することが原因と考えられています．

膵管癒合不全(pancreatic divisum)は，胎児期の腹側膵管と背側膵管の癒合不全によって起こる先天異常で，まれに急性および慢性膵炎の原因になる．

膵管癒合不全をもつ人のほとんどは無症状ですが，アルコール多飲や胆石の既往がない若年患者が膵炎を起こしたときには，この疾患を考慮すべきです．膵管の画像検査が診断に有用で，膵炎発作を繰り返す場合は乳頭括約筋切開術が有効です．

ニューモシスチス肺炎予防のST合剤や抗レトロウイルス薬を使用しているHIV感染者では，薬剤性膵炎が特に問題になる．

胆道の疾患

胆石は，膵炎だけでなく，胆石疝痛(胆石発作)や急性胆嚢炎の原因にもなります(表11-2).

》胆石疝痛 biliary colic と急性胆嚢炎 acute cholecystitis

胆石疝痛は，胆嚢管内の結石によって引き起こされる，増悪・寛解する右季肋部痛である．結石が嵌頓すると，発熱，悪寒，嘔吐を伴う急性胆嚢炎をきたす．

表11-2 胆道疾患

胆石発作
胆嚢管内結石．増悪・寛解する右季肋部痛．横になっていられない
急性胆嚢炎
胆嚢管に結石が嵌頓 → 発熱，右季肋部圧痛，嘔吐を伴う急性炎症
総胆管結石
黄疸を伴う胆道閉塞．膵炎の高リスク
上行性胆管炎
腸内細菌叢による胆管の感染．進行性の黄疸，発熱，敗血症
原発性硬化性胆管炎
胆管の硬化．原因不明．男性に多い．高率(80%)に潰瘍性大腸炎を合併．抗ミトコンドリア抗体陰性
二次性硬化性胆管炎
結石，狭窄，腫瘍による胆管の閉塞や感染に続発した胆管の硬化
原発性胆汁性胆管炎(原発性胆汁性肝硬変)
中年女性に好発する自己免疫性疾患．抗ミトコンドリア抗体陽性，アルカリホスファターゼ上昇，ビリルビン上昇，強い瘙痒感，高トリグリセリド血症
二次性胆汁性肝硬変
長期にわたる胆道閉塞．ばち指がよくみられる．抗ミトコンドリア抗体陰性
胆管癌
胆管上皮の腺癌．胆道閉塞に関与．左右の胆管合流部に発生したものはクラツキン腫瘍(Klatskin tumor)として知られる

急性胆嚢炎の痛みは，実際には炎症によるもので，動作や深吸気で増悪します．炎症が横隔膜に波及すると，背部や右の肩先に痛みが放散するかもしれません．身悶えするような痛みが発作的に起こる胆石疝痛とは区別することができます．

胆石発作や急性胆嚢炎の患者に黄疸がみられる場合，総胆管の閉塞が示唆され，胆道感染(上行性胆管炎)を起こす危険がある．

胆汁うっ滞とは，肝臓からの正常な胆汁の流れが塞がれていることを指します．胆道の閉塞は，肝内性(肝炎)，肝外性，またはその両者で起こりえます．結石，狭窄，腫瘍，自己免疫性疾患など，原因は多岐にわたります．アルカリホスファターゼの上昇が，最も早期にみられる肝機能検査の異常です．

二次性硬化性胆管炎は，① 結石による肝内外の胆管閉塞，② 結石や感染に伴う炎症に起因する肝内外の胆管狭窄，③ 慢性膵炎，④ 腫瘍による胆管閉塞が原因となる．

原発性硬化性胆管炎(primary sclerosing cholangitis ; PSC)は，二次性硬化性胆管炎の原因(上記)がなく，肝内・肝外胆管の瘢痕化や狭小化が起こったものである．

原発性および二次性硬化性胆管炎のどちらにおいても，胆管癌のリスクが増加します．

原発性硬化性胆管炎は，若年から中年の男性に好発する．潰瘍性大腸炎と密接に関連し，原発性硬化性胆管炎の少なくとも80% で潰瘍性大腸炎を合併する．

原発性硬化性胆管炎の病因はわかっていませんが，遺伝，免疫，そしておそらく感染との関連を示唆する知見はいくつもあり，それらが素因になっている可能性があります．HLA 型，P-ANCA，そして IgG4 関連疾患まで関係していることもあります．潰瘍性大腸炎における粘膜バリアの破綻に起因する門脈菌血症の関与も考えられています．原発性胆汁性胆管炎(次ページの訳注＊1 を参照)に特徴的な抗ミトコンドリア抗体は，原発性硬化性胆管炎ではみられません．

胆汁性肝硬変 biliary cirrhosis

原因が何であれ，慢性の胆道閉塞は胆汁性肝硬変を引き起こす．

門脈三つ組内の炎症は，胆管増生，胆汁汚染，肝細胞壊死，再生結節をきたし，最終的には門脈圧亢進を伴う肝硬変や肝不全に至ります．

二次性胆汁性肝硬変は，長期間の胆道閉塞の結果起こる．

原発性胆汁性胆管炎(primary biliary cholangitis；PBC)[*1]は中年女性に多い自己免疫性疾患で，原発性硬化性胆管炎が男性に多いのと対照的である．抗ミトコンドリア抗体は，感度・特異度ともに高く，診断に有用である．アルカリホスファターゼは上昇する．ひどい瘙痒感と倦怠感が初期症状である．

自己免疫機序による小さな肝内胆管の上皮細胞の障害によって，胆管の炎症，瘢痕化や閉塞が引き起こされます．

コレスチラミン(胆汁酸吸着樹脂)が，かゆみの軽減に有効かもしれません．

*1 以前は，原発性胆汁性肝硬変(primary biliary cirrhosis；PBC)と呼ばれた．

胆汁性肝硬変では，特徴的な脂質異常がみられる．すなわち，中間比重リポ蛋白(IDL)とともに高比重リポ蛋白(HDL)が増加する(フレドリクソン分類 III 型)．これは，手掌・手掌線の独特な黄色腫と関連するが，心血管疾患のリスクは増さない．

胆汁性肝硬変では，ばち指がみられることもある．

ばち指はどのような肝硬変でも起こりえますが，胆汁性肝硬変で最もよくみられます[*]．

* 肝硬変以外にばち指をきたしうる疾患には以下のものがある．原発性肥大性骨関節症(常染色体優性遺伝)，肺悪性腫瘍，化膿性肺疾患，間質性肺炎，気管支拡張症，チアノーゼをきたす先天性心疾患，動脈管開存，動静脈瘻，感染性心内膜炎，炎症性腸疾患，甲状腺機能亢進症，POEMS 症候群．

門脈性肝硬変 portal cirrhosis

肝細胞の壊死，正常肝構造の破綻，再生結節，正常門脈系の破壊と門脈圧亢進をきたす肝障害は，どのような原因であれ，最終的に肝硬変に至るのが通常である．

先述の胆汁性肝硬変とは対照的に，門脈性肝硬変の最も多い原因は，ウイルス性肝炎（肝炎後肝硬変），アルコール多飲〔ラエンネック型肝硬変〕，脂肪浸潤〔非アルコール性脂肪性肝炎（nonalcoholic steatohepatitis；NASH）〕です．頻度は低いですが，慢性的なうっ血肝（長期のうっ血性心不全による心臓性肝硬変）や，ヘモクロマトーシス，ウィルソン（Wilson）病，α1-アンチトリプシン欠損症などの先天性代謝異常も原因になります．

いかなる肝硬変も，肝細胞癌の素地になる．

α-フェトプロテイン（AFP）の上昇は，肝細胞癌の発生を示唆する．AFP 値と腫瘍サイズは相関するため，肝細胞癌の患者における治療のモニタリングに有用である．

肝の慢性炎症と再生が，肝硬変における悪性転化の主要なメカニズムと考えられます．しかし，ウイルス性の肝硬変では，ウイルスゲノムの直接的な影響も関与しているかもしれません．

肝硬変でみられる身体所見は，門脈圧亢進症や，男性ではテストステロンの減少とエストロゲンの増加を伴う性腺機能低下症を反映している．

腹水，脾腫，腹壁静脈の怒張やメデューサの頭（caput medusae）*は，門脈圧亢進によるものです．女性化乳房，精巣萎縮，腋毛消失，くも状血管腫，手掌紅斑は，主としてエストロゲン / テストステロン比の上昇（性腺機能低下症）を反映しています．

---

*臍を中心とした放射状の腹壁の静脈拡張．ギリシャ神話に登場する怪物メデューサの頭に似た外観から，このように表現される．門脈圧亢進に伴い，傍臍静脈，臍静脈（通常は出生後早期に閉鎖する），さらに腹壁静脈へと側副血行路が形成されることによる．

原因は不明だが，肝硬変では耳下腺や涙腺の肥大が起こる．

アルコール依存症や低栄養も関与しているかもしれません．骨粗鬆症もよくみられます．

門脈圧亢進症の主な合併症は，腹水(ときに大量)，静脈瘤からの出血(ときに大量)，脾機能亢進症，肝性脳症，特発性細菌性腹膜炎(spontaneous bacterial peritonitis；SBP)，肝腎症候群である．

静脈瘤からの出血は，上部消化管出血の比較的よくある原因です．静脈瘤から勢いよく出血するのが通常ですが，少量出血であることもまれではありません．

胃食道静脈瘤の患者では，少量の出血が，しばしば大量吐血の前触れとなる．

この前兆出血は，静脈瘤治療が至急必要であることへの警告です．

門脈圧亢進に伴う腹水は，特発性細菌性腹膜炎を合併していないかぎり，漏出性で，細胞数は少なく，リンパ球優位です．

特発性細菌性腹膜炎は，腸管内の微生物がうっ血した腸管粘膜バリアを超え，直接腹水に感染することによって起こる．

非代償性肝硬変の患者で，かなりの腹水がある場合には，つねに特発性細菌性腹膜炎を疑いなさい．腹部違和感はあるかもしれないが，典型的には発熱や腹部所見はみられない．腹水穿刺で，腹水中の多核球優位の白血球増多を示すことによって診断する．

非代償期の症状を呈する肝硬変患者では，特発性細菌性腹膜炎を除外するため，診断的腹水穿刺を必ず行うべきである．

細胞数が 100/μL で多核球が 50% 以上あれば*，特発性細菌性腹膜炎が強く疑われ，治療を要します．塗抹検査はつねに陰性で，培養が陰性のこともしばしばあります．

* 一般的には，腹水中の多核白血球数が 250/μL 以上のときには，特発性細菌性腹膜炎とみなして治療を開始する．

大量腹水のある患者では，症状緩和のために多量の腹水をドレナージすることが必要かもしれない．だが，感染，蛋白質の喪失，静脈瘤からの出血を誘発する恐れなど，重大なリスクもはらむ．

静脈瘤からの出血は，腹腔内の血行動態が変化することによって引き起こされます．大量腹水による腹腔の緊満(腹部タンポナーデ)が解除されると，門脈血流の増加と静脈瘤への外圧低下によって，静脈瘤の血流が増加することから，静脈瘤の破裂が誘発されます．

循環血漿量を維持しながら腹水除去を行うことの利点は，腎静脈にかかる圧を減らし，腎血流を増すことで，利尿の助けになることです．

肝性脳症 hepatic encephalopathy

肝性脳症は肝硬変の重篤な合併症で，門脈圧亢進に伴って門脈から体循環への血流シャントが生じ，腸管からの窒素化合物が肝で代謝されなくなることによる(表 11-3)．

肝性脳症は，軽度の認知機能障害から，重篤な昏睡に至るまで，幅広い症状を呈します．

眠気，倦怠感，昏迷が最も多いが，興奮や異常行動を呈することもある．

表 11-3 肝性脳症

原因：門脈圧亢進症
腸内での細菌の蛋白質代謝で生じた窒素化合物が，肝での代謝を経ずに体循環に入る
代謝性脳症
• 眠気，倦怠感，昏迷，昏睡（まれに興奮，暴力行為） • 羽ばたき振戦 • 呼吸性アルカローシス • 深部腱反射亢進，クローヌス，後弓反張
誘因
• 蛋白質摂取量の増加 • 消化管出血 • 便秘 • アルカローシス • 鎮静薬
治療
• ラクツロース → 下痢，酸性便 • 非吸収性抗菌薬 → 細菌による蛋白質代謝の減少

肝性脳症の正確な病態はわかっていないが，腸内で産生される窒素化合物が関与していることはほぼ間違いない．アンモニア値は通常上昇しているが，脳症の程度とは相関しない．アンモニアは，肝での代謝を免れた，ほかのアミン（amine）*一連の指標になるかもしれない．

重症の肝性脳症では，頭蓋内圧亢進が突然起こることがあります．脳波検査では，代謝性脳症に特徴的な3相波がみられます．しかしこれは，肝性脳症に特異的なものではありません．

*アミン：アンモニアの水素原子を炭化水素基で置換した，窒素を含む有機化合物の総称．

羽ばたき振戦は最もよくみられる身体所見で，肝性脳症に極めて特徴的だが，ほかの代謝性脳症で起こることもある．とはいえ，慢性肝疾患がある状況で羽ばたき振戦がみられれば，実際的には肝性脳症と診断できる．

羽ばたき振戦は，姿勢保持ができないことによるもので，(車を止めるときの合図のように)手関節を伸展させて検査します．手関節の伸展を保持できず，手が羽ばたくように動けば陽性です．

肝性脳症では，原因となるアンモニアやほかの窒素化合物が呼吸中枢を刺激することによって，軽度の呼吸性アルカローシス*が起こる．

非代償性肝硬変に合併する酸塩基平衡の問題はすべて，この基礎にある呼吸性アルカローシスのうえに生じます．

---

* 呼吸性アルカローシスを来たすほかの病態は，第6章　腎臓，体液と酸塩基平衡の異常，呼吸性アルカローシス，p.116 訳注参照．

深部腱反射の亢進は，ほぼすべての肝性脳症の患者にみられる．クローヌスや，ときには後弓反張を伴うほど，重度のこともある．

肝性脳症でみられる昏睡は，とても重度のことがある．完全に回復しうる深昏睡の代表である．

肝性脳症の患者に“脳死”と宣告することは，極めて慎重になるべきです．

門脈圧亢進症の患者における肝性脳症の誘因には，消化管出血，便秘，アルカローシス，脱水，鎮静薬，感染症の合併(特に特発性細菌性腹膜炎)，蛋白質の過剰摂取などがある．

腸管内の血液や過剰に摂取した蛋白質は，腸内細菌が産生する窒素化合物の原料となり，それらが肝での代謝を免れて体循環に入ります．便秘は窒素化合物の吸収を促進します．

アルカローシスでは，アンモニウムイオン(NH_4^+)よりも，溶解度の高いアンモニア(NH_3)やほかのアミンが形成されやすくなります．アンモニウムイオンと異なり，アンモニアや遊離アミンは中枢神経系にとてもよく移行するのです．

体液量減少は，アルドステロン産生を刺激し，低カリウム血症性アルカローシスをきたします．

肝性脳症の治療は，このような誘因をできるかぎり改善することによります．

ラクツロースは下痢を起こすのに加えて，腸内細菌によって乳酸となり，便を酸性化することで，遊離アンモニアの産生を減少させる(これが最も重要)．非吸収性抗菌薬は，肝性脳症の原因となる窒素化合物を産生する腸内細菌叢を減少させる．

いうまでもなく，中枢神経抑制薬の使用を避けることや，併存する感染症を治療することも，肝性脳症の治療の一部です．

》肝腎症候群 hepatorenal syndrome と 肝肺症候群 hepatopulmonary syndrome

肝腎症候群は，非代償性肝硬変の重要な合併症で，死亡率は高い．腹水は必ず存在し，浮腫も通常みられる．腎臓自体は基本的に正常で，非代償性肝硬変によってもたらされる状況が腎障害の原因だが，その詳細なメカニズムはわかっていない．

肝腎症候群は，細胞外液量が増加しているにもかかわらず腎血流量が減少することによって引き起こされる．血漿レニン活性は高く(腎血流量の低下をあらわす)，続発性アルドステロン症を呈する．肝合成能の低下による低アルブミン血症もみられる．

腎血流量の低下に伴って正常な水排泄が障害され，低ナトリウム血症が起こります．下痢や経口摂取不足のほか，続発性アルドステロン症によって低カリウム血症をきたします．

肝腎症候群では，腎血流量の低下を反映し，尿中ナトリウムは低値をとる．

肝硬変の患者は，血圧が低いのが典型的です．腎血流量を増すために，血管収縮薬を試みることが必要かもしれませんが，肝腎症候群の患者ではあまり反応がみられません．アルブミンの投与も同様です．

ループ利尿薬やアルドステロン拮抗薬によって利尿がつくことがときにあるので，試みてみるべきです．

肝肺症候群*は，肺動静脈瘻(肺内シャント)によって起こる肝硬変の合併症で，呼吸困難や低酸素血症をきたす．

肺血管の拡張が原因のようです．この動静脈の異常は，バブルコントラスト心エコーを用い，右左シャントを確認することで診断できます．有効な治療はありません．

---

* Rodríguez-Roisin R, et al.：N Engl J Med. 358(22)：2378–2387, 2008.

カルチノイド腫瘍 carcinoid tumor

》カルチノイド腫瘍と悪性カルチノイド症候群

カルチノイド腫瘍は，腸管内のクロム親和性細胞に由来することが最も一般的です(表 11-4)．順に説明すると，腸クロム親和性細胞は，大きく分けてびまん性神経内分泌細胞の一部です．びまん性神経内分泌細胞は，発生学的前腸，中腸，後腸や，さまざまな内分泌腺に由来し，組織中に広く存在します．これらの細胞は，生体アミン前駆体を取り込み，脱炭酸によってアミンに変換し，細胞内顆粒の中に貯蔵します．その際，ペプチドやポリペプチド(それらの一部は古典的なホルモンとして知られています)，ほかの酵素やメディエータも同時に取り込まれます．これらの細胞は，組織化学的な特徴〔アミン前駆体取り込み・脱炭酸(amine precursor uptake and decarboxylation)〕の頭文字をとって APUD 細胞と呼ばれてきました．セロトニン(5-hydroxytryptamine；5-HT)は，カルチノイド腫瘍が産生する主要な生体アミンです．セロトニンとこれらの細胞のペプチド成分が放出されることによって，カルチノイド症候群が引き起こされます．

カルチノイド腫瘍は，小腸腫瘍のなかで最も多い．回腸と虫垂が好発部位である．カルチノイド腫瘍により腸間膜の強い線維形成反応が惹起され，腸閉塞の原因になることがある．カルチノイド腫瘍は主として肝臓に，ときに骨にも転移する．

カルチノイド腫瘍は小腸に好発します．発生学的中腸由来で，カルチノイド腫瘍の約 2/3 を占めます．そのほか，前腸由来(気管支・肺，胃など約 25％)および後腸由来(大腸，直

表 11-4 古典的悪性カルチノイド症候群

肝腫大
広範な転移
紅潮
腫瘍由来のカリクレイン(セリンプロテアーゼ)によってキニノーゲンが血管拡張性ペプチド(ブラジキニンのような)に変換．β-アゴニストによって刺激される
下痢
セロトニンによる
低血圧
ブラジキニンや，そのほかの血管拡張性ペプチドによる．カテコラミンによって反応が増強
毛細血管拡張
慢性の血管拡張による
右心系病変
肺動脈狭窄症や三尖弁逆流症．セロトニンとキニンによる
喘鳴
腫瘍由来のセロトニン，キニン，プロスタグランジンによる
ペラグラ
トリプトファンがセロトニンに変換 → トリプトファン欠乏に伴うペラグラ(皮膚炎，認知症，下痢)
診断
24 時間尿中 5-ヒドロキシインドール酢酸(5-HIAA)排泄の増加

腸)の組織にも発生します．

悪性カルチノイド症候群は，腫瘍によって産生された生体アミンとペプチドが放出されることによって起こる．しかし，カルチノイド症候群がみられるのは，カルチノイド腫瘍の患者のほんの一部にすぎない(おそらく 10%)．

虫垂カルチノイドは虫垂炎と関連するが，カルチノイド症候群の原因にはならない．

カルチノイド症候群は，セロトニンの主な代謝産物である 5-ヒドロキシインドール酢酸(5-hydroxyindole acetic acid；5-HIAA)の 24 時間尿中排泄量を測定することによって診断する.

原則として，回腸に発生する小腸カルチノイドが，典型的な悪性カルチノイド症候群を起こします．肺や胃に発生するカルチノイドは，非典型的ないし異型カルチノイド症候群を呈します．肺に発生するカルチノイド(気管支カルチノイド)は，5-ヒドロキシトリプトファン(5-hydroxytryptophan；5-HTP)を 5-HIAA に変換する脱炭酸酵素を欠くため，診断には 5-HTP の測定を要します.

小腸のカルチノイドは，肝臓に転移してはじめて，カルチノイド症候群を起こす．なぜなら，小腸カルチノイドから放出された生物活性物質は肝臓で代謝されるのに対し，ひとたび肝転移が起こると，腫瘍から産生された物質が肝静脈を介して直接体循環に入るため，カルチノイド症候群でみられる病態が引き起こされるのである.

古典的なカルチノイド症候群の主な所見には，肝腫大，皮膚の紅潮，下痢，喘鳴，毛細血管拡張，血圧低下，心臓弁膜症などがある.

肝腫大は，腫瘍が広範に転移・浸潤することによるものです．また，セロトニンが腸管の収縮亢進，通過時間の短縮，痙縮，そしてときに吸収障害を起こす結果，下痢をきたします.

カルチノイド症候群でみられる紅潮は，典型的には 2～3 分続き，顔面，頸部，上部体幹などにみられます．皮膚は赤色ないし紫色になり，血圧低下を伴います．**「カルチノイド症候群が二次性高血圧の原因になる」というのは，偽のパールです.**

皮膚の紅潮はセロトニンによるのではない．腫瘍から放出されるカリクレイン(kallikrein)が原因である．カリクレインはセリンプロテアーゼであり，血漿中の前駆体蛋白質からブラジキニンや血管拡張性ペプチドを産生する.

血管拡張によって，皮膚の紅潮や血圧低下が起こります.

悪性カルチノイド症候群でみられる皮膚の紅潮は，誘因なく起こることもあれば，β-アドレナリン作動性の機序によって腫瘍からカリクレインを放出する食物，アルコール，カテコラミンなどが誘因になることもある．

カルチノイド腫瘍の患者の手術の際，血圧低下に対してカテコラミンを投与すると，大きな問題になることがあります．カテコラミンによって，逆に，遷延する高度な血圧低下がしばしば引き起こされるためです．ソマトスタチンアナログであるオクトレオチド(octreotide)は，腫瘍から血管作動性物質が放出されるのを効果的に抑制するため，オクトレオチドの術前および術中投与は極めて有用です．

毛細血管拡張は持続的な血管拡張の結果なのでしょう．硬く圧痕を残さない浮腫(brawny edema)が，顔面や四肢に生じることもあります．

セロトニン，プロスタグランジン，キニンなど，気管支攣縮を誘発する物質が腫瘍から放出されると，喘鳴が起こることがあります．先述のとおり，その治療にβ刺激薬を用いるべきではありません．

カルチノイド症候群の患者の最大50%に，右心系の病変が経過中に生じる．その病変とは，心内膜下の石灰化による三尖弁閉鎖不全症や肺動脈弁狭窄症*である．

右心系に病変がみられる理由は，セロトニンとおそらくブラジキニンが，肝静脈から心内膜へ直接作用するためです．これらの物質は肺を通過するあいだに活性が失われるため，左心系に病変がみられることはほとんどありません．

カルチノイド症候群でみられる心病変は，減量薬であるd-フェンフルラミン(d-fenfluramine)によるものと似ています．この薬剤は，食欲を調節する中枢神経細胞からセロトニンを放出することによって作用します．そのため，カルチノイド症候群でみられる心病変の発生機序にも，セロトニンが関与していると考えられています．

* 肺動脈弁狭窄症の鑑別は，先天的なものとカルチノイド症候群のみである．

腫瘍量の多い患者では，トリプトファンが大量に変換されることによって，ナイアシン欠乏やペラグラの症状があらわれることがある．

通常，食事中のトリプトファンのおよそ1%がセロトニンの合成に利用されます．しかし，悪性カルチノイド症候群の患者では，最大70%ものトリプトファンがセロトニンへと変換される結果，ペラグラの徴候(下痢，色素沈着を伴う皮膚病変，意識障害)をきたします．進行した患者では，しばしば仮面様顔貌や感情の平坦化がみられます．そのほか，低アルブミン血症を伴う蛋白質欠乏が生じることもあります．

発生学的前腸に由来するカルチノイド腫瘍では，古典的なカルチノイド症候群とは異なる，非典型的な症状を呈する．

前腸由来のカルチノイド腫瘍では，産生された生物活性物質が直接体循環に放出され，肝転移がなくともカルチノイド症候群を起こすことがときにあります．

胃カルチノイドでは，腫瘍からヒスタミンが放出されることにより，紅色の瘙痒を伴う皮疹がみられます．気管支カルチノイドでは，流涙や唾液分泌亢進を伴う，数時間〜数日続く皮膚の強い紅潮がみられます．

気管支カルチノイドはACTHを分泌することがある．異所性ACTH症候群の重要な原因の1つである．

肺小細胞癌は，気管支カルチノイド腫瘍と同じ神経内分泌腫瘍の高度悪性バリアントです．

第12章 肥満

肥満の病因論

過去数十年における著しい肥満の増加は，多くの急性疾患と慢性疾患の発症に肥満が大きな役割を果たしていることへのさらなる認識と相まって，肥満の病因論への関心を再燃させました．それは，厳密には飽食と怠惰なのでしょうか？ より多くのカロリーと，より少ない活動度なのでしょうか？ もしくは，体重増加とその影響が起こる傾向は，肥満における代謝効率が異なるからなのでしょうか？

肥満は，飢餓を避けるために進化してきた形質の直接的な結果とみなすことができるかもしれない．

これらの形質は，食欲とエネルギー消費に影響を与え，食糧が豊富なあいだの十分な摂取と，飢餓時のエネルギー消費の減少を確かにします．

》エネルギーバランスの式

肥満におけるどのような検討も，以下に記載したエネルギーバランスの式として知られる，単純な表現から始めます．

［エネルギー摂取量 ＝ エネルギー消費量 ＋ 貯蔵量］

表面的には単純にみえますが，式の各項目は，みた目よりも複雑です．エネルギー摂取量は，摂食量そのものですが，今日では，腸内細菌叢〔マイクロバイオーム(microbiome)〕が体重増加を促す，あるいは拮抗しつつ，栄養素の処理に関与していると認識されています．マイクロバイオームによって産生される化合物は，いまはまだ認識されていない経路による代謝にも影響している可能性があります．食事の微量栄養素と主要栄養素も役割を果たしています．このように，エネルギー摂取量は単に摂取カロリーだけの問題ではないものの，食欲が食事摂取量を制御することによって重要な役割を果たしているは確かです．

食欲の制御には，末梢神経から，加えて中枢神経内における一連の複雑なシグナルを必要とする．これらの刺激性因子と阻害性因子は，視床下部において相互に作用し，エネルギー摂取量を制御している．

視床下部弓状核における食欲促進経路は，アグーチ関連ペプチド(agouti-related peptide)と神経伝達物質であるニューロペプチドyが関与する一方，食欲抑制経路には，メラノコルチン-4受容体の内因性リガンドであるメラノサイト刺激ホルモンを含むプロオピオメラノコルチンや，セロトニン(5HT)が関与します．*ob/ob*遺伝子のポリペプチド産物であるレプチン*1は，脂肪細胞から分泌され，食欲促進経路を阻害し，食欲抑制経路を刺激することによって食欲を抑制します．

オフターゲット効果(off-target effect)*2の障壁，特に中枢神経系のオフターゲット効果を克服できれば，この系の構成要素は，肥満治療のための創薬における潜在的な目標を意味しています．

*1 レプチンは，遺伝性肥満マウスである*ob/ob*マウスの原因遺伝子の産物としてクローニングされた．

*2 オフターゲット効果は，分子標的薬などで本来の標的(on-target)と異なる別の標的分子(off-target)を阻害，または活性化する効果のことである．

かつて身体活動と同量とみなされていたエネルギー消費には，基礎代謝率(basal metabolic rate；BMR)および摂取されたカロリーの利用と貯蔵の効率において，重要な個体差があると，いまでは認識されている．

身体活動度に応じて，BMRは全エネルギー消費の60～80%を占めます．BMRは，体全体の組織代謝から発生する熱にあたります．毎日のエネルギー消費の約10%は，褐色脂肪組織での交感神経刺激によって生成される環境に順応するための熱産生*です．

*寒冷環境下において熱産生が促進し，体温維持，エネルギー消費に関与している(第8章　発熱・体温調節・熱産生，熱産生と熱放散，p.168参照)．

かつては不活性エネルギーの蓄えと考えられていた脂肪の貯蔵は，代謝と体重増加に影響を与える多種多様な生物学的活性を有する化合物を生成すると認識されている．

レプチンがよい例でしょう．脂肪組織で合成され各個体の脂肪量を反映し，視床下部にフィードバックをかけ食欲を抑え，エネルギー消費を増加させる交感神経を刺激します．したがって，レプチンはエネルギーバランスの式の摂取と消費の両方に影響することによって，エネルギーバランスの維持に関与しています．

栄養過剰に関する研究は，各個人の代謝効率（摂取するカロリーと脂肪貯蔵との関係）が異なることを最終的に証明した．

一定期間，カロリー摂取量を増加させると，各個人によって体重増加量が異なります．一部は計算されたカロリーに近似し，徐々に体重が増加する一方で，ほかは摂った過剰カロリーの半分以上を消費します．双子に対する栄養過剰の研究では，双子の対どうしよりも，ある双子と別の双子のほうが，より大きな変化を示しています．このことは，代謝効率には遺伝が関与することを示唆します．

研究は，遺伝的要因が肥満発症の 40～50％に寄与していることを示している．

したがって，環境と遺伝の両方が肥満の病因に寄与しています．

倹約的な代謝形質

代謝効率は，いくつかの倹約的な代謝形質の 1 つであり，飢餓による死を免れるように進化した．これらの倹約的な形質は，より低い代謝率，代謝効率の増加とインスリン抵抗性からなる．

より低い BMR とより効率的な代謝は，代謝可能な基質全体の必要量を減少させ，飢餓による死から免れるようにしています．インスリン抵抗性は，脂肪由来の基質を利用できる筋肉から，脳にグルコースを向かわせることによって，糖新生の必要性を減らします．

飢餓の死因は肺炎である．筋肉の蛋白質が枯渇し，咳嗽により上気道から分泌物を取り除く力が損なわれた結果である．

ハーバード大学のジョージ・ケーヒル(George Cahill：1927～2012)教授が数十年前に指摘したように，飢餓の結果は，誤嚥と肺炎による死亡です．

飢餓状態では，糖新生が中枢神経にとって実際に利用できるただ 1 つのエネルギー源であるグルコースを脳に提供する唯一の手段である．

糖新生の前駆体は，骨格筋が最大に貯蔵している蛋白質の分解から生じます．

インスリン抵抗性は，インスリンが介在する骨格筋でのグルコースの取り込み低下と定義され，筋肉から脳にグルコースを向かわせることによって，筋肉の蛋白質分解を抑制しています．

飢餓時を生き延びるために進化した倹約的な代謝形質は，食糧供給が豊富なときには，肥満と 2 型糖尿病の発症を促す．

倹約的な形質を十分に有する人は，飢餓においてより生き延びることができます．しかし，今日の先進国では，肥満と 2 型糖尿病を発症してしまいます．ほとんどの人が生殖年齢を優に越え，肥満の悪影響が起こって何十年経ってからも，こうした倹約的な形質は持続しています．このことは短期的な影響をもたらす飢餓とは異なります．

肥満発症への倹約的な形質の影響例は，世界中の先住民において見いだされるでしょう．何世紀も飢えをしのいできた，オーストラリア先住民(aboriginal people of Australia)，ニュージーランドのマオリ族(Maoris)，そして米国南西部のピマインディアン(Pima Indian)は，100 年前にはやせていたことが知られていますが，いまや肥満とその合併症に悩まされています．

肥満治療の成功には，エネルギーバランス式の両方，すなわち食欲とエネルギー消費に取り組む必要がある．

肥満の心血管と代謝への影響

大部分の臓器は，肥満の悪影響を受けます．特定の人々では，肥満は疾患の危険因子として主たる役割を果たしています．ほかの人々では，寄与因子になります．肥満は直接的に，また2型糖尿病と高血圧の原因になることで間接的に，心血管系疾患の発症に主要な役割を果たしています．

体脂肪の分布は，肥満における代謝と心血管合併症において，重要な役割を果たす．

BMI(body mass index)と体脂肪率は，肥満の重要な指標です．しかし，それですべてを把握できるわけではありません．脂肪分布は，性別に特有のものではありませんが，上半身(中心型，腹部型)と下半身(臀部型)への分布は，それぞれ，アンドロイド(android，リンゴ型)，ガイノイド(gynoid，洋梨型)とされます．男性と女性のどちらにも，それぞれのタイプがあります．20世紀のなかごろに活躍したフランスの臨床家，ジャン・ヴァーグ(Jan Vague)はアンドロイドとガイノイドという概念を提唱し，肥満における代謝(糖尿病)と心血管合併症(高血圧，心筋梗塞)は，アンドロイド型の肥満に多いことに気づきました．

腹囲，または腰部/臀部比のような測定を用いて，下半身型肥満(ガイノイド)よりも上半身型肥満(アンドロイド)のほうが強いインスリン抵抗性と高インスリン血症を伴うことが確立されました．したがって，インスリン抵抗性は，肥満の代謝異常と心血管合併症を伴います．腹腔内と肝臓の脂肪は，肥満に伴う合併症の発症において重要な役割を果たしています．

何が体脂肪の分布を決定しているのかは，明確ではありません．腹腔内の脂肪細胞は，末梢部位の脂肪細胞よりもホルモン刺激に対してより感受性があり，インスリン刺激性の脂肪生成が関与しているのかもしれません．

5-ヒドロキシステロイドデヒドロゲナーゼ(5-hydroxysteroid dehydrogenase)の作用による，腹腔内の脂肪細胞における糖質コルチコイドの活性化は，起こりうる別の機序です．腹部の脂肪細胞での不活性なコルチゾンと比較して，コルチゾールの形成に傾いていることは，クッシング症候群で観察されるような腹部の脂肪量の増加を伴う可能性があります．

腹部型(中心型，アンドロイド型)肥満は，インスリン抵抗性の主な原因である．

インスリンは代謝調節において多彩な作用を有しますが，インスリンが介在する全グルコースの取り込みの80%以上は骨格筋に入るため，インスリン抵抗性とは，本質的に骨格筋のグルコース取り込みへのインスリンの効果を指します．インスリン抵抗性は，グルコースを細胞内に取り込むために必要なグルコース輸送体(GLUT4)の細胞膜への移動を阻止する，筋肉における脂質の集積によって起こります*．

* インスリンが介在しない状態では，GLUT4は細胞内に存在する．細胞膜の受容体にインスリンが結合すると，GLUT4は細胞膜へ移動し，グルコースを細胞内に取り込む．

高インスリン血症は，インスリン抵抗性の結果である．

グルコースの取り込み障害は，血糖値を上昇させ，膵β細胞からより多くのインスリン放出を刺激し，正常からややグルコース値が上昇し，インスリンの上昇したレベルで新たな定常状態を確立します．膵β細胞が，もはやインスリン抵抗性からの要求に追いつくことができなくなると，グルコース上昇と耐糖能障害の後に2型糖尿病を発症します．

インスリン値の上昇がインスリン抵抗性を誘発することが以前から知られているため，別の理論は，高インスリン血症が源であろうと仮定しています．

肥満の悪影響の多くは，インスリン抵抗性に由来する．

肥満，特に腹部型は，2型糖尿病と高血圧発症の主な危険因子である．

膵臓の機能低下を伴うインスリン抵抗性は，2型糖尿病の発症につながります．高血圧は，高インスリン血症とレプチンによりもたらされる交感神経刺激に起因し，腎尿細管でのナトリウム再吸収へのインスリンの直接的な効果と相まって生じます．

高トリグリセリド血症と低 HDL コレステロール血症は，肥満に特徴的な脂質異常を構成する．

集団ベース研究は，肥満関連脂質異常症の発症において，インスリンが主要な役割を果たしていることを示しています．

黒色表皮腫（acanthosis nigricans）*は，高インスリン血症の皮膚科学的マーカーである．

おそらく，高インスリン血症が表皮成長因子受容体を刺激するため，後頸部，腋窩，こぶしの指関節部に認める絨毛様，かつ疣状を呈する色素沈着病変が，インスリン抵抗性によって生じることがあります．

* 肥満，2 型糖尿病，内臓悪性腫瘍，インスリン受容体異常症などに合併することが知られている〔Lauria MW, et al.：N Engl J Med. 374（24）：e31, 2016〕.

インスリン抵抗性，腹部型肥満，高血圧，高トリグリセリド-低 HDL 血症は，メタボリックシンドロームとして知られるクラスターを形成する．

インスリンは，これら多様な徴候を結びつける糸であり，このクラスターは，インスリン抵抗性症候群という名称がより適切だったのでしょう．低比重リポ蛋白（アテローム形成性），微量アルブミン尿，2 型糖尿病，高尿酸血症，凝固異常（プラスミノーゲンアクチベーターインヒビター 1 の増加），非アルコール性脂肪性肝疾患（nonalcoholic fatty liver disease；NAFLD），炎症マーカー増加を伴うことがあります．

これが独立した症候群なのかについては，多くの議論がありますが，このクラスターの臨床的意義は，さまざまな要素が影響する心血管リスクの増大です．

肥満のパラドックス：さまざまな慢性疾患における寿命を含めても，寿命は基準を超えた体重増加（BMI 25〜30）と中程度の肥満（BMI 30〜33）でより長い．肥満と死亡率との間には，J型の曲線関係がある．

この意外としか思えない事象の理由は，完全には明らかでありません．糖尿病，または高血圧など交絡する影響がないときは，部分的に肥満そのものが軽度の保護効果を有するのかもしれません．もちろん，高血圧，あるいは糖尿病，もしくはその両方の存在は，寿命に有害な影響を及ぼします．

高齢者では，BMIと死亡率とのこの直接的な関係がより強いため，疫学者が生存者バイアス（survivor bias），または感受性者の枯渇（depletion of susceptibles：リスクのある個体が早期に死亡する）と指すものが関与しているのかもしれません．

肥満およびそのほかの疾患

肥満は，実質的にすべての臓器に悪影響を及ぼします．先述した心血管系および炭水化物の代謝障害に加えて，肥満から強く影響を受ける最も重要な臓器，または疾患には，肝臓，関節，消化管，呼吸器，悪性腫瘍が含まれます．

NAFLD，いわゆる脂肪肝は，非アルコール性脂肪性肝炎（NASH）およびそこから肝硬変に進行する可能性があり，肥満の重要な合併症として以前にも増して認識されている．

肝臓での脂肪蓄積は，腹部型（中心型）肥満の表現型において重要な要素であり，メタボリックシンドロームの患者で頻繁に観察されます．肝臓での脂肪蓄積，それ自体は心血管疾患の罹患率と死亡率の増加を伴い，また予測因子にもなります．

肥満における遊離脂肪酸の高値は，高インスリン血症と一体となって，肝細胞でのトリグリセリド合成を促進します．NAFLDそのものは，重篤ではなく，また可逆的です．NASHと肝硬変への進行が問題なのです．

肝臓の脂肪が炎症細胞の浸潤を刺激すると，NASH は進展する．

機序は完全にわかっていませんが，脂肪は炎症細胞の浸潤をもたらす肝細胞からの炎症性サイトカイン(proinflammatory cytokine)の放出を引き起こす可能性があります．結果は脂肪性肝炎であり，そのような患者の少数では，線維化，正常な肝臓の微小構造の喪失，肝硬変を伴うことがあります．NASH 患者が発症する肝硬変の合併症は，門脈圧亢進症，食道静脈瘤の出血，肝細胞癌などのほかの病因による肝硬変における合併症と同じです．

股関節と膝の変形性関節症，胃食道逆流，睡眠時無呼吸，多嚢胞性卵巣症候群は，肥満を悪化させる．

消化管すべての部位，膵臓，肝臓，胆嚢，乳房，卵巣と子宮内膜における癌，前立腺癌およびリンパ腫を含む特定の悪性腫瘍は，肥満においてより頻度が高い．

機序は不明ですが，炎症性サイトカインを伴うインスリンとインスリン様成長因子高値が潜在的な因子です．

第13章 悪性腫瘍と腫瘍随伴症候群

気管支原性癌 bronchogenic carcinoma

肺癌の基本的な組織型には，小細胞癌（肺癌全体の 15%），腺癌（40%），扁平上皮癌（35%）の 3 つがある．それぞれ異なる臨床的特徴があり，また異なる腫瘍随伴症候群に関連する．組織学的にこの 3 種類のいずれにも該当しない癌を大細胞癌といい，肺癌の 10〜15%を占める*．

混合型の組織像をとることもありますが（特に扁平上皮癌と腺癌），原則的には組織型ごとに異なる臨床像を呈します．混合型腫瘍は，癌幹細胞が異なる細胞系に分化したことを示しているのかもしれません．

* 2015 年に肺癌の組織分類が大きく改訂された（WHO Classification of Tumors of the Lung, Pleura, Thymus and Heart, 4th edition）．主たる組織型は，腺癌，扁平上皮癌，神経内分泌腫瘍，大細胞癌に改められ，小細胞癌は，大細胞神経内分泌癌，カルチノイド腫瘍とともに，神経内分泌腫瘍の亜型の 1 つとされた．

肺癌の転移

すべての気管支原性癌は広範な転移を起こす可能性があり，特に骨と脳への転移が高頻度にみられます．転移は予後不良と関連しています．

肺癌は，副腎や下垂体にも転移しやすいという特徴がある．

下垂体や副腎への転移は比較的よくみられますが，臨床症状を呈することはまれです．

下垂体のなかでも後葉に最も転移が起こりやすい．これが，肺癌と尿崩症が関連する理由である．主に小細胞癌によるが，非小細胞癌によることもある．

乳癌も尿崩症を合併しやすい腫瘍です．肺癌の副腎転移は非常によくみられますが，副腎不全をきたすことはごくまれです．

もちろん，喫煙はすべての種類の肺癌の主要な危険因子です．しかし，少ないながら無視できない数の腺癌の患者には喫煙歴がありません．アスベストへの曝露もすべての肺癌の危険因子ですが，喫煙歴があるとそのリスクはさらに高まります．また，アスベストは中皮腫の主たる原因です．

X線写真では肺癌の骨転移は溶骨性を示すが，溶骨の辺縁には骨芽細胞活性がある．そのため，アルカリホスファターゼ（骨芽細胞によって産生される）は上昇し，骨シンチグラフィは陽性になる*．

* 第7章　内分泌と代謝，高カルシウム血症，p.145参照.

上大静脈症候群 superior vena cava (SVC) syndrome

上大静脈の閉塞によって生じる上大静脈症候群は，肺小細胞癌と非小細胞肺癌いずれもの重要な合併症である．

通常，胸の中央部（特に右側）に位置する腫瘍が原因になります．リンパ腫のほか，動脈瘤，線維化病変，転移性癌などの縦隔病変も，上大静脈症候群をきたしえます．

上大静脈症候群の症状や所見は，頭頸部および上部胸腔からの静脈還流が閉ざされることによって起こります．顔面多血症，顔面の浮腫やうっ血，右胸部の静脈怒張，眼底の静脈蛇行や，ときに重症例では乳頭浮腫を呈します．

ばち指 digital clubbing

非小細胞肺癌の患者の半数以上で，ばち指が生じる．

ばち指とは，爪の基部（付け根）が軟らかく隆起し，通常なら爪と基部の軟部組織で形成される角がなくなった状態のことです*．肺癌のほか，胸腔内の化膿性病変，チアノーゼ性先天性心疾患，炎症性腸疾患，胆汁性肝硬変など，さまざまな疾患がばち指と関連します．

* ばち指では，爪と後爪郭が形成する角度〔ラヴィボンド（Lovibond）角〕が180°を超える．ラヴィボンド角の正常は約160°である．左右の指先を合わせたときに，正常で

は左右の爪と後爪郭により細いダイアモンド型の隙間ができるが，ばち指では隙間ができない．これをシャムロス(Schamroth)徴候という〔Pallarés-Sanmartín A, et al.：JAMA. 304(2)：159-161, 2010〕.

ばち指は，肺小細胞癌や合併症のない肺結核ではまれである．

最も顕著なばち指は，肺腺癌の患者で起こる．

腫瘍随伴症候群 paraneoplastic syndrome

気管支原性癌は，さまざまな腫瘍随伴症候群を引き起こします(表 13-1)．組織型ごとにある程度決まったパターンの，異なる腫瘍随伴症候群がみられます．

肺腺癌 adenocarcinoma of the lung

腺癌は肺の末梢側に好発する．それ以外の肺癌が中枢側に多いのとは対照的である．

肺腺癌の亜型である細気管支肺胞上皮癌は，肺間質に浸潤せず，気管支を介して(経気道性に)広がるため，現在では上皮内腺癌と呼ばれます*．限局していれば，ほかの組織型に比べて予後は良好ですが，肺野全体に広がることもあり，その場合の予後は不良です．

*2011 年に新たな肺腺癌分類が提唱され，細気管支肺胞上皮癌(bronchioloalveolar carcinoma；BAC)は上皮内腺癌(adenocarcinoma *in situ*；AIS)に改められた〔Travis WD, et al.：J Thorac Oncol. 6(2)：244-285, 2011〕.

表 13-1 気管支原性癌に伴う腫瘍随伴症候群

組織型	腫瘍随伴症候群
腺癌	肺性肥大性骨関節症 トルソー症候群
扁平上皮癌	腫瘍随伴液性高カルシウム血症(PTHrP) パンコースト症候群
小細胞癌	SIADH ランバート イートン筋無力症候群 小脳変性症

腺癌は肺実質の瘢痕に関連して発生することがあり，いわゆる"瘢痕癌(scar carcinoma)"と呼ばれる.

これらは，陳旧性結核の瘢痕領域に生じることもあります.

肺性肥大性骨関節症*(hypertrophic pulmonary osteoarthropathy)は，骨膜下に生じる骨沈着で，顕著なばち指とともに起こる．肺腺癌と関連することが最も多い.

よくみられる臨床症状は足関節の痛みと腫脹ですが，手関節が侵されることもあります．骨シンチグラフィで四肢長管骨の骨膜下に集積増強がみられれば，診断が確定します.

手掌の皮膚が軟らかく肥厚したり，色素沈着が生じたりすることがあります．発生機序はよくわかっていませんが，腫瘍が産生する成長因子が関与していると推測されています.

---

*マリー－バンバーガー(Marie-Bamberger)症候群とも呼ばれる．肺癌を治療すると骨膜下の骨沈着やばち指は改善する.

トルソー症候群は，遊走性の表在性血栓性静脈炎で，肺腺癌と関連する.

トルソー(Trousseau)症候群は，19世紀半ばにアーマンド・トルソー(Armand Trousseau)によって初めて報告されました．現在では，腫瘍に関連する過凝固状態によって引き起こされる臨床症状と考えられており*，肺腺癌に合併することもあります．腫瘍随伴症候群として，血栓性静脈炎が腫瘍に先行することがあります．多くの場合，肺・胃・膵臓の粘液性腺癌が原因になります．皮肉なことに，この報告の数年後にトルソー自身がトルソー症候群を発症し，やがて膵癌(胃癌という説もあります)で亡くなりました.

動脈血栓症が起こることも知られています．ただし，それらの報告の一部は，開存した卵円孔を介した奇異性塞栓症(paradoxical embolism)なのかもしれません.

---

*アーマンド・トルソー(1801～1867)はフランスの内科医で，潜在性テタニーのトルソー徴候にも名が冠されている(第7章　内分泌と代謝，低カルシウム血症，p.148参照)．トルソー症候群は，悪性腫瘍に関連する遊走性表在性血栓性静脈炎(migratory superficial thrombophlebitis)を指すが，現在では，悪性腫瘍に合併する過凝固状態による全身性塞栓症(特に脳梗塞)なども含まれることが多い.

》肺扁平上皮癌 squamous cell carcinoma of the lung

扁平上皮癌は，肺の末梢側よりむしろ中枢側に発生することが多い．しばしば空洞化するため，肺膿瘍と混同されやすい．

肺扁平上皮癌の空洞は，肺膿瘍と比較して，壁がより厚く毛羽立ちがみられます．

歯が1本もない患者における肺の空洞影は，そうでないとわかるまで，癌とみなしなさい．

肺膿瘍は，口腔衛生の不良と何らかの意識障害が合わさった結果起こるのが通常です*．

＊歯が1本でも残っていれば別だが，まったくない場合には，肺膿瘍を起こすことは極めてまれとされる．そのため，そのような患者の肺空洞影をみたら，まずは悪性腫瘍や抗酸菌症などを考慮すべきである．

肺尖部に発生した扁平上皮癌は，上肺溝腫瘍*またはパンコースト(Pancoast)腫瘍と呼ばれ，パンコースト症候群として知られる特徴的な症状や所見を伴う．

パンコースト症候群の臨床症状は，腕神経叢，上頸(交感)神経節，肋骨，椎体など，周囲組織に腫瘍が局所浸潤することによって起こります．

＊上肺溝(superior sulcus)：肺尖部の肺と胸膜に，鎖骨下動脈によって形成される溝のこと．

首・肩・上背部の絶え間ない痛みは，とりわけ夜間に悪化し，耐えがたいものになることがある．手内筋の筋力低下・萎縮とホルネル(Horner)症候群は，同側の神経根と傍脊椎交感神経幹への腫瘍の浸潤を意味する．

頸部交感神経の障害によって，ホルネル症候群(縮瞳・眼瞼下垂・顔面の無汗症)が起こります．

肺扁平上皮癌は，副甲状腺ホルモン関連蛋白(PTHrP)を産生・分泌し，腫瘍随伴液性高カルシウム血症(humoral hypercalcemia of malignancy；HHM)＊1として知られる腫瘍随伴症候群を呈することがある.

悪性腫瘍に関連する高カルシウム血症にはいくつかの原因があります．高度の溶骨性転移病変による骨溶解，サイトカインによる破骨細胞の活性化，カルシトリオールの産生＊2，PTHrPの産生によるHHM症候群などです．PTHrPは副甲状腺ホルモン(PTH)の類似体で，PTHの一部と同等の生物活性を有します．明らかな骨転移がない固形腫瘍で起こる高カルシウム血症の原因として最も多く，また肺扁平上皮癌の患者における高カルシウム血症の原因としてもよくみられます.

＊1 第7章 内分泌と代謝，高カルシウム血症，p.146 参照.
＊2 カルシトリオールは 1, 25-ジヒドロキシビタミン D とも呼ばれ，いわゆる活性型のビタミン D である.

》肺小細胞癌 small cell carcinoma of the lung

肺小細胞癌は，神経内分泌細胞由来の侵襲度の高い悪性腫瘍で，診断時にはすでに広範に進展していることが多い.

肺小細胞癌は，以前は燕麦細胞癌として知られていた，カルチノイド類似の悪性腫瘍です．非喫煙者に起こるのは極めてまれです．肺の中枢側に大きな腫瘤を形成するのが典型的で，しばしば上大静脈症候群の原因になります.

肺小細胞癌には多くの特徴的な腫瘍随伴症候群が関連するが，それはおそらく，この腫瘍が神経内分泌細胞由来であることを反映している.

抗利尿ホルモン不適合分泌症候群(SIADH)，異所性 ACTH 症候群，ランバート イートン症候群，小脳変性症はいずれも，肺小細胞癌の合併症としてよく知られています．腫瘍随伴症候群は，腫瘍の治療によって改善します.

下垂体後葉からのADH分泌を不適切に刺激するいかなる胸腔内病変も，SIADHの原因になりうる．しかし，肺小細胞癌のように，ADHを直接産生・分泌する腫瘍もある．

血清浸透圧の低下を伴う低ナトリウム血症では，尿浸透圧が血漿浸透圧より高い，または尿が最大限に希釈されていなければ，SIADHと診断できます*．尿中ナトリウムは，食事からの摂取を反映して，通常は高値を示します．

---

* 低浸透圧血症のときに腎機能が正常であれば，尿浸透圧は75〜100 mOsm/kgまで低下するはずである．しかし，SIADHではそれ以上の値を示し，十分に希釈されていない．

肺小細胞癌に伴う異所性ACTH症候群*は，ほかの原因によるクッシング症候群とはいくつかの点で異なる．体重増加よりむしろ体重減少が生じるため，満月様顔貌やバッファローハンプなどの脂肪沈着によって起こる典型徴候が修飾される．また，ほかのクッシング症候群ではまれな，低カリウム血症を伴うアルカローシスが経過中によくみられる．さらに，ACTHの異常高値に起因する過剰な色素沈着がよくみられるほか，糖尿病，高血圧，筋力低下が目立つことも特徴である．

肺小細胞癌に伴う異所性ACTH症候群では，ACTHが著しく高値になる結果，さまざまな鉱質コルチコイド(デオキシコルチコステロンなど)が産生され，高血圧や低カリウム血症性アルカローシスが引き起こされます．アルドステロンは増加しません．

---

* 第7章　内分泌と代謝，副腎皮質，p.157参照．

ランバート イートン筋無力症候群は，一見，重症筋無力症と似ているが，これらは臨床的にも病態生理の面でも明確に異なる．ランバート イートン症候群の大多数は腫瘍随伴症候群(なかでも肺小細胞癌によるものが最多)である．これは癌の存在が明らかでなくても起こることがある．ただし，癌が見つかる何年も前に，ランバート イートン症候群が先行することがあるため，警戒が必要である．

重症筋無力症は，骨格筋のコリン作動性受容体に対する自己抗体によって引き起こされる自己免疫疾患です．それによりコリン作動性受容体の働きがさまたげられ，反復神経刺激を行うと筋反応は減衰します．ランバート イートン症候群も自己抗体が関与しますが，標的は異なります．運動ニューロンのシナプス前終末にある，電位依存性カルシウムチャネルに対する自己抗体によって起こります．この自己抗体がカルシウムチャンネルをブロックし，シナプス前ニューロンからのアセチルコリン放出を阻害します*．

* 第 14 章　神経筋疾患，重症筋無力症，p.277 とランバート イートン筋無力症候群，p.279 参照.

重症筋無力症と比べて，ランバート イートン症候群では下肢の症状がより強く，眼筋症状や球症状が少なく，反復刺激によって筋の疲労ではなく収縮増強が起こる．

多くの全身型重症筋無力症の患者で抗アセチルコリン受容体抗体が陽性になるのと同様，ほとんどのランバート イートン症候群の患者で電位依存性カルシウムチャネルに対する抗体が陽性になるため，診断に有用です．一方，眼筋型重症筋無力症では，抗アセチルコリン受容体抗体が陽性になるのは患者の約半数にすぎません*．

* 第 14 章　神経筋疾患，重症筋無力症，p.277 とランバート イートン筋無力症候群，p.279 参照.

腫瘍随伴症候群による小脳変性症は，肺小細胞癌で最もよくみられる．

肺小細胞癌では，小脳のプルキンエ(Purkinje)細胞に対する自己抗体が産生されます．リンパ腫や乳癌も小脳変性症と関連しています．

小脳変性症の診断に，画像検査は役立たない(他疾患の除外のみ)．

腫瘍随伴症候群による小脳変性症の臨床所見は，ほかの原因による小脳障害と同様で，悪心，嘔吐，めまい，失調，歩行・起立障害，複視がよくみられる．

ときには，小脳変性症にランバート イートン症候群や，そのほかの腫瘍随伴症候群が併発することもあります．

腎細胞癌 renal cell carcinoma

腎細胞癌*は全身症状を伴うことが多い．腫瘍から放出されるサイトカインの生物学的効果を反映した症状もあれば，古典的な腫瘍随伴症候群に伴う症状もある．

最近は，血尿・側腹部痛・腹部腫瘤という古典的3徴で受診する患者はわずかです．むしろ全身症状が臨床像の主体になることが多く，画像検査で腎腫瘤が発見されて診断にいたるのが通常です．

＊腎細胞癌は以前，hypernephroma や，報告したドイツの病理学者ポール・グラヴィッツ(Paul Grawitz：1850～1932)にちなみ，グラヴィッツ腫瘍と呼ばれることもあった．

発熱，寝汗，悪液質(cachexia)は腎細胞癌の全身症状としてよくみられ，サイトカインの放出を反映している．慢性炎症に続発する貧血や血小板増多も頻繁に起こる．

下大静脈や近傍のリンパ節への局所進展のほか，肺，骨，肝，脳への転移がよくみられます．慢性炎症によって続発性アミロイドーシスが生じることもあります．

腎細胞癌による腫瘍随伴症候群には，高カルシウム血症，多血症，高血圧などがある．

高カルシウム血症は，骨転移および腫瘍によるPTHrP分泌の両者を反映する．

腎細胞癌の骨転移は，X線写真では溶骨性変化を示しますが，肺癌の骨転移と同様に，辺縁部には造骨性変化が存在するため，アルカリホスファターゼの上昇や骨シンチグラフィでの取り込みがみられます．

腫瘍によるエリスロポエチン産生は比較的よくみられるが，多血症を呈する患者はごく一部にすぎない．これはおそらく，サイトカインが赤血球産生を抑制するためだろう．

腎細胞癌に高血圧が合併することもある．おそらく，腫瘍細胞によるレニンの産生，あるいは周囲の腎実質が圧迫されることに起因する．

多発性骨髄腫 multiple myeloma

多発性骨髄腫は形質細胞の悪性腫瘍で，典型的には骨痛と貧血を呈する．溶骨性病変，アルカリホスファターゼ正常，血清蛋白電気泳動で“M”スパイクがあれば，多発性骨髄腫の診断はほぼ間違いない．しかし通常は，骨髄穿刺による幼若形質細胞の増殖や免疫グロブリン量の確認を行い，診断を確定する．

骨髄における単クローン性の形質細胞の増殖，3 g 以上のパラプロテイン(M 蛋白)，血中や尿中における軽鎖の増加によって診断します．

多発性骨髄腫の骨病変は純粋な溶骨性変化であるため，アルカリホスファターゼは上昇せず，骨シンチグラフィは陰性である*.

溶骨性病変は，破骨細胞活性化因子の産生によって引き起こされます．破骨細胞活性化因子とは，破骨細胞を活性化し骨芽細胞を抑制する，種々のサイトカインを指します．

病的骨折は多発性骨髄腫の重要な合併症の 1 つで，特に椎体や長管骨に起こります．

---

* 第 7 章　内分泌と代謝，高カルシウム血症，p.146 参照.

特に高齢者では，持続性の腰痛が多発性骨髄腫でよくみられる症状だが，しばしば腰仙椎の退行性変化によるものと間違われる．

腰痛がよくならない患者に，正球性正色素性貧血がみられれば，きちんと精査すべきです．

多発性骨髄腫による圧迫骨折は腰椎に最も多いが，どの椎体にも起こりうる．一方，骨粗鬆症に伴う骨折は胸椎に最もよく起こる．

骨の溶解と，痛みによる不動のため，多発性骨髄腫の患者の多くに高カルシウム血症が生じる．

糖質コルチコイドは，高カルシウム血症の治療において重要な役割を果たします．

骨髄腫の腎病変

骨髄腫には腎障害がしばしば合併し，いくつかの異なる病態機序が関与する．最も多いのは，軽鎖円柱腎症(いわゆる骨髄腫腎)である．

糸球体で濾過された軽鎖が腎尿細管に沈着し，尿細管上皮を傷害することによって尿細管閉塞をきたし，骨髄腫腎が引き起こされます．

ベンス・ジョーンズ(Bence Jones)蛋白は，尿を加熱することによって沈澱し，さらに加熱し続けると再溶解する性質をもつ，尿中の軽鎖です．骨髄腫の検査の1つですが，いまではほとんど用いられません．現在では，尿中ベンス・ジョーンズ蛋白の代わりに，血漿または尿中の単クローン性軽鎖を直接検出します．

造影剤によって，尿中で軽鎖の沈澱が亢進し，急性腎不全を起こすことがある．骨髄腫が疑われる患者では，造影剤の使用はいっさい避けるべきである．

同様に，非ステロイド性消炎鎮痛薬(NSAIDs)の使用も避けるべきです．

骨髄腫の患者では，アミロイドーシス，高カルシウム血症，メサンギウムへの軽鎖の沈着なども腎障害の原因になる.

高度の腎障害は，骨髄腫の患者における予後不良のサインです.

》骨髄腫における抗体産生障害

多発性骨髄腫の患者はすべて，(グロブリン値は上昇しているにもかかわらず)抗体の産生不全を有し，後天性の低ガンマグロブリン血症を呈する．そのため，とりわけ莢膜をもつ微生物による，重篤な(ときには繰り返す)感染症を起こしやすい.

抗体によるオプソニン化は，莢膜を有する微生物に対する宿主の防御に極めて重要であるため，機能的低ガンマグロブリン血症の患者はすべて，肺炎球菌による感染症のリスクがあります*．そのほか，クレブシエラ，ブドウ球菌，大腸菌による感染症もみられます．よくある感染部位は肺(肺炎)や腎臓(腎盂腎炎)です．慢性リンパ性白血病の患者も機能的低ガンマグロブリン血症を呈するため，同様の感染症のリスクがあります.

---

* 莢膜を有する細菌は，肺炎球菌，ヘモフィルス(Hib)，髄膜炎菌が代表的である．低ガンマグロブリン血症(液性免疫不全)や無脾症・脾機能低下の患者は，これらの微生物による侵襲性感染症のリスクが高く，迅速な治療とワクチンによる予防が重要である.
莢膜を有するそのほかの微生物：クレブシエラ，緑膿菌，サルモネラ，カプノサイトファーガ(*Capnocytophaga*；犬咬傷に関連する起因菌として有名)，クリプトコッカス(真菌)，ボルデテラ(*Bordetella*)，大腸菌(一部)，連鎖球菌(一部)など.

》骨髄腫に関連する形質細胞疾患

骨髄腫以外の形質細胞疾患には，孤発性形質細胞腫(solitary plasmacytoma)や，意義不明の単クローン性ガンマグロブリン血症(monoclonal gammopathy of undetermined significance；MGUS)などがある(表 13-2).

形質細胞腫は悪性の形質細胞腫瘍であり，通常は孤発性で，骨または軟部組織に発生します．それ以外の骨や骨髄は正常で，パラプロテインはないか，あってもわずかです．多くの場

表 13-2 形質細胞疾患および関連するパラプロテイン

疾患	パラプロテイン（すべて単クローン性）
多発性骨髄腫	免疫グロブリン M 蛋白と軽鎖
形質細胞腫	約 50% で M 蛋白
意義不明の単クローン性ガンマグロブリン血症(MGUS)	3 g/dL 未満の M 蛋白
原発性(AL)アミロイドーシス	軽鎖
ワルデンストレームマクログロブリン血症	IgM 型 M 蛋白
POEMS 症候群(造骨性骨髄腫)	λ 型軽鎖による M 蛋白
重鎖病	免疫グロブリンの重鎖部分

合，放射線治療への反応は良好です．わずかなパラプロテイン(M 蛋白)は，約 50%の患者でみられます．

MGUS は，3 g/dL 未満の単クローン性 M 蛋白がみられ，骨病変を欠き，骨髄中に形質細胞の増殖がないものを指します．ごく一部の MGUS 患者は骨髄腫を発症するため(1 年あたり 1〜2%)，経過観察を要します．

3 g/dL 以上の単クローン性 M 蛋白と骨髄中の形質細胞の増加がみられるものの，骨病変，貧血，カルシウム異常や腎障害がない場合は，“くすぶり型骨髄腫(smoldering myeloma)”とされることがあります．

骨髄腫と関連するが独立した疾患として，ワルデンストレームマクログロブリン血症，POEMS 症候群〔多発ニューロパチー(polyneuropathy)・臓器腫大(organomegaly)・内分泌異常(endocrinopathy)・M 蛋白(M protein)・皮膚症状(skin changes)〕，重鎖病がある．

»ワルデンストレームマクログロブリン血症
Waldenström's macroglobulinemia

ワルデンストレームマクログロブリン血症は，骨髄B細胞由来のリンパ形質細胞性リンパ腫に分類され，IgM型パラプロテインによって血液粘稠度が増加する．

IgM型パラプロテインによって高度の連銭形成がみられ，赤沈は著しく亢進します．

血液の過粘稠による症状には，頭痛，錯乱，粘膜出血，血球凝集に起因する低酸素症，組織の虚血，血小板機能障害などがある．

ワルデンストレームマクログロブリン血症は，過粘稠度症候群の原因の大部分を占めます．通常，血漿交換によって治療します．進行は緩徐で，予後は良好です．

末梢のニューロパチーとともに肝脾腫が生じることはありますが，骨病変や腎障害はみられません．

POEMS症候群は，パラプロテインと硬化性骨病変を特徴とする骨髄腫に関連した疾患で，非特異的な所見の集合体である．

髄液蛋白の増加(および，しばしば視神経乳頭浮腫)を伴う感覚運動性ニューロパチー，肝脾腫，インポテンス，女性化乳房または無月経，単クローン性のλ型軽鎖によるM蛋白，色素沈着，多汗症，ばち指などが主たる症状です．

POEMS症候群は，クロウ-深瀬(Crow-Fukase)症候群，あるいは高月(たかつき)症候群としても知られ，すべてとはいいませんが，ほとんどの報告は日本または日系の患者のものです．病因は明らかになっていませんが，パラプロテイン，種々のサイトカイン，増殖因子*の関与が示唆されています．

---

*患者血清中の血管内皮増殖因子(vascular endothelial growth factor；VEGF)が著明な高値を示すことが報告されている〔Watanabe O, et al.：Muscle Nerve. 21(11)：1390-1397, 1998〕．おそらく形質細胞から分泌されるVEGFの強力な血管新生・血管透過性亢進作用によって，浮腫，胸腹水，臓器腫大，皮膚血管腫などの多彩な症状が引き起こされる可能性が考えられている．

》重鎖病 heavy chain disease

重鎖病は，免疫グロブリンの重鎖部分だけからなるパラプロテインの産生を特徴とする，非常にまれなリンパ形質細胞性悪性腫瘍である．

IgA，IgG，IgMのいずれかの重鎖部分からなるパラプロテインは，それぞれ臨床症状の異なる，3種類のリンパ形質細胞性腫瘍のマーカーになります．これらの疾患は，先述のワルデンストレームマクログロブリン血症とは区別されます．

IgA型重鎖病は，消化管の粘膜関連リンパ組織(mucosa-associated lymphoid tissue；MALT)リンパ腫の1つです．IgG型はフランクリン(Franklin)病として知られるリンパ増殖性疾患で，全身症状のほか，咽頭のリンパ組織であるワルダイエル(Waldeyer)咽頭輪が侵されることによる，口蓋や口蓋垂の浮腫がみられます．IgM型は，慢性リンパ性白血病に類似しています．

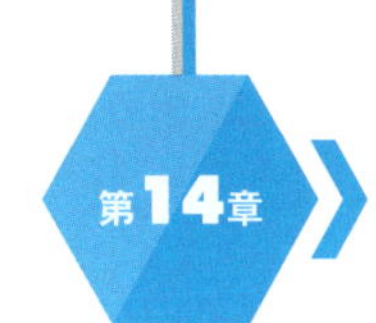

第14章 神経筋疾患

頭痛 headache

頭痛は若年者に多く，高齢者に少ない．中高年者における新規の頭痛は，つねに深刻に受け止めなさい．高齢者の新規の頭痛では巨細胞性動脈炎（以前は側頭動脈炎と呼ばれた）を必ず想起し，赤沈を含めてただちに評価すべきである．巨細胞性動脈炎では，通常，赤沈の著しい亢進がみられる*．

*第 1 章　臨床評価，検査，p.5，第 3 章　リウマチ学：関節炎・自己免疫疾患，巨細胞性動脈炎，p.54 参照.

》巨細胞性動脈炎（側頭動脈炎） giant cell arteritis；GCA

巨細胞性動脈炎は，大～中型の動脈に巨細胞性の肉芽腫形成を伴う動脈炎である．大動脈の頭蓋外分枝（特に側頭動脈）をしばしば侵し，頭痛，発熱と赤沈の著明な亢進を伴う．

咀嚼中の顎跛行（咬筋の虚血）は特徴的な症候で，診断に極めて有用である*．

*第 3 章　リウマチ学：関節炎・自己免疫疾患，巨細胞性動脈炎，p.54 参照.

巨細胞性動脈炎の恐ろしい合併症は，眼を栄養する動脈系の障害による失明である*．

頭痛を伴う視覚異常は，医学的エマージェンシー（緊急事態）だと考えるべきです．つねにではありませんが，側頭動脈生検によってしばしば巨細胞性動脈炎の確証が得られます．高用量ステロイド（プレドニゾロン 60 mg/日）が有効です．症状と赤沈をみながら，徐々に減量していきます．通常，1～2 年ほどで寛解が得られます．

*第 3 章　リウマチ学：関節炎・自己免疫疾患，巨細胞性動脈炎，p.54 参照.

片頭痛 migraine

片頭痛は血管性頭痛(血管収縮とそれに続く血管拡張)であり，若年期に発症することが多い．痛みは，頭蓋内外の血管(外膜)にある受容体が伸展されることに起因する．拍動性の(ズキンズキンする)頭痛が，片側性(左右いずれか一方が優位)にみられる．

悪心と嘔吐をしばしば伴います．視覚性前兆(閃輝暗点)がみられることもあります．

片頭痛は，飲酒，妊娠，経口避妊薬の使用によって悪化する．ある種の食物が発作を誘発することもある．

治療しなければ，片頭痛発作は一度眠って再び起きるまで治らないかもしれません．血管収縮を反映して神経所見や症状を呈することがあり〔片麻痺性片頭痛(hemiplegic migraine)〕，これには頭痛を伴うことも，伴わないこともあります．

片頭痛はストレス期間が終わった後によく起こり〔"金曜午後の頭痛(Friday afternoon headache)"〕，緊張型頭痛がストレスの最中に多いのとは対照的である．

片頭痛は左利きの人に多いという説がありますが，まだ結論は出ていません．自己免疫素因に関連している可能性もあります．また，軽躁病エピソードが片頭痛発作に先行することがあります．

緊張型頭痛 tension headache

緊張型頭痛は頸部や頭部の筋攣縮に関連している．

これは，肩こりに関連して頭の周りをバンドで締めつけられているような痛みに感じられます．片頭痛と異なり，飲酒で痛みがやわらぐ傾向にあります．緊張型頭痛が片頭痛の引き金になることも，またその逆もあります．

»頭蓋内圧亢進に伴う頭痛

脳腫瘍（頭蓋内圧の亢進）に伴う頭痛は，睡眠をさまたげることは通常ないが，起床時に存在するのが典型である．

起床時に存在するいかなる頭痛も，頭蓋内圧の亢進を疑うべきです．

いわゆる高血圧性の頭痛は後頭部に生じ，やはり起床時に存在する．これは夜間の頭蓋内圧上昇を反映していると考えられ，重症高血圧または悪性高血圧症を示唆する．

高血圧患者における頭痛のほとんどは，高血圧と頭痛という2つのよくある疾患が，たまたま同時に起こっただけである．

眼底に静脈拍動がみられれば，頭蓋内圧の亢進はないと断定してよい．しかし，静脈拍動が以前に存在していたことが確かである場合を除いて，静脈拍動の消失は頭蓋内圧亢進の証拠にはならない．

この静脈拍動に関するパールは，ベースラインの身体所見をきちんと取っておくことの重要性も示してくれています．

副鼻腔うっ血による二次性の頭痛は，午後の半ばから遅い時間に多いという，不思議な傾向を示す．その理由はよくわかっていない．

この種の頭痛は，うっ血除去薬の点鼻によって改善します．

特発性頭蓋内圧亢進症〔脳偽腫瘍（pseudotumor cerebri）〕の主要な症状は頭痛である．

この疾患は若い女性にみられ，しばしば肥満と関連しています．複視などの視覚異常を呈し，重症の場合，視神経の圧迫による失明の恐れもあります．画像所見ではスリット状に狭小化した脳室と，しばしば“トルコ鞍空虚（empty sella）”がみられます．

この症候群は脳脊髄液の排出障害が原因で，アセタゾラミドが多くの症例で有効です.

》正常圧水頭症 normal pressure hydrocephalus；NPH

必ずしも頭痛と関連するわけではありませんが，正常圧水頭症は，脳偽腫瘍と同様に，脳脊髄液の排出障害(おそらくは，くも膜顆粒の問題*)による疾患です．その結果，脳室は拡大し，皮質や皮質下の構造が障害されます.

＊正確な原因はわかっていない.

正常圧水頭症の古典的 3 徴は，歩行障害・失禁・認知症である.

診断は，画像所見と髄液ドレナージに対する反応性によってなされます.

正常圧水頭症では CT や MRI で脳室の拡大がみられるが，中脳水道レベルでの閉塞や脳溝の拡大はみられない．脳溝の拡大がない点は，正常圧水頭症とびまん性皮質萎縮とを区別するのに役立つ.

腰椎穿刺によって 30～50 mL の脳脊髄液をドレナージすると，たいていはただちに，ときには遅れて，歩行や認知機能の改善がみられます．脳室–腹腔シャントによって，約 60% の患者で長期的な改善が得られます.

正常圧水頭症は回復しうる認知症*の 1 つであることを，しっかりと認識しなさい.

＊回復しうる(reversible)または治療可能な(treatable)認知症の原因には，正常圧水頭症のほか，慢性硬膜下血腫，神経梅毒，HIV 感染症，甲状腺機能低下症，副腎不全，ビタミン B_1・B_{12} 欠乏，うつ病，電解質異常，肝・腎不全，薬剤，中毒などがある.

急性の脳血管障害

高血圧はすべての脳血管障害の主要なリスク因子である．

脳血管障害の圧倒的多数（約 85%）は虚血性で，残りは出血性です．脳血管障害の患者では，頭蓋内出血を除外するために，非造影 CT スキャンを最初に行う必要があります．

》脳梗塞 ischemic stroke

脳梗塞には，塞栓性と血栓性とがある．中大脳動脈の灌流領域が最も侵されやすい．

大脳皮質の脳梗塞は，多くの場合，その臨床的特徴によって塞栓性か血栓性かを区別することができます（表 14-1）．血栓性脳梗塞はさらに，皮質性と皮質下性〔白質梗塞またはラクナ梗塞（lacunar infarct）〕に分類されることがあります．

塞栓性脳梗塞は突然に発症し，日中に起こりやすく，しばしば頭痛（ときに痙攣）を伴い，随伴する神経障害は発症時に最大である．

心原性塞栓が最も多く，基礎の心疾患として心房細動がよくみられます．心臓弁の疣贅，最近の心筋梗塞，人工弁も重要な因子です．

表 14-1 大脳皮質の虚血性脳血管障害（脳梗塞）

血栓性	塞栓性
動脈硬化（太い血管）	心房細動
夜間に発生（起床時に障害が存在）	日中に発生
発症は段階的で，障害は進行性	障害は発症時に最大
意識障害（粗大病変で生じる）	頭痛

奇異性塞栓症は静脈系の血栓に起因するものを指し，開存した卵円孔を介して凝血塊の塞栓が起こることによる．

超音波検査で静脈血栓症と卵円孔開存の両者を示すことによって，診断が確定します．卵円孔開存の評価には，マイクロバブルを用いた心臓超音波検査が有用です．

ウェルニッケ(Wernicke)失語は，流暢性(感覚性)失語ともいわれ，突然発症した場合，ほぼ間違いなく塞栓性である．

ウェルニッケ失語では，発話は流暢ですが，内容は支離滅裂で理解不能です("言葉のサラダ"と形容されます)．ブローカ(Broca)失語が，たどたどしい発話になるのとは異なります．

血栓性脳梗塞は夜間就寝中に起こるのが典型的である．患者は起床時に神経障害に気がつく．

血栓性脳梗塞による神経障害は，1～2日の経過で進行することがあります．梗塞領域が大きい場合，周囲の浮腫によって，発症数日間は傾眠をきたすことがありますが，浮腫が治まるにつれ，意識状態の改善がみられます．

非優位半球(左半球優位の右利きの人では，右頭頂葉)の梗塞では，麻痺側の強い半側空間無視が引き起こされる[*1]．

このことは，患者のベッド上での姿勢からわかることがよくあります．患者は，麻痺側(左側)と反対を向いて横になっています[*2]．患者に時計を描いてもらうと，半側空間無視を的確に示すことができます(数字はすべて右側に描かれます)．左側の立体認知や感覚認知[*3]の障害を示せることもあります．半側空間無視は，非優位半球に障害がある患者のリハビリテーションを妨げる，大きな因子の1つです．

＊1 右半球障害による左片麻痺と左半側空間無視が一般的である．

＊2 顔や目を右に向けて横になったり，右を向いて座ったりもする．

＊3 左側からの視覚，聴覚，触覚が認識できなくなる．右側の器の料理しか食べない，器の右側だけ食べる，顔の右側だけ拭く，右半身だけ着衣する，左側から話しかけると気づかない，左側にある障害物にぶつかるなどの症状がみられる．

分水嶺梗塞は，前方循環と後方循環との分岐領域〔分水嶺（watershed）〕の虚血によって起こる．このタイプの脳梗塞は，心血管疾患をもつ患者が，何らかの低血圧エピソードの後に，虚血に対して脆弱な分水嶺が低灌流にさらされることによって発症することが多い．

心臓手術は分水嶺梗塞のよくある原因の 1 つです．後頭葉皮質（前方循環と後方循環の間）が障害されると，皮質盲（cortical blindness）を呈することがあります．皮質盲では，視力は著しく障害されますが，瞳孔反応は保たれます．約半数の皮質盲の患者は，失明に気づかないか，あるいはその事実を否定します．

ラクナ梗塞は，基底核や内包領域への細い穿通枝動脈の閉塞によって生じ，脳梗塞全体のおよそ 1/4 を占める．

これらの動脈の閉塞は，小血管の構造異常，または中大脳動脈やウィリス（Willis）動脈輪の主要分枝から出る穿通枝の起始部での動脈硬化性変化に起因します．高血圧が基礎にあることが多いとされています．

ラクナ梗塞による最も典型的な障害は，上肢，下肢または顔面の純運動性麻痺だが，純感覚性卒中，運動失調や構音障害をきたすこともある．

ラクナ梗塞は，無症状のこともあります．

»脳出血 cerebral hemorrhage

頭蓋内出血と脳出血の大部分は，3 つの病変によって引き起こされます．イチゴ状ないし囊状動脈瘤，シャルコー ブシャール（Charcot-Bouchard）微小動脈瘤*，そして脳アミロイドアンギオパチーです．

*ジャン=マルタン・シャルコー（Jean-Martin Charcot：1825〜1893）はフランスの神経学者で，この動脈瘤のほか，シャルコー マリー トゥース病，シャルコー関節などにも名が冠されている．また，後述の筋萎縮性側索硬化症を最初に報告したのもシャルコーである（1869 年）．ブシャールについては，第 3 章　リウマチ学：関節炎・自己免疫疾患，変形性関節症，p.40 訳注参照．

くも膜下出血は，激しい頭痛〔雷鳴頭痛(thunderclap headache)〕，項部硬直，そしてしばしば意識レベルの低下を伴う．

大多数のくも膜下出血は，非造影 CT によって診断がなされます．

くも膜下出血の患者の眼底所見では，視神経乳頭の境界不鮮明化がよくみられ，約 25％の患者で網膜出血を伴う．

嚢状動脈瘤の破裂は，くも膜下出血のよくある原因である．関連する基礎疾患には，多発性嚢胞腎や大動脈縮窄症がある．

嚢状動脈瘤は動脈壁の中膜筋層の欠損によって生じ，ウィリス動脈輪の一次または二次分枝に最もよくみられます(大多数は前方循環系に発生します)．

シャルコー ブシャール微小動脈瘤は，脳内出血の重要な原因である．細小動脈に由来するこの微小動脈瘤は，基底核領域(レンズ核線条体動脈)に最もよく生じる．

通常，先行する高血圧が原因になります．この微小動脈瘤と，くも膜下出血の原因になる(もっと大きな)嚢状動脈瘤とは，区別しなければなりません．

急性小脳出血は医学的エマージェンシーである．救命のためには，迅速な診断と血腫除去術が必要である(表 14-2)．

小脳出血の原因は，ほかの脳内出血と同様に，シャルコー ブシャール微小動脈瘤の破裂によると考えられています．

表 14-2 急性小脳出血

- 突然発症
- 頭痛
- 嘔吐
- 非回転性めまい
- 起立障害(体幹失調)
- 歩行障害
- 症状の急速な悪化

急性小脳出血の臨床症状は，突発する頭痛，嘔吐，非回転性めまいのほか，特に起立または歩行障害がみられるのが特徴である．

小脳失調のため，歩くどころか立ってさえいられず，後方に転倒しやすくなります．この所見は，頑固な嘔吐を伴うこととあわせ，診断の重要な手がかりになります．側方注視障害がみられることもあります．通常，これらの症状は急速に進行するため，いかに速く診断(非造影 CT)と血腫除去術を行うかが決め手です．これは，適切に診断と治療を行えば後遺症を残さず治癒が期待できる一方で，そうでなければ死にいたる恐れのある，教訓的な疾患の 1 つといえます．小脳出血を強く疑うことが必要なのです．

脳アミロイドアンギオパチーは，高齢者における脳内出血の重要な原因の 1 つである．高血圧の既往がない患者では，通常これが原因である．

シャルコー ブシャール微小動脈瘤に関連する脳内出血が深部に起こるのと対照的に，脳アミロイドアンギオパチーによる出血はより浅層の皮質や皮質下領域に起こります．また，小脳に起こることもあります．

脳アミロイドアンギオパチーは，全身性アミロイドーシス(AL または AA アミロイドーシス)とは関係ありません．

》転倒発作 drop attack

失神(syncope)と混同されることが多いが，転倒発作は通常，意識消失を伴わずに突然地面に倒れこむことを指す．転倒発作は高齢者に多く，椎骨脳底動脈の循環不全(これは頸椎症の結果であることが多い)に起因する．

椎骨動脈は頸椎の横突起の中を走るため，頸椎疾患があると，ねじれが生じやすくなります．虚血または脳幹や上部脊髄の圧迫によって脊髄後角が影響を受け，位置覚や姿勢筋の緊張が一過性に消失します．そのため，転倒発作の評価には頸椎の画像検査を含めるべきです．高齢の患者は，足がどこにあるかわからず，転倒発作後は起き上がることが難しいかもしれません．

筋力低下 weakness

すべての主要な筋群を短時間で検査することは可能である．軽視されがちだが，これは重要な身体診察の一部である．

筋力検査だけでなく，深部腱反射と感覚も注意深く評価する必要があります．反射の亢進は上位運動ニューロンか錐体路（皮質脊髄路）の病変を示唆します．弛緩性麻痺は下位運動ニューロンか筋肉（一次性）の病変を示唆します．

脊髄

背部痛および（または）デルマトームに一致する感覚障害に，運動麻痺および（または）排尿障害を伴う場合，脊髄病変が示唆される．ただちに脊髄 MRI による評価が必要である．

腫瘍や感染が脊柱管に浸潤し脊髄を圧迫している場合，医学的エマージェンシーであり，迅速な画像診断と治療を要します．

ミオパチー myopathy

近位筋優位の筋力低下は，通常，ミオパチーが原因である．ニューロパチー（neuropathy）は遠位筋優位の筋力低下をきたす．

先天性ジストロフィーを除き，ミオパチーの多くは内分泌疾患または自己免疫性疾患に関連しています．

近位筋の筋力低下をきたす内分泌疾患の代表は，甲状腺機能亢進症とクッシング症候群である．

甲状腺機能低下症は筋力低下よりむしろ筋硬直を起こし，クレアチンキナーゼ(CK)の高値(ときに著明な高値)としばしば関連している．

頸部屈筋群の筋力低下は皮膚筋炎で特に顕著である．

低カリウム性周期性四肢麻痺(hypokalemic periodic paralysis)は常染色体優性遺伝形質で，症状が完全に発現するのは女性よりも男性に多い．高炭水化物食の摂取や，激しく運動し休息をとった後に，症状が起きることが多い．

この疾患は，遺伝性の電位依存性カルシウムチャネルの障害によるものです．特にアジア人男性では，グレーブス病(バセドウ病)に関連することがときにあります．症状は，激しい運動をした翌日の朝によく起こります．

ギラン バレー症候群 Guillain−Barré syndrome；GBS

ギラン バレー症候群は，免疫介在性の多発根神経炎(polyradiculoneuropathy)で，顕著な麻痺の重要な原因である．上気道感染症やカンピロバクター胃腸炎に続発することが多い．

さまざまな感染症や，ときにはワクチン接種が，ギラン バレー症候群と関連していると考えられてきました．症状は，典型的には下肢から始まり，上へと広がっていきます〔ランドリー(Landry)の上行性麻痺〕．また，しばしば自律神経障害(動揺性高血圧)を伴います．麻痺は弛緩性で，病初期の軽度な異常感覚を除いて，感覚障害はみられません．

診断は臨床的になされるのが通常である．典型的な上行性麻痺のパターンをとらないケースも少なくないことに留意すべきで，すべての弛緩性麻痺の患者にギラン バレー症候群を考慮する必要がある．

髄液所見は，古典的な蛋白細胞乖離，すなわち髄液蛋白の高値と(もしあっても)わずかな細胞数増多を示す．

筋電図と神経伝導速度検査によって診断が確定するかもしれませんが，もし確定診断に至らなくても治療を遅らせてはいけません．

この疾患は呼吸不全が恐ろしい合併症であるため，入院のうえで慎重に呼吸機能（肺活量）をモニタリングする必要があります．血漿交換やガンマグロブリン静注を早期に行うことが肝要です．

ギラン バレー症候群のまれな変異型であるフィッシャー（Miller Fisher）症候群は，外眼筋麻痺，運動失調，腱反射消失の 3 徴からなる．

ギラン バレー症候群とは異なる，第 III・第 IV・第 VI 脳神経に特異的な自己抗体が関連しているようです．

ウイルス感染後神経衰弱症 postviral neurasthenia

ウイルス感染後神経衰弱症は，ウイルス感染後疲労症候群（postviral fatigue syndrome）または感染後疲労症候群（postinfectious fatigue syndrome）としても知られ，筋力低下を伴わない顕著な疲労感を特徴とする，あまり解明されていないがよく認識された症候群である．

これは，感染後に起こる慢性の疾患です．ウイルス性の，しかも上気道感染症であることが通常ですが，必ずしもそうとはかぎりません．咽頭痛が先行することがよくあります．伝染性単核（球）症は長期にわたる疲労感を後遺症とする感染症の典型ですが，感染後疲労症候群はさまざまな感染症の後に起こりうることが知られています．急性期症状が回復した後，身体的・精神的な疲労感を生じ，日常生活のごく普通の活動が困難になります．感染後疲労症候群は，若年成人の，特に女性に最もよくみられます．

感染後疲労症候群の診断は，病歴と，疲労を引き起こす他疾患の除外によってなされる．臨床所見はつねに正常である．

症状は副腎不全を示唆するものの，この疾患の患者では副腎機能検査は正常です．この状態は数か月からときには 1 年以上続きますが，ほとんどの患者は安静とリハビリテーションによって徐々に改善していきます．慢性疲労症候群(chronic fatigue syndrome)と重なる部分はありますが，おそらく後者はもっとあいまいな，より広いカテゴリーの疾患を意味するのでしょう．

感染後疲労症候群の病態はよくわかっていません．もともとの感染症の持続によって起こるわけではありませんが，その病原体に対する免疫応答の結果によるのかもしれません．当初，慢性疲労症候群は持続性EBウイルス感染症が原因であるとの説がありましたが，いまではそれは完全に疑問視されています．

》重症筋無力症 myasthenia gravis

重症筋無力症は，骨格筋(横紋筋)の神経接合部のコリン作動性受容体を標的とする自己免疫性疾患である．典型的には，病初期に眼病変(眼瞼下垂や複視)があらわれる．のちに，多くの患者は全身型の病態に進展する．

重症筋無力症の特徴は，筋収縮を繰り返した際に起こる筋の疲労である．

すべてではありませんが，ほとんどの患者では眼病変が最も顕著にあらわれます．これはおそらく，外眼筋と眼瞼にはコリン作動性受容体が豊富に分布していることが理由です．

アセチルコリンエステラーゼは寒冷によって不活化される．そのため，目元をアイスパックなどで冷やすことは簡便な検査になり，古典的なテンシロンテストよりもはるかに安全である．眼瞼下垂が改善すれば陽性であり，重症筋無力症の診断に合致する．

抗アセチルコリン受容体抗体が陽性であれば診断は確定的ですが，必ずしも陽性でなくても(特に眼筋限局型では)構いません*．重症筋無力症の診断は主として臨床的になされますが，反復刺激誘発筋電図で減衰現象がみられれば診断は確実です．

* 全身型重症筋無力症では，抗アセチルコリン受容体抗体が80〜90%，筋特異的受容体型チロシンキナーゼが5〜10%でみられる．特に軽症例や眼筋型では，この両者が陰性であることもある．

胸腺腫(thymoma)は重症筋無力症との関連がよく知られているため*，必ず除外すべきである．この関連は若年女性で最もよくみられる．

* 胸腺腫は，ほかに全身性エリテマトーデス，橋本病，赤芽球癆，再生不良性貧血，低ガンマグロブリン血症などを合併することがある〔Bernard C, et al.：Autoimmun Rev. 15(1)：82–92, 2016〕．

限局型(眼筋型)の重症筋無力症は，より高齢の男性や，自己免疫性甲状腺疾患の患者に多い．

ピリドスチグミンは症状の緩和をもたらしますが，疾患のコントロールには免疫抑制薬がしばしば必要になります．これは，眼瞼下垂や複視で発症したのち，症状が全身化するのを防ぐ可能性があります．

球症状(嚥下障害や構音障害)は，重症筋無力症が全身化するにつれ，よくみられるようになる．これらの障害があると，気道分泌物の喀出困難によって呼吸不全を起こしうるため，上気道感染症の際の潜在的な脅威となる．

上気道感染症の徴候がみられる重症筋無力症患者では，球症状を注意深く評価する必要があります．口腔・咽頭の分泌物を喀出できないのは，深刻な脅威です．嚥下または構音障害に気道感染症を伴ったときには，呼吸不全に陥らないかどうか，入院のうえで慎重に経過を観察すべきです．

球症状の評価に有用な検査は，息継ぎせずに 20 まで声に出して数えさせることである．これができない，または数えるにつれ鼻声になるのは，球機能が危険なほど低下していることを意味し，病院内での慎重な観察を必要とする．

》ランバート イートン筋無力症候群 Lambert-Eaton myasthenic syndrome

ランバート イートン筋無力症候群は，肺小細胞癌で最もよくみられる腫瘍随伴症候群である．一見，重症筋無力症と似た全身の筋力低下をきたすが，臨床的特徴には重大な違いがある（表 14-3）．

ランバート イートン症候群では，自己抗体が電位依存性カルシウムチャネルを攻撃します．この抗体は約 50% の患者にみられます．反復刺激に対する筋収縮反応が重症筋無力症では減衰するのに対し，ランバート イートン症候群では増強すること，また，重症筋無力症に比べて眼筋麻痺や球症状が目立たないことは，特筆すべき違いです．

》ニューロパチー neuropathy

多発ニューロパチー（polyneuropathy）は，以前は多発神経炎（polyneuritis）として知られ，四肢遠位に分布する感覚・運動神経の対称性の機能障害を特徴とする．原因は中毒，感染，代謝異常，ビタミン欠乏，薬物，腫瘍など，多岐にわたる（表 14-4）．

長い神経ほど障害を受けやすいため，症状は足の末端から始まります．錯感覚，異常感覚や感覚鈍麻に続き，弛緩性麻痺，

表 14-3 筋無力症候群

重症筋無力症	ランバート イートン症候群
骨格筋のニコチン性コリン作動性受容体に対する自己抗体．アセチルコリンが介在する筋収縮を阻害	運動ニューロンのシナプス前終末にある電位依存性カルシウムチャネルに対する自己抗体．シナプス前ニューロンからのアセチルコリン放出を阻害
反復刺激により筋反応は減衰	反復刺激により筋反応は増強
眼筋および球症状が顕著	下肢症状がより強い
ときに胸腺腫と関連（特に若年女性）	通常，肺小細胞癌に伴う腫瘍随伴症候群（腫瘍の診断に先行することがある）
自己免疫素因と関連（甲状腺疾患，ループス，関節リウマチ）	

表 14-4 末梢神経障害(ニューロパチー)

多発ニューロパチー(polyneuropathy)〔多発神経炎(polyneuritis)〕	多発性単神経炎(mononeuritis multiplex)
遠位の体性感覚神経・運動神経の対称性障害	1つまたはそれ以上の主要な運動神経の梗塞に伴う，支配筋の筋力低下
錯感覚，異常感覚，感覚鈍麻，筋力低下	脳神経がしばしば障害される
長い神経ほど障害されやすい(靴下・手袋型分布)	血管炎，動脈硬化，血栓，浸潤性変化による神経栄養血管の閉塞が直接的な原因
中毒，代謝異常，ビタミン欠乏，薬物，悪性腫瘍など，多くの原因	糖尿病，膠原病・血管炎，悪性腫瘍など，限られた基礎疾患に起因

反射消失や，さらに重症例では筋萎縮がみられるようになります．下肢のかなり上のほうに症状が広がるまで，手には症状があらわれませんが，分布は“靴下・手袋型(stocking and glove)”と表現されます．診断は臨床的になされますが，神経伝導速度検査によって確定します．髄液蛋白の高値は特徴的な所見です．

多発性単神経炎(mononeuritis multiplex)は，解剖学的に無関係な1つまたは複数の主要な神経幹の梗塞による症状を指す．これは，血管炎，動脈硬化，または浸潤性病変によって起こる神経栄養血管の閉塞が原因である．多発性単神経炎に関連する主な疾患群には，自己免疫性疾患(膠原病や血管炎)，糖尿病や癌がある．

四肢の主要な筋神経の支配領域または脳神経領域における，突然の筋力低下で発症するのが通常です．神経支配領域の疼痛といった感覚障害も起こりえますが，主たる症状は筋力低下です．自然に血行が再開し，機能が回復することはよくありますが，それには長期間(多くの場合1年以上)かかります．

多発性単神経炎をきたす自己免疫性疾患には，主として，結節性多発動脈炎，関節リウマチ，好酸球性多発血管炎性肉芽腫症（チャーグ ストラウス症候群），顕微鏡的多発血管炎，多発血管炎性肉芽腫症（ウェゲナー肉芽腫症）がある．

ライム病（Lyme disease）や HIV などの感染症が多発性単神経炎の原因になることもあります．

》糖尿病性ニューロパチー diabetic neuropathy

糖尿病に合併する末梢神経障害は，多発ニューロパチーが最多である．糖尿病患者における多発性単神経炎では，外眼筋を支配する脳神経，特に第 III 脳神経が最もよく障害される．

長い経過の糖尿病患者に，患側眼球の下方（上斜筋だけが作用）・外方（外側直筋だけが作用）への偏位を伴う複視が突然みられたら，原因は脳血管障害ではなく第 III 脳神経麻痺である*．

第 III 脳神経麻痺では眼瞼下垂もみられます．しかし，瞳孔反応は障害されていないかもしれません．瞳孔を支配する神経線維は第 III 脳神経の外周部を通るため，虚血の影響を受けにくいことが理由です．

* 第 III 脳神経（動眼神経）は，上斜筋と外側直筋以外の眼筋を支配している．

糖尿病性筋萎縮症（diabetic amyotrophy）は，おそらくほかのニューロパチーとは区別され，原因不明の疼痛を伴う腰仙骨神経叢障害を呈する*．

* 糖尿病性筋萎縮症は糖尿病性神経障害の 1 つで，疼痛を伴う片側下肢近位部の筋力低下と筋萎縮がみられるのが典型的である．

運動ニューロン疾患 motor neuron disease

運動ニューロン疾患は，上位および下位運動ニューロンの障害によって進行性の麻痺をきたす，原因不明の神経変性疾患を指します．

下位運動ニューロン（脊髄前角細胞）と上位運動ニューロン（皮質脊髄ニューロン）の変性は，進行性の筋力低下と筋萎縮を引き起こす．臨床的特徴は，神経細胞の脱落パターン（上位運動ニューロンか，それとも下位か）や，変性ニューロンが支配していた筋の部位によって異なる．

運動ニューロン疾患の診断時には，体重減少と筋萎縮がたいてい存在している．

筋萎縮性側索硬化症 amyotrophic lateral sclerosis；ALS

運動ニューロン疾患の代表である筋萎縮性側索硬化症は，ルー・ゲーリック（Lou Gehrig）病とも呼ばれ*，前角細胞と皮質脊髄路ニューロンの両者の変性によって起こる．

筋線維束性収縮（fasciculation）と筋萎縮は下位運動ニューロンの変性を，痙縮（spasticity）は上位運動ニューロンの脱落をあらわしています．

診断は臨床的になされますが，神経伝導速度検査と筋電図によって確定されるでしょう．

*ルー・ゲーリック（1903～1941）は，ニューヨーク・ヤンキースで活躍した野球選手で，当時の世界記録である2,130試合連続出場を果たしたが，この記録は1939年に途切れた．同年，筋萎縮性側索硬化症と診断され，引退した．なお，この病気は，フランスでは報告者の名にちなみ，シャルコー病とも呼ばれる（本章　p.271 訳注参照）．

筋線維束性収縮は運動ニューロン疾患の特徴であり，前角細胞が細胞死する際に起こる脱分極が，そのニューロンによって支配される筋線維束（運動単位）の収縮を引き起こすことによる．

変性過程が進行し，より多くの前角細胞が失われるにつれ，筋線維束性収縮は増加し体の別の部位に広がっていきます．

すべての筋線維束性収縮が運動ニューロン疾患を意味するわけではない．良性の腓腹部(ふくらはぎ)筋線維束性収縮は健常な人にも起こり，運動ニューロン疾患の前兆ではない．しかし，上肢(特に手や肩)の筋線維束性収縮は，ほぼ間違いなく運動ニューロン疾患を示唆する．

ある特定の薬剤(主として神経筋接合部の脱分極性遮断薬*やコリンエステラーゼ阻害薬)が筋線維束性収縮を引き起こすこともあります．

* 脱分極性筋弛緩薬のことである．スキサメトニウムを用いて麻酔の迅速導入をする際に，筋線維束性収縮が確認されれば筋弛緩効果が得られたことの目安になる．

筋萎縮性側索硬化症は運動ニューロン疾患の典型である．

前角細胞の変性は，筋の線維束性収縮と萎縮を生じます．皮質脊髄路の変性は痙縮を引き起こし，腱反射の亢進とバビンスキー徴候を伴います．この疾患は進行しつづけ，いずれ呼吸不全による死にいたります．認知機能と眼球運動は最後まで保たれます．

まれではあるが，運動ニューロンの変性パターンが異なる病態もあり，下位運動ニューロン(脊髄性ないし進行性筋萎縮症)または上位運動ニューロン(側索硬化症)のいずれかが障害される*．

構音障害や嚥下障害などの球症状を伴うこともあります．

* 脊髄性(進行性)筋萎縮症(spinal or progressive muscular atrophy)は下位運動ニューロン(脊髄前角細胞)が，原発性側索硬化症(primary lateral sclerosis)は上位運動ニューロン(大脳皮質や脳幹)が，筋萎縮性側索硬化症は上位・下位の両者が障害される．

横紋筋融解症 rhabdomyolysis

横紋筋融解症は，骨格筋の損傷に伴ってミオグロビンやそのほかの細胞内物質が循環系に漏出した状態であり，ミオグロビン尿や，重度の場合にはミオグロビン尿性腎不全を引き起こす．

通常，過度の運動や外圧による筋損傷が原因だが，高度の血管収縮による筋虚血が原因になることもある.

ミオグロビン尿は濃いオレンジ色ないし茶色を呈し，診断の確定に有用です．CK 値は顕著に上昇し，100,000 U/L を超えることもあります.

ミオグロビンは尿細管腔内にミオグロビン円柱を形成し，腎尿細管上皮を障害することにより急性腎不全を引き起こします.

そのほか，血清リン，尿酸，カリウムの上昇がみられることもある．また，しばしば低カルシウム血症を呈し，遷延することがある.

もともとは挫滅症候群の一部として報告されていましたが，現在では，薬物の過量摂取による昏睡も(広範囲な圧迫壊死を伴う場合)，横紋筋融解症の重要な原因の 1 つと考えられています．そのため，自殺企図や違法・脱法ドラッグを使用した後に，床に倒れた状態で発見された患者には，このことを考慮する必要があります.

意識を失って床に倒れているのを発見された患者において，圧迫を受けた部位の周囲の皮膚に水疱性病変がみられる場合，横紋筋融解症が示唆される.

この皮膚病変は，圧迫壊死の結果生じるものです.

コカインの使用や，褐色細胞腫による血管収縮性高血圧クリーゼも横紋筋融解症と関連がある.

まれには，カテコラミンによる血管収縮に伴う重篤な筋虚血が原因になることがあります．ただし，横紋筋融解症を呈するには，筋壊死を起こすほど重篤かつ長時間の虚血でなければなりません.

神経遮断薬悪性症候群(neuroleptic malignant syndrome)は，高体温と著明な筋硬直を特徴とし，神経遮断薬を使用している患者にみられる．横紋筋融解症を伴うこともある．

悪性症候群*の患者では，高体温と激しい筋強直が相まって，横紋筋融解症が引き起こされます．

* 神経遮断薬悪性症候群は，単に悪性症候群とも呼ばれる．

過度の飲酒，スタチンの使用，そしておそらく甲状腺機能低下症は，ほかの原因による横紋筋融解症の発生を助長する因子と考えられ，さらにまれには，それら自体が横紋筋融解症の原因になる．

診断がついたらただちに，生理食塩水による利尿や，(禁忌がなければ)尿のアルカリ化をはかるべきです．高度の急性腎不全では，透析が必要になるかもしれません．腎機能の予後は良好です．急性腎不全が高度の場合，血液透析を要することもありますが，腎機能の予後は良好です．

マッカードル病 McArdle's disease

マッカードル病は常染色体優性遺伝性の筋ホスホリラーゼ欠損症で，運動に伴う筋痛や横紋筋融解症にしばしば関連する．

この疾患は糖原病Ｖ型としても知られ，筋グリコーゲンの分解障害による運動時の筋痛と筋硬直を特徴とします．遺伝性疾患ですが，多くの場合，成人期に激しく運動した後に疾患が明らかになります．グリコーゲン分解の障害によって，運動時に筋肉が乳酸を産生できないことを示すのが診断の根拠になります*．遺伝子検査によって，家族内でほかにも患者が見つかるかもしれません．

* 前腕運動負荷試験(阻血下または非阻血下)により，乳酸値が上昇しないことを確認する．

向精神薬による合併症

パーキンソン症状，かたく閉じた目，嗜眠や意識不明瞭は，神経遮断薬に対する反応であることを強く示唆する．

患者はしばしば，ややこしいさまざまな症状を呈しますが，上述の特徴は薬剤の影響を強く示唆するものです．

神経遮断薬悪性症候群は，中枢性ドパミン(D2 受容体)の遮断に対する重篤な反応であり，さまざまな向精神薬によって引き起こされる．意識状態の変化(昏迷やせん妄)，高体温，極度の筋強直と興奮を特徴とする．

CK 値はしばしば驚くほど上昇します．また，すでに述べたように，ミオグロビン尿性腎不全を伴う横紋筋融解症が引き起こされることもあります．ICU での支持療法を必要とします．

セロトニン症候群は，中枢神経系のシナプスでセロトニンが過剰になることによる重篤な反応である．意識状態の変化，高体温，頻脈，高血圧と腱反射の亢進がしばしばみられる．

筋強直が軽度であることと，腱反射が著明に亢進する(しばしば下肢のクローヌスを伴う)ことは，セロトニン症候群を悪性症候群から区別する所見です．薬剤の中止と支持療法を要します．

高齢者がすこしおかしな臨床症状を呈し，処方薬リストが長大なときには，薬物の影響を疑いなさい．

これは向精神薬だけでなく，抗痙攣薬やベンゾジアゼピンなどにも当てはまります．フェニトインの過量によって，数多くの奇妙な小脳症状が起こりえます．薬物濃度の測定と薬剤の中止によって，状況が明確になるでしょう．

患者によっては，ゾルピデムの使用でおかしな行動，夢遊病や，そのほかの睡眠時異常行動を起こすことがある．

このような異常行動が1つでもみられれば，その後のゾルピデムの使用は避けなければなりません．

痙攣 seizure

最初の大発作(grand mal seizure)の原因は，発症時の年齢によって異なります．

- **若年成人では，"特発性"てんかんが通常の原因である．60歳台では転移性ないし原発性脳腫瘍が，70歳台以降では動脈硬化性疾患(脳卒中や，脳卒中による瘢痕)が主な原因になる．**

- **発作の10～20分後にみられるプロラクチン値の上昇(正常の2倍程度)は，痙攣が起こったことを支持する所見である．**

プロラクチン値は6時間後に正常に戻ります．血管迷走神経性失神の患者でもプロラクチン値の上昇を認めることがありますが，これが痙攣を伴う失神(痙攣性失神)にだけみられるのかどうかは明らかではありません．プロラクチン値の上昇は，痙攣と"偽痙攣"(ある種の詐病)とを区別するのに役立ちます．

第15章 アルコール依存症の合併症

過度のアルコール摂取による多くの合併症（急性と慢性膵炎，アルコール性肝炎，ラエンネック型肝硬変*，葉酸欠乏症，壊血病，アルコール性ケトアシドーシス，アルコール性低血糖）は，各臓器の章でそれぞれ扱ってきました．

* ラエンネック型肝硬変：アルコールによる肝硬変の呼称である．くも状血管腫，手掌紅斑，女性化乳房，メデューサの頭，デュピュイトラン（Dupuytren）拘縮，唾液腺の腫脹，精巣萎縮などの徴候を認める．フランスの医師で聴診器を発明したレネ-テオフィル-ヤサント・ラエンネック（René-Théophile-Hyacinthe Laennec：1781～1826）の名前が冠されている．

神経系

長期にわたるアルコール依存症は，末梢神経と中枢神経の両方に多くの悪影響を及ぼします．これらのうちのいくつかは，エタノールの直接的な毒性によるものです．ほかのものは，アルコールによる食事摂取不良または消化器疾患，もしくはその両方の結果から生じる付随的な栄養障害を反映しています．付随する栄養不足によって起こるものから直接的な毒性の影響を区別するのは，実際には不可能です．特に，チアミン（ビタミン B_1）欠乏は，アルコール依存症に伴う神経障害に最も関連する栄養因子です．

末梢神経

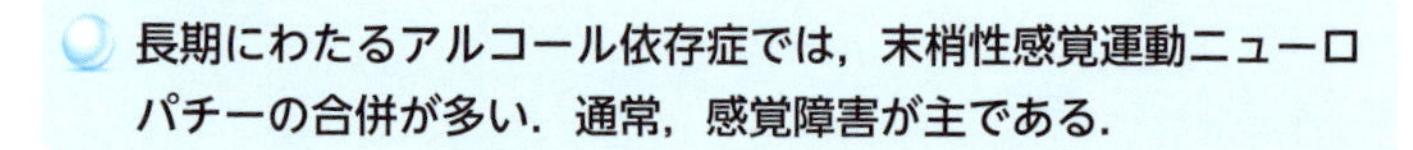
長期にわたるアルコール依存症では，末梢性感覚運動ニューロパチーの合併が多い．通常，感覚障害が主である．

アルコール，またはアルコールの代謝産物であるアセトアルデヒド，あるいは栄養障害によって起こる軸索変性は，錯感覚，神経障害性疼痛，深部腱反射消失，筋力低下を呈する典型的な左右対称性の靴下・手袋型ニューロパチーをもたらします．すべての中毒性，代謝性ニューロパチーと同様に神経の長さが病変のパターンを規定します．症状と徴候は足から始まり，上行します．下肢の症状が膝に達するまで，手は侵されません．また，ほかの原因による神経障害に合併する感覚異常のように，疼痛は夜間に悪化します．

》中枢神経

ウェルニッケ（Wernicke）脳症は，チアミン欠乏の症状であり，眼球運動麻痺，意識障害，失調の3徴を指す．

チアミンは，炭水化物の代謝にかかわる酵素にとって必須の補酵素です．重篤な栄養失調はどのような原因であれ，ウェルニッケ脳症を呈する可能性がありますが，先進国では，チアミン欠乏は主に慢性アルコール依存症の患者にみられます．効果的な治療法があらわれる以前の初期のエイズ流行時には，ウェルニッケ脳症を主な症状とするチアミン欠乏がときおり認められました．病理では，脳幹全体の点状出血を認めます．

ビタミンが枯渇したアルコール依存症において，チアミンの補充が限られているときには，静脈内へのブドウ糖投与によりチアミン需要が増加し，急性にウェルニッケ脳症を発症することがある．

チアミン併用投与なしに，アルコール依存症患者に決してブドウ糖を投与してはいけない．

側方注視障害を伴う両側外転神経麻痺は，最も頻度の多い眼球運動にかかわる症状である．ほかの眼球運動障害も起こりうるものの，これはウェルニッケ脳症を定義づける特徴である．

両方の眼が内側に向かって交差するため，プラナリアを観察している人のような特徴的な表情になります．眼振は頻繁に観察されますが，ウェルニッケ脳症に特異的ではありません．

急性の眼球運動麻痺では，チアミンを静注した直後に，症状が劇的に改善することがある．チアミンの枯渇が長期に及ぶと，チアミン投与への反応がそれほど得られないか，まったく認められない．

ウェルニッケ脳症の運動失調は，末梢神経障害と小脳虫部の変性との組み合わせにより，主に歩行に影響する．

昏迷，失見当識，注意散漫は，ウェルニッケ脳症の精神症状における頻度の高い徴候である．古典的な症状は，コルサコフ(Korsakoff)症候群である．

健忘–作話症候群(amnestic-confabulatory syndrome)としても知られているコルサコフ症候群は，古典的にはウェルニッケ脳症に合併する．しかし，慢性アルコール依存症では，独立して発症することがある．

コルサコフ症候群は，長期記憶は比較的保たれるものの，最近または現在の記憶が残らない健忘を際立った特徴とします．古典的には，コルサコフ症候群の患者は，検者が引き出すことができる物語を作り上げ，健忘による欠落を補おうと作話します(例えば「昨晩のパーティーは気に入ったかな？」と問えば，患者は詳細を入念にこしらえ，返答してきます)．

アルコール性小脳変性症は，慢性アルコール依存症で起こり，主に小脳虫部のプルキンエ細胞に影響を及ぼす．

下肢の所見は，上肢の異常と言語障害よりも顕著ですが，上肢の異常と言語障害は重篤な症例において認めることがあります．

アルコール関連認知症もびまん性の脳萎縮を伴って起こる．

コルサコフ症候群との関係は明確ではありませんが，一部の慢性アルコール依存症では，より全般的な認知機能障害が起こります．

アルコール離脱症候群
alcohol withdrawal syndrome

アルコールには強力な中枢神経抑制作用があります．抑制された状態への適応は，アルコール摂取量が減って，抑制効果が突然に取り除かれたときにさまざまな興奮性変化をきたします．アルコール離脱の症状があらわれるまでには，長期にわたる持続した飲酒が必要です．交感神経–副腎系の興奮は，重篤なアルコール離脱症候群の重要な合併症です．痙攣，アルコール性幻覚，振戦せん妄という，3 つの広く認識された特有の離脱症候群があります．

通常，アルコール離脱による痙攣発作は，最後の飲酒からおおよそ 1～2 日経ってから起こる．痙攣発作は典型的には全般性発作で，単回であるが，まれに短時間の発作を数回起こすことがある．

2 回以上の発作では，アルコール離脱症候群以外の原因，またはアルコール離脱症候群に加えほかの原因も疑います．典型的な抗痙攣薬による治療は，単純な痙攣発作には適応されません．ベンゾジアゼピンが一般に投与され，より重篤な離脱による症状を予防できる可能性があります．抗痙攣薬の継続投与は，アルコール離脱による痙攣発作の予防には推奨されません．抗痙攣薬の継続投与にアルコール依存症が加わると，投薬とアルコール，両方への離脱症状をもたらす傾向があります．その結果は，単回の発作でなく，痙攣重積状態になることがあります．

アルコール性幻覚は，最後の飲酒から 1～2 日経ってから始まる．幻覚は恐ろしいものではなく，顕著な自律神経系の刺激徴候も伴わない．

これは典型的なピンク象（pink elephant）の幻覚*です．これは 1～2 日持続します．

*「ピンク象を見る」というのは，アルコール性幻覚の表現である．由来は，ジャック・ロンドン（Jack London）の 1913 年の小説『ジョン・バリーコーン（John Barleycorn）』における，青いマウスとピンク象の幻覚である．

振戦せん妄は，典型的に最後の飲酒から 3～5 日経ってから始まり，1 週間も続く可能性がある．恐ろしい幻覚，意識障害，頻脈，高血圧，高体温，発汗を伴う交感神経刺激症状が主たる臨床経過である．

振戦せん妄の幻覚は，頻繁に炎のイメージを伴う．

振戦せん妄は重篤であり，適切に治療されなければ死に至ることがあります．ベンゾジアゼピンが選択される薬剤ですが，過鎮静を回避する必要があります．

アルコールと心臓

アルコール摂取量と心疾患との関係は，J型の曲線に従うため複雑です．控えめな摂取量(1日あたり1〜2ドリンク*)は，冠動脈疾患の減少や全死亡率の減少と関連します．一方，1日あたり2〜3ドリンクは，生存率低下と関連します．1日あたり4〜5ドリンクは，高血圧の発症と関連し，重いアルコール依存症はアルコール性心筋症のリスクがあります．

*米国では，1ドリンク＝14gのアルコールを意味し，日本酒で約0.5合である．

アルコール性心筋症は，長期にわたる過量の飲酒によって起こり，アルコールの直接的な毒性だけでなく，栄養素の欠乏，特にチアミン欠乏の影響を反映する．

脚気心(wet beriberi)は，末梢血管拡張と高心拍出性心不全を伴う拡張型心筋症です．チアミン欠乏は，慢性アルコール依存症に発症する拡張型心筋症に寄与しますが，過剰なアルコール摂取の直接毒性であるアルコール誘発性高血圧もまた，この心筋症の因子の1つです．

アルコール性心筋症の臨床徴候は，一般的に右心不全徴候が重要な要素を占める．全身浮腫はめずらしくなく，両側胸水，腹水を認めることがある．

ラエンネック型肝硬変の存在は，腹水と浮腫を伴う臨床像を呈することがあります．

心不全を呈するすべてのアルコール依存症患者には，チアミン静脈内投与を治療レジメンに加える．

不整脈，特に心房頻拍と心房細動は，アルコール性心筋症の患者にも頻繁に起こる.

“休日の心臓(holiday heart)”という言葉は，慢性アルコール依存症でなくても，患者の飲み過ぎ後に起こる不整脈を指す.

心房細動とほかの上室性頻拍は，アルコールの作用消失後は治まります.

アルコール依存症の血液への影響

慢性アルコール依存症は，3系統すべての血球に影響を及ぼし，結果として貧血，白血球減少，血小板減少を生じます(表15-1). 関与する機序は多様で，アルコールの直接的影響，栄養不足，同時に存在するラエンネック型肝硬変と脾機能亢進の影響を伴います.

表15-1 アルコール依存症とラエンネック型肝硬変の血液への影響

貧血
• 赤血球前駆細胞に対する直接的毒性(空胞化) • 葉酸欠乏(巨赤芽球性貧血) • 脾機能亢進 • 赤血球膜の異常(有棘赤血球，口唇状赤血球) → 溶血 • 消化管出血(静脈瘤，消化性潰瘍)
血小板減少症
• 巨核球に対する直接毒性 • 脾機能亢進
好中球減少症
• 顆粒球前駆細胞に対する直接毒性 • 脾機能亢進
凝固障害
• 血小板減少症 • 血小板症(thrombocytopathy：血小板機能の障害) • 凝固因子の肝臓での産生低下(肝硬変) • ビタミンK欠乏 • 壊血病(ビタミンC欠乏 → 毛細血管の障害)

ラエンネック型肝硬変による門脈圧亢進の結果である脾機能亢進は，3 系統の血球のうち 1 つ，またはさまざまな組み合わせで影響を及ぼす．

静脈瘤の出血，または消化性潰瘍（肝硬変において増加する）からの消化管への失血も貧血に寄与します．

アルコールの直接毒性

赤血球，好中球，血小板前駆細胞の空胞化を伴う骨髄抑制は，3 系統すべての成熟に影響を与え，それらの細胞成分すべてを低下させ，貧血，好中球減少症，血小板減少症をもたらすことがある．

赤血球の成熟過程が最も影響を受けます．またアルコールは環状鉄芽球の形成を伴い，さらなる赤血球の形成抑制に寄与することがあります．

アルコールまたはアルコールに伴う肝疾患，もしくはその両方は，赤血球膜に変化をもたらし，溶血を起こす．

口唇状赤血球と有棘赤血球は，末梢血スメアで観察されることがあり，赤血球膜の欠損を反映しています．

葉酸欠乏 folate deficiency

過度のアルコール摂取は，米国における葉酸欠乏の最も頻度の多い原因である．

食事摂取量が乏しいこと，葉酸の吸収障害の両方とも，アルコール依存症で頻繁に遭遇する巨芽球性貧血に寄与している．

食物中の葉酸はポリグルタミン酸塩の形態で存在し，吸収されるには脱抱合される必要があります．アルコールは，脱抱合のための酵素を障害するいくつかの要因の 1 つです*．

---

*第 2 章　血液，葉酸欠乏，p.18 参照．

》アルコール誘発性凝固障害 alcohol-induced coagulopathy

アルコール依存症の出血素因は多因子からなる．血小板減少症，血小板機能低下，肝硬変での凝固因子の産生低下，すべてが寄与する．

延長したプロトロンビン時間は，肝臓の合成能の有用な臨床的尺度です．

食物摂取量が乏しいことに由来するビタミンK欠乏もまた，出血素因とプロトロンビン時間延長に寄与しうる．

抗菌薬治療もまた，腸内細菌のビタミンK合成を減少させることにより寄与することがあります．

ビタミンC欠乏症である壊血病では，コラーゲン合成が障害され，毛細血管を脆弱にする．出血をきたし，頻繁に皮膚と歯肉に出血を認める．

米国における壊血病の最も頻度の多い原因は，アルコール依存症です．

毛包周囲の出血は壊血病の特徴である．

未治療では致死的です．壊血病はビタミンCの投与に迅速に反応します．

索引

太字は主要な説明箇所を示す.

数字・ギリシャ

欧文

A

B

C

D

E

F

G

O

P

R

S

け

こ

す

ち

つ

て

と

な

に

ね

の

は

ひ

ふ